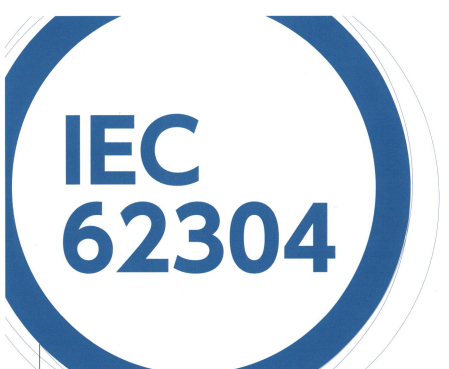

# IEC 62304

## 実践ガイドブック

医療機器ソフトウェアに関する
各国規制対応のための実例解説

一般社団法人 電子情報技術産業協会(JEITA)
ヘルスケアインダストリ事業委員会／
医療用ソフトウェア専門委員会　編

じほう

**本書を使用する際の注意**

　本書は国際規格の理解を深めるために作成されたものです。
　実際に国際規格ならびに各国,地域の規制に対応される際には,必ず,本書ではなく当該国際規格,各国,地域の規制の原文に従っていただきますようお願い申し上げます。
　本書の記載内容が正確であるよう,一般社団法人 電子情報技術産業協会は細心の注意を払って編集にあたっておりますが,国際規格ならびに各国,地域の規制は常に最新の知見などにもとづいて改定・更新されております。
　本書に記載された内容によって生じたいかなる問題についても,一般社団法人 電子情報技術産業協会および本書の出版社である株式会社じほうはその責任を負いかねます。

# はじめに

　IEC 62304（医療機器ソフトウェア — ソフトウェアライフサイクルプロセス）はEU[※1]ではすでに，日本[※2]では2017年11月より医療機器ソフトウェア[※3]に対して実質的な規制要件[※4]となります。

　このように，IEC 62304は各国の医療機器ソフトウェアの規制要件として採用されつつあり，対象となる仕向地で医療機器を販売するためには，医療機器ソフトウェアがIEC 62304に適合していることを示すことが求められます。

　適合証明の方法として第三者認証機関で試験を受ける場合もあります。IEC 62304は医療機器ソフトウェアの開発や保守についての「プロセス規格」であることから，電気的安全性試験のように，誰が試験を実施しても同じ結果にはならず，規格に対する知識レベルや経験が不十分なために判定結果や見解が変わったり，試験結果に詳細な説明を付け加える必要があったりします。医療機器ソフトウェア開発者にとって規格適合が目的になってしまうと，規格要求事項は形式化，形骸化してしまい，「高品質で安全な医療機器ソフトウェアを継続して製造するための開発プロセスとその要求事項を示す」というIEC 62304の本来の目的から乖離してしまう危険性があります。

　また，IEC 62304はJIS T 2304として邦訳版を入手することも可能ですが，規格を読んだだけでは，規格策定にかかわった各国のエキスパートらの議論の過程や意図が読者に十

---

※1：EUではMDD（Medical Device Directive；医療機器指令）の12.1a項「ソフトウェアを用いた医療機器については，最新の技術にもとづく開発のライフサイクル，リスクマネジメント検証および妥当性確認の方法を考慮し，妥当性の確認が行われなければならない」を満たしていることを示すために，EN 62304への適合を示すことが一般的。

※2：2014年の「医薬品，医療機器等の品質，有効性及び安全性の確保等に関する法律」（通称：医薬品医療機器法，改正前名称：薬事法）の施行にともない改定された「医薬品，医療機器等の品質，有効性及び安全性の確保等に関する法律第41条第3項の規定により厚生労働大臣が定める医療機器及び体外診断用医薬品の基準」（略称：医療機器の新基本要件基準，平成26年 厚生労働省告示 第403号）第12条（プログラムを用いた医療機器に対する配慮）の2（内容はMDD 12.1a項と同様）の経過措置が切れる2017年11月24日までは適用しないこととしているが，JIS T 2304（医療機器ソフトウェア — ソフトウェアライフサイクルプロセス）またはIEC 62304（Medical device software – Software life cycle processes）を参考に開発のライフサイクルプロセスを確保しておくことが望ましいとされている（厚生労働省 医薬・生活衛生局，医療機器・再生医療等製品担当参事官室 事務連絡：「医療機器プログラム承認申請に関するガイダンスの公表について」〔平成28年3月31日〕より）。

※3：医療機器に搭載するソフトウェア，または，そのものが医療機器のソフトウェア。

※4：最新の技術にもとづく開発ライフサイクルの使用が求められており，唯一存在する医療機器ソフトウェアのライフサイクルプロセス規格IEC 62304への適合が実質的に求められる（2016年8月現在）。

分に伝わらないこともあります。

　そこで，IEC 62304や関連する国際規格の策定にかかわった国際標準化機構（ISO）や国際電気標準会議（IEC）の国際エキスパートが中心となり，また，IEC 62304の実戦経験が豊富な一般社団法人 電子情報技術産業協会（JEITA）のヘルスケアインダストリ事業委員会／医療用ソフトウェア専門委員会の有志の監修のもと，本ガイドブックを編纂することにしました。本ガイドブックのコンセプトはIEC 62304の趣旨と要求内容を正確に読者に理解してもらい，IEC 62304の本来の目的である「高品質で安全な医療機器ソフトウェアを継続して製造する開発プロセス」が実践できるようになることです。

　本書の読者には，医療機器の製造業者（薬事担当，ソフトウェア開発担当），医療機器の製造販売業者（薬事担当，QA担当），ソフトウェア開発受託業者や，医療機器ならびにヘルスケア業界への新規参入を目指している方々，さらには未来の医療機器ソフトウェア技術者を育成するアカデミアの方々を想定しています。

　執筆者一同，本ガイドブックが高品質で安全な医療機器ソフトウェア開発の一助となることを願っています。

2016年8月

執 筆 者 一 同

# 謝　辞

　本書を編纂するにあたり，一般社団法人 電子情報技術産業協会（JEITA）ヘルスケアインダストリ事業委員会／医療用ソフトウェア専門委員会／開発ライフサイクル対応タスクフォースの委員の皆様，とりわけタスクフォース主査のフクダ電子株式会社 関水英正様には原稿の精査に多大なご協力をいただきました。

　また，医療用ソフトウェア専門委員会の委員長 日本光電工業株式会社の松元恒一郎様にはJEITA内で本書出版企画の承認手続きについてご尽力いただきました。

　ここに本書の編纂にご協力していただいた皆様に執筆者一同，心より感謝申し上げます。

〔執筆者〕

| | |
|---|---|
| 中里　俊章 | IEC SC62A JWG3エキスパート／国内委員会　主査 |
| 平井　正明 | ISO TC215 JWG7エキスパート／国内委員会　主査 |
| 橋詰　明英 | ISO TC215 WG4エキスパート，医療用ソフトウェア専門委員会　客員 |
| 酒井　由夫 | IEC SC62A JWG3国内委員会　副主査 |
| | 医療用ソフトウェア専門委員会　幹事 |

（所属は2016年8月現在）

SC : Sub Committee
TC : Technical Committee
JWG : Joint Working Group

〔レビューア〕

JEITA　ヘルスケアインダストリ事業委員会
　　　／医療用ソフトウェア専門委員会
　　　／開発ライフサイクル対応タスクフォース　委員

# 目　　次

## 第1章　IEC 62304が策定された背景と今後の見通し

### 1.1　医療機器ソフトウェアの国際規格の誕生 …………………………………… 2
- 1.1.1　医療機器のソフトウェアの増大化，複雑化 ………………………… 2
- 1.1.2　IEC 62304の策定 ……………………………………………………… 3
- 1.1.3　IEC 62304の特徴 ……………………………………………………… 3
- 1.1.4　IEC 62304 : 2006 Amd 1 : 2015での主な変更点 …………………… 4

### 1.2　IEC 62304のスコープの拡大とITネットワークへの対応 ………………… 5
- 1.2.1　医療機器ソフトウェアの役割の変化 ………………………………… 5
- 1.2.2　IEC 80001-1 : 2010の発行 …………………………………………… 8

### 1.3　医療機器，医療機器ソフトウェアに関する規格の相互関係 ……………… 8

### 1.4　ネットワーク化を考慮した今後の流れ ……………………………………… 10

## 第2章　リスクベースアプローチ

### 2.1　放射線治療器Therac-25の事故調査報告書 ………………………………… 17
- 2.1.1　Therac-25の事故の背景 ……………………………………………… 18
- 2.1.2　意図しないエネルギーが照射された事故 …………………………… 19
- 2.1.3　Therac-25（PDP-11）の内部処理 …………………………………… 19
- 2.1.4　過剰照射が発生したメカニズム ……………………………………… 23
- 2.1.5　ヤキマバレー記念病院の事故の例 …………………………………… 25
- 2.1.6　Therac-25の事故の教訓 ……………………………………………… 26
- 2.1.7　リスクベースアプローチの必要性 …………………………………… 29

### 2.2　安全の概念 ……………………………………………………………………… 30
- 2.2.1　安全の考え方 …………………………………………………………… 30
- 2.2.2　意図する使用を定義しなければリスク分析ができない …………… 33
- 2.2.3　増加するソフトウェア起因のリコール ……………………………… 36

2.2.4 個別最適の発想と全体最適の発想の違い ……………………………… 37

2.3 米国のヘルスITに対するリスクベースアプローチ ………………………… 39

# 第3章　IEC 62304で使われる用語の解説

アクティビティ（ACTIVITY） ……………………………………………………… 46
異常（ANOMALY） ………………………………………………………………… 46
アーキテクチャ（ARCHITECTURE） …………………………………………… 46
変更要求（CHANGE REQUEST） ………………………………………………… 47
構成アイテム（CONFIGURATION ITEM） …………………………………… 47
成果物（DELIVERABLE） ………………………………………………………… 47
評価（EVALUATION） ……………………………………………………………… 48
危害（HARM） ……………………………………………………………………… 48
ハザード（HAZARD） ……………………………………………………………… 48
製造業者（MANUFACTURER） …………………………………………………… 48
医療機器（MEDICAL DEVICE） ………………………………………………… 48
医療機器ソフトウェア（MEDICAL DEVICE SOFTWARE） ………………… 49
問題報告（PROBLEM REPORT） ………………………………………………… 49
プロセス（PROCESS） ……………………………………………………………… 49
回帰テスト（REGRESSION TESTING） ………………………………………… 49
リスク（RISK） ……………………………………………………………………… 49
リスク分析（RISK ANALYSIS） ………………………………………………… 50
リスクコントロール（RISK CONTROL） ……………………………………… 50
リスクマネジメント（RISK MANAGEMENT） ………………………………… 50
リスクマネジメントファイル（RISK MANAGEMENT FILE） ……………… 50
安全（SAFETY） …………………………………………………………………… 50
セキュリティ（SECURITY） ……………………………………………………… 50
重傷（SERIOUS INJURY） ………………………………………………………… 50
ソフトウェア開発ライフサイクルモデル
　（SOFTWARE DEVELOPMENT LIFE CYCLE MODEL） ………………… 51
ソフトウェアアイテム（SOFTWARE ITEM） ………………………………… 51
ソフトウェアシステム（SOFTWARE SYSTEM） ……………………………… 51
ソフトウェアユニット（SOFTWARE UNIT） ………………………………… 51
SOUP ………………………………………………………………………………… 51
システム（SYSTEM） ……………………………………………………………… 52
タスク（TASK） …………………………………………………………………… 52
トレーサビリティ（TRACEABILITY） ………………………………………… 52

検証（VERIFICATION） ······································································ 52
バージョン（VERSION） ···································································· 52
危険状態（HAZARDOUS SITUATION） ················································ 52
レガシーソフトウェア（LEGACY SOFTWARE） ······································ 52
リリース（RELEASE） ······································································ 52
残留リスク（RESIDUAL RISK） ·························································· 52
リスク推定（RISK ESTIMATION） ······················································ 53
リスク評価（RISK EVALUATION） ······················································ 53

# 第4章　IEC 62304の一般要求事項

## 4.1　品質マネジメントシステム（ISO 13485） ···································· 58
### 4.1.1　ISO 13485とIEC 62304の関係 ············································ 58
### 4.1.2　ISO 13485：2016で追加になったソフトウェア開発に関係する要求 ······ 61

## 4.2　リスクマネジメント（ISO 14971） ············································ 66
### 4.2.1　ISO 14971の要求事項 ························································ 66
### 4.2.2　リスク評価の考え方 ···························································· 69

## 4.3　ソフトウェア安全クラス ·························································· 74

## 4.4　レガシーソフトウェア ····························································· 78

# 第5章　ソフトウェア開発プロセス

## 5.1　ソフトウェア開発計画 ····························································· 86
### 5.1.1　ソフトウェア開発計画（クラスA, B, C） ································ 86
### 5.1.2　ソフトウェア開発計画の継続更新（クラスA, B, C） ···················· 91
### 5.1.3　ソフトウェア開発計画におけるシステム設計及びシステム開発の引用（クラスA, B, C） ································································ 92
### 5.1.4　ソフトウェア開発規格，方法及びツールの計画（クラスC） ············ 93
### 5.1.5　ソフトウェア結合及び結合試験計画（クラスB, C） ···················· 94
### 5.1.6　ソフトウェア検証計画（クラスA, B, C） ································ 95
### 5.1.7　ソフトウェアリスクマネジメント計画（クラスA, B, C） ·············· 97
### 5.1.8　文書化計画（クラスA, B, C） ·············································· 98
### 5.1.9　ソフトウェア構成管理計画（クラスA, B, C） ··························· 98
### 5.1.10　管理が必要な支援アイテム（クラスB, C） ····························· 100
### 5.1.11　検証前のソフトウェア構成アイテムのコントロール（クラスB, C） ······ 100

5.1.12 既知のソフトウェア欠陥の特定及び回避（クラス B, C）
【Amd 1 追加項目】·········································· 101

## 5.2 ソフトウェア要求事項分析 ·········································· 103

5.2.1 システム要求事項からのソフトウェア要求事項の定義及び文書化
（クラス A, B, C）·········································· 107
5.2.2 ソフトウェア要求事項の内容（クラス A, B, C）·········· 107
5.2.3 リスクコントロール手段のソフトウェア要求事項への包含（クラス B, C）······ 110
5.2.4 医療機器のリスク分析の再評価（クラス A, B, C）········ 111
5.2.5 要求事項の更新（クラス A, B, C）······················· 111
5.2.6 ソフトウェア要求事項の検証（クラス A, B, C）·········· 112

## 5.3 ソフトウェアアーキテクチャの設計 ·········································· 114

5.3.1 ソフトウェア要求事項のアーキテクチャへの変換（クラス B, C）······ 116
5.3.2 ソフトウェアアイテムのインタフェース用アーキテクチャの開発
（クラス B, C）·········································· 116
5.3.3 SOUP アイテムの機能及び性能要求事項の指定（クラス B, C）······ 117
5.3.4 SOUP アイテムが要求するシステムハードウェア及びシステムソフトウェアの指定（クラス B, C）·········································· 118
5.3.5 リスクコントロールに必要な分離の特定（クラス C）······ 118
5.3.6 ソフトウェアアーキテクチャの検証（クラス B, C）······ 120

## 5.4 ソフトウェア詳細設計 ·········································· 121

5.4.1 ソフトウェアのソフトウェアユニットへの分解（クラス B, C）······ 123
5.4.2 ソフトウェアユニットごとの詳細設計の開発（クラス C）·· 123
5.4.3 インタフェース用詳細設計の開発（クラス C）············ 123
5.4.4 詳細設計の検証（クラス C）···························· 124

## 5.5 ソフトウェアユニットの実装 ·········································· 125

5.5.1 各ソフトウェアユニットの実装（クラス A, B, C）········ 125
5.5.2 ソフトウェアユニット検証プロセスの確立（クラス B, C）· 126
5.5.3 ソフトウェアユニットの合否判定基準（クラス B, C）····· 126
5.5.4 追加のソフトウェアユニット合否判定基準（クラス C）···· 127
5.5.5 ソフトウェアユニットの検証（クラス B, C）············· 127

## 5.6 ソフトウェア結合及び結合試験 ·········································· 130

5.6.1 ソフトウェアユニットの結合（クラス B, C）············· 131
5.6.2 ソフトウェア結合の検証（クラス B, C）················· 132
5.6.3 ソフトウェア結合試験（クラス B, C）··················· 133

5.6.4　ソフトウェア結合試験の内容（クラスB, C） ……………………… 133
　　　5.6.5　ソフトウェア結合試験手順の評価（クラスB, C） …………………… 134
　　　5.6.6　回帰テストの実施（クラスB, C） ……………………………………… 134
　　　5.6.7　結合試験記録の内容（クラスB, C） …………………………………… 134
　　　5.6.8　ソフトウェア問題解決プロセスの使用（クラスB, C） ……………… 135
　5.7　ソフトウェアシステム試験 ………………………………………………… 136
　　　5.7.1　ソフトウェア要求事項についての試験の確立（クラスA, B, C）
　　　　　　【Amd 1 クラス追加項目】 …………………………………………… 138
　　　5.7.2　ソフトウェア問題解決プロセスの使用（クラスA, B, C）
　　　　　　【Amd 1 クラス追加項目】 …………………………………………… 138
　　　5.7.3　変更後の再試験（クラスA, B, C）【Amd 1 クラス追加項目】 …… 139
　　　5.7.4　ソフトウェアシステム試験の評価（クラスA, B, C）
　　　　　　【Amd 1 クラス追加項目】 …………………………………………… 140
　　　5.7.5　ソフトウェアシステム試験記録の内容（クラスA, B, C）
　　　　　　【Amd 1 クラス追加項目】 …………………………………………… 142
　5.8　システムレベルで使用するためのソフトウェアリリース ……………… 143
　　　5.8.1　ソフトウェア検証の完了確認（クラスA, B, C）
　　　　　　【Amd 1 クラス追加項目】 …………………………………………… 144
　　　5.8.2　既知の残留異常の文書化（クラスA, B, C）【Amd 1 クラス追加項目】 … 144
　　　5.8.3　既知の残留異常の評価（クラスB, C） ………………………………… 145
　　　5.8.4　リリースするバージョンの文書化（クラスA, B, C） ……………… 145
　　　5.8.5　リリースするソフトウェアの作成方法の文書化（クラスB, C） … 146
　　　5.8.6　アクティビティ及びタスクの完了確認（クラスB, C） …………… 146
　　　5.8.7　ソフトウェアのアーカイブ（クラスA, B, C）【Amd 1 クラス追加項目】 … 146
　　　5.8.8　ソフトウェアリリースの信頼性の確保（クラスA, B, C）
　　　　　　【Amd 1 クラス追加項目】 …………………………………………… 147

# 第6章　ソフトウェア保守プロセス

　6.1　ソフトウェア保守計画の確立（クラスA, B, C） ………………………… 151
　6.2　問題及び修正の分析 ………………………………………………………… 152
　　　6.2.1　フィードバックの文書化及び評価 ……………………………………… 153
　　　6.2.2　ソフトウェア問題解決プロセスの使用（クラスA, B, C） ………… 155
　　　6.2.3　変更要求の分析（クラスA, B, C）【Amd 1 クラス追加項目】 …… 155
　　　6.2.4　変更要求の承認（クラスA, B, C） …………………………………… 156

6.2.5　ユーザ及び規制当局への通知（クラスA, B, C） ……………………………… 156
6.3　修正の実装 ………………………………………………………………………… 157
6.3.1　確立したプロセスを使用した修正の実装（クラスA, B, C） ………………… 157
6.3.2　修正ソフトウェアシステムの再リリース（クラスA, B, C） ………………… 157

# 第7章　ソフトウェアリスクマネジメントプロセス

7.1　危険状態を引き起こすソフトウェアの分析 …………………………………… 162
7.1.1　危険状態の一因となるソフトウェアアイテムの特定（クラスB, C） ……… 162
7.1.2　危険状態の一因となるソフトウェアアイテムの潜在的原因の特定
　　　　（クラスB, C） ………………………………………………………………… 163
7.1.3　公開されたSOUP異常リストの評価（クラスB, C） ………………………… 164
7.1.4　潜在的原因の文書化（クラスB, C） …………………………………………… 165
7.1.5　（Amd 1で削除） ………………………………………………………………… 165
7.2　リスクコントロール手段 ………………………………………………………… 165
7.2.1　リスクコントロール手段の選択（クラスB, C） ……………………………… 165
7.2.2　ソフトウェアに実装するリスクコントロール手段（クラスB, C） ………… 165
7.3　リスクコントロール手段の検証 ………………………………………………… 167
7.3.1　リスクコントロール手段の実施の検証（クラスB, C） ……………………… 167
7.3.2　（Amd 1で削除） ………………………………………………………………… 167
7.3.3　トレーサビリティの文書化（クラスB, C） …………………………………… 167
7.4　ソフトウェア変更のリスクマネジメント ……………………………………… 169
7.4.1　医療機器ソフトウェアの安全性に関わる変更の分析（クラスA, B, C） …… 169
7.4.2　ソフトウェア変更が既存のリスクコントロール手段に与える影響の分析
　　　　（クラスB, C） ………………………………………………………………… 169
7.4.3　分析に基づくリスクマネジメントアクティビティの実行（クラスB, C） … 169

# 第8章　ソフトウェア構成管理プロセス

8.1　構成識別 …………………………………………………………………………… 173
8.1.1　構成アイテム識別手段の確立（クラスA, B, C） ……………………………… 173
8.1.2　SOUPの特定（クラスA, B, C） ………………………………………………… 173
8.1.3　システム構成文書の特定（クラスA, B, C） …………………………………… 175
8.2　変更管理 …………………………………………………………………………… 176

|   |       | 8.2.1 | 変更要求の承認（クラスA, B, C） | 176 |
|---|-------|-------|-------|-----|

- 8.2.1　変更要求の承認（クラスA, B, C） …………………………… 176
- 8.2.2　変更の実装（クラスA, B, C） ………………………………… 177
- 8.2.3　変更の検証（クラスA, B, C） ………………………………… 177
- 8.2.4　変更のトレーサビリティを実現する手段の提示（クラスA, B, C） …… 178
- 8.3　構成状態の記録（クラスA, B, C） ……………………………………… 179

## 第9章　ソフトウェア問題解決プロセス

- 9.1　問題報告の作成（クラスA, B, C） …………………………………… 183
- 9.2　問題の調査（クラスA, B, C） ………………………………………… 183
- 9.3　関係者への通知（クラスA, B, C） …………………………………… 184
- 9.4　変更管理プロセスの使用（クラスA, B, C） ………………………… 184
- 9.5　記録の保持（クラスA, B, C） ………………………………………… 185
- 9.6　問題の傾向分析（クラスA, B, C） …………………………………… 185
- 9.7　ソフトウェア問題解決の検証（クラスA, B, C） …………………… 186
- 9.8　試験文書の内容（クラスA, B, C） …………………………………… 186

## 第10章　医療機器のソフトウェア規制

- 10.1　医療機器の各国規制について ………………………………………… 188
- 10.2　IMDRFが定義するSaMD …………………………………………… 194
- 10.3　IMDRF参加各国のIEC 62304 : 2006に対する考え方 …………… 198
- 10.4　医療機器ソフトウェアの各国規制の状況 …………………………… 199
- 10.5　医用電気機器安全通則から参照されるIEC 62304 ……………… 204
- 10.6　米国FDAの医療機器ソフトウェア規制 …………………………… 211
  - 10.6.1　QSRの考え方 …………………………………………………… 214
  - 10.6.2　市販前申請の際に必要なソフトウェア文書 ………………… 215
  - 10.6.3　米国FDAが考えるソフトウェアバリデーション …………… 220
  - 10.6.4　モバイルメディカルアプリケーションガイダンス ………… 225

10.7　EUの医療機器ソフトウェア規制 228
10.8　中国の医療機器ソフトウェア規制 232
10.9　日本の医療機器ソフトウェア規制 233

IEC 62304：2006策定メンバより本書の読者の皆様へ 239

# 付　　録

1　ソフトウェアバリデーションの一般原則（製造業者およびFDAスタッフのための最終ガイダンス） 243

2　医療機器における既製（OTS）ソフトウェアの使用に関する企業，FDA審査官および適合性のためのガイダンス 273

3　医療機器に含まれるソフトウェアのための市販前申請の内容に関するガイダンス 293

4　市販（OTS）ソフトウェアを含むネットワーク接続医療機器のサイバーセキュリティ 307

5　医療機器ソフトウェア登録技術審査指導原則 311

6　IEC 62304：2006のAmd 1：2015における追加・修正部分一覧表 336

7　IEC 62304／米国FDA／CFDAソフトウェア要求比較表（目安とするための比較表） 344

索　引 359

## Point

| | | |
|---|---|---|
| 2-1 | ソフトウェア品質論の歴史的推移 | 16 |
| 2-2 | ISO/IEC GUIDE 51：2014第3版で改定された注目点 | 32 |
| 2-3 | ヘルスソフトウェア開発ガイドライン | 41 |
| 4-1 | 品質マネジメントシステムに用いるコンピュータソフトウェアのバリデーション | 65 |
| 4-2 | 遠隔手術システムのハザードとリスクコントロール | 72 |
| 4-3 | 危険状態に至る確率の推定 | 73 |
| 4-4 | IEC 62304のソフトウェア安全クラスと米国FDAのLevel of Concernの違い | 77 |
| 4-5 | レガシーソフトウェアはどのように使ったらよいか | 82 |
| 5-1 | ソフトウェア開発プロセスにおけるアドバイス | 87 |
| 5-2 | プロセス設計 | 89 |
| 5-3 | ソフトウェアモジュールの結合度と凝集度について | 95 |
| 5-4 | 既知のソフトウェア欠陥とは何か | 102 |
| 5-5 | ソフトウェア要求仕様書にどこまで書くか | 105 |
| 5-6 | 現実にはきれいな階層構造ではないソフトウェアアーキテクチャ | 115 |
| 5-7 | ソフトウェアアイテムと外部コンポーネントのインタフェースアーキテクチャの例 | 117 |
| 5-8 | ソフトウェアアイテムの分離の有効性 | 119 |
| 5-9 | ソフトウェアユニットテストがしやすいユニット分割とは | 122 |
| 5-10 | コーディング規約・コーディングスタイル | 128 |
| 5-11 | 医療機器ソフトウェア開発にアジャイルソフトウェア開発は使えないのか | 129 |
| 5-12 | テスト計画／報告，テスト仕様／結果（成績）の関係 | 132 |
| 5-13 | ソフトウェア変更時にどこまで検証が必要か | 137 |
| 5-14 | Fail（失敗）が1つもないソフトウェアシステム試験結果 | 139 |
| 5-15 | テストカバレッジ | 141 |
| 5-16 | ソフトウェアシステム試験中に発生した問題 | 142 |
| 5-17 | 外部向けのバージョンと内部管理するバージョン | 144 |
| 6-1 | 問題解決プロセスの使用を要求する理由 | 154 |

| | | |
|---|---|---|
| 7-1 | SOUP異常リスト受取り | 164 |
| 7-2 | リスクマネジメントファイルとは | 166 |
| | | |
| 8-1 | 構成管理とベースライン | 174 |
| 8-2 | 変更要求を検討するためのソフトウェアの変更 | 177 |
| 8-3 | 構成管理と変更管理は分ける必要があるか | 178 |
| 8-4 | 不具合の発生と構成アイテムのトレース | 179 |
| | | |
| 10-1 | 欧州の3つの指令が2つの規制へ | 190 |
| 10-2 | IMDRFが進めるMDSAPについて | 193 |
| 10-3 | IEC 62304に適合した汎用既製ソフトウェア製品やツールは存在するのか | 203 |
| 10-4 | IEC 60601-1第3版への対応期限 | 205 |
| 10-5 | 米国FDAガイダンスの拘束力 | 215 |
| 10-6 | 米国FDAが要求するソフトウェア文書とIEC 62304適合のために作成する文書の違い | 219 |
| 10-7 | IEC 62304には設計バリデーションが含まれていない | 220 |
| 10-8 | ソフトウェアテストとは何か | 225 |

# 第 1 章

## IEC 62304 が策定された背景と今後の見通し

本章ではIEC 62304：2006（Ed. 1）が策定された背景と，医療機器ソフトウェアをとりまく環境の変化から，IEC 62304（Ed. 2）が検討されている状況を説明します。

## 1.1 医療機器ソフトウェアの国際規格の誕生

### 1.1.1 医療機器のソフトウェアの増大化，複雑化

1970年代から1980年代初めにかけて，個々の医療機器製造業者は当時まだ「プログラム」と呼ばれることが多かった小さな制御用ソフトウェアを自社で開発し，医療機器に組み込んで製品化していました。おそらく，このころが医療機器のソフトウェア開発が認識され始めた時期と思われます。この「制御用」として起源を持ったことは，後に大きな影響を与えます。

その後，1990年代にかけてソフトウェアを処理するプロセッサの処理能力が大幅に向上し，データ幅も8ビットから64ビットへと革新的に進歩したことで，複雑なアルゴリズムや画像などの大容量データを扱えるようになりました。これを利用することで，医療機器分野ではハードウェアでしか実現できないと思われていた処理をソフトウェアに置き換えることが可能となり，ハードウェアのプラットフォームにソフトウェアを組み込んだ医療機器が一般的になりました。同時に，設計・開発におけるソフトウェア開発の占める比重が，増加し始めることになります。

さらに2000年代に入るとプロセッサの周辺機器も進歩し，膨大な医療情報，医療画像などを表示，保存，送受信できる環境が構築できるようになりました。これに伴ってソフトウェアによって，入出力や表示等のインタフェースを制御し，製品仕様を直接実現する「ユーザインタフェース」を搭載する医療機器が急激に増えています。また，ソフトウェアをセンサモジュールのような固有のハードウェアに組み込み，その制御を行う「ファームウェア」（と呼ばれる使用方法）も複雑になると同時に利用が増え，規模が拡大していきました。

一方で，医療機器の開発においてアプリケーションソフトウェアの開発ニーズが増え続けることで，新規に開発するだけでなく，過去に開発したソフトウェアを再利用したり，市販（Off-the-Shelf：OTS，オープンソースなども含む）ソフトウェアを入手して利用したり，ソフトウェア開発の一部をアウトソースすることで，より効率的な開発を行うことが重要になってきました。また，このような大規模・並行開発を実現するには，医療機器ソフトウェアの開発環境と実行環境をより一般的にし，汎用コンピュータを使った開発環境に近づけるなどの検討，対応が必要です。そこで，医療機器開発においても，固有のハードウェア技術を必要としない部分には，汎用のコンピュータ環境を利用することが増え，用途に応じて汎用OSも使用するようになっていきました。さらに，リアルタイム性，小型化などのコンピュータ技術の進歩により，一部のシステムのファームウェアにおいても汎用コンピュータや汎用OSが用いられるようになってきています。

このようにIT技術の進歩を医療の質，安全性の向上へと活用する動きが活発になるとともに，医療機器の高度化が進展し，医療機器ソフトウェアの増大化，複雑化が拡大し始めました。これにより，ソフトウェアに起因した新たな安全性のリスクも増加することとなり，現実にソフトウェアに起因する医療機器のリコールも増加していき，その対策が望まれていきます。さらに，汎用コンピュータ，汎用OS等を使用しない専用の医療機器ソフトウェアにおいても，医療の効率，質，安全性をより高めるためにIT技術を活用し，より高度なユーザインタフェースや他のコンピュータとの通信を実施することが多くなっていきます。

その結果，専用のソフトウェアにおいても安全性のみならず，ユーザビリティ，情報セキュリティの特性への対応が従来にも増して必要になってきていました。

### 1.1.2　IEC 62304の策定

ソフトウェアは，変更容易性が高いというメリットに相反して，その中身が外からは把握しにくく，なおかつ，変更の仕方によっては複雑な構造になりやすいというデメリットもあります。そのため，アーキテクチャ設計とその保守（改良，改善）における変更管理が非常に重要であることがわかっています。ソフトウェアの変更は開発ライフサイクル全体の品質にかかわることはよく知られており，米国食品医薬品局（US Food and Drug Administration：米国FDA）は，早い時期から，この変更管理を含む構成管理に，品質劣化の潜在的原因があることを認識していました。

このような背景から，医用電気機器の国際規格を扱う専門技術委員会（Technical Committee：TC）のサブ委員会であるIEC TC 62 SC（Sub Committee）62A（医用電気機器の共通事項：リスクマネジメント，ユーザビリティ，ソフトウェア等）とISO TC 210（医療装置のための品質管理と対応する一般的な側面）がジョイントワーキンググループ（IEC TC 62 SC62A/JWG3：ISO TC 210 JWG2とのジョイント）をつくり，2003年より検討をかさね，「高品質」で，「安全」な，医療機器ソフトウェアを，「継続して」製造するために必要な開発プロセスとその要求事項を示すことを目的として，IEC 62304（医療機器ソフトウェア ― ソフトウェアライフサイクルプロセス）を策定しました（表1-1参照）。

### 1.1.3　IEC 62304の特徴

IEC 62304：2006には，大きく2つの特徴があります。

1つが，リスク分析の結果を考慮してソフトウェアのアーキテクチャ（機能構造の分割）の設計を行ったり，検証はリスク評価にもとづき実施するなど，「リスクベースアプローチ」を採用したことであり，もう1つが，ライフサイクルの設計変更に伴う安全性の劣化を見逃さないために，「リスクマネジメントの繰り返し適用」を定めたことです。

一般的なソフトウェアサイクルモデルの規格であるISO/IEC 12207（JIS X 0160：ソフトウェアライフサイクルプロセス）と，IEC 62304とは多くの共通点もあります。しかし，最大の相違点はIEC 62304が，医療機器によって引き起こされる可能性のある「危害」（人の受ける身体的傷害若しくは健康障害，又は財産若しくは環境の受ける害）に至るリスクを，リスクベースアプローチ

表1-1　医療機器関連の国際規格を扱う専門技術委員会

> IEC　TC62（医用電気機器）
> 　　SNAG： Software and Network Advisory Group（ソフトウェア，ネットワーク関連，セキュリティ等）
> 　　SC62A：医用電気機器の共通事項（リスクマネジメント，ユーザビリティ，ソフトウェア等）
> 　　SC62B：医用画像装置（X線CT，超音波診断装置等）
> 　　SC62C：放射線治療装置，核医学および放射線量計（ガンマ線治療器等）
> 　　SC62D：医用電子機器（内視鏡，除細動器，心電計，麻酔システム，血液透析システム，手術用ロボット等）
>
> ISO TC210（医療機器の品質管理と関連する一般事項）　→　ISO 13485，ISO 14971 ほか
> ISO TC215（医療情報；Health Informatics）　　　　　　→　ISO/HL7 27931，ISO 27799 ほか
>
> 医療機器ソフトウェア関連 ワーキンググループ

により取り組もうとしている点です。また，IEC 62304は各国の医療機器ソフトウェアの規制に実質的に使われていることも特筆すべき点です。

　IEC 62304：2006は各国の医療機器の規制に使われていく中で，運用上の問題点や医療機器ソフトウェアをとりまく環境の変化に対応するために，IEC TC 62 SC62A/JWG3（ISO TC 210とのジョイント）において，Amendment 1（追補版1）が検討され2015年に発行されました。本書ではIEC 62304：2006のAmendment 1（追補版1：以下，Amd 1）で改定された内容も含めて解説しています。

### 1.1.4　IEC 62304：2006 Amd 1：2015での主な変更点

　IEC 62304：2006 Amd 1での主な変更点は，適用範囲におけるソフトウェアの分類を図1-1のように定義し，ハードウェアと国際規格が扱う医療機器ソフトウェアとの境界を示したこと，ソフトウェア安全クラス分類の考え方をリスクベースアプローチを含む考え方からより明確にし，ソフトウェア安全クラス分類Aで実施すべきアクティビティやタスクの範囲を修正したこと，レガシーソフトウェアの概念を導入したことなどです。

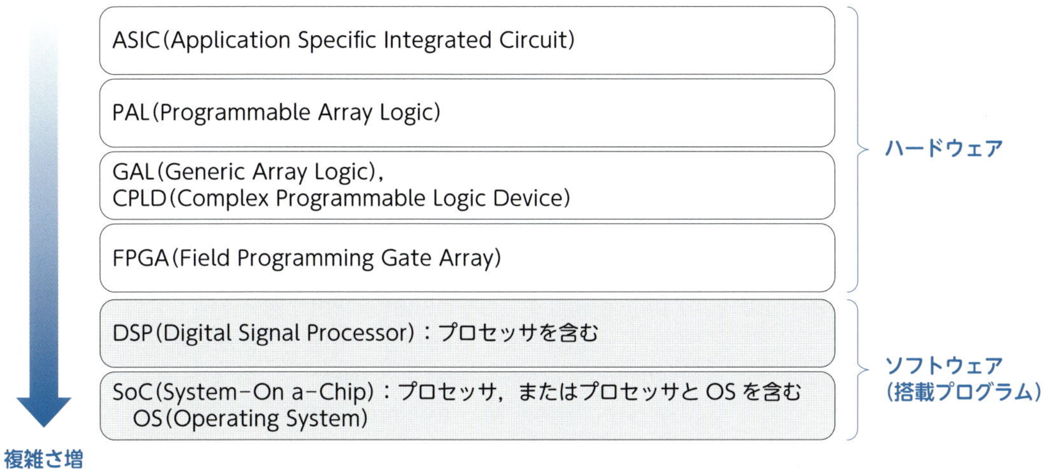

```
    ┌─────────────────────────────────────────────────────┐
    │ ASIC (Application Specific Integrated Circuit)      │
    ├─────────────────────────────────────────────────────┤
    │ PAL (Programmable Array Logic)                      │
    ├─────────────────────────────────────────────────────┤    ハードウェア
    │ GAL (Generic Array Logic),                          │
    │ CPLD (Complex Programmable Logic Device)            │
    ├─────────────────────────────────────────────────────┤
    │ FPGA (Field Programming Gate Array)                 │
    └─────────────────────────────────────────────────────┘
    ┌─────────────────────────────────────────────────────┐
    │ DSP (Digital Signal Processor):プロセッサを含む      │
    ├─────────────────────────────────────────────────────┤    ソフトウェア
    │ SoC (System-On a-Chip):プロセッサ,またはプロセッサとOSを含む │    (搭載プログラム)
    │ OS (Operating System)                               │
    └─────────────────────────────────────────────────────┘
複雑さ増
```

図1-1　IEC 62304が扱うソフトウェア（分類の事例）
（ASIC：特定用途向け集積回路，PAL：プログラマブル論理集積回路，GAL：米国Lattice社が開発したプログラマブル論理集積回路，CPLD：PALとFPGAの中間の集積度を持つプログラマブル論理集積回路，FPGA：製造後に購入者や設計者が構成を設定できる集積回路，DSP：デジタル信号処理に特化した機能を持つ集積回路，SoC：1つの半導体チップ上に必要な一連の機能を集積した回路）

## 1.2　IEC 62304のスコープの拡大とITネットワークへの対応

### 1.2.1　医療機器ソフトウェアの役割の変化

　従来は，「疾病の診断，治療もしくは予防に使用する目的で，機器の制御，データの加工・処理，データの保存・転送・表示などを機能とする」のが"医療機器ソフトウェア"とされ，多くはハードウェアへの組み込みか，もしくはその付属品として扱われていました。しかし，その後，ネットワーク環境が社会インフラとして急速に一般的になるにつれ，放射線部門システム，病院情報システムなどの基幹システムが医療機関に導入されていくことで，これらの機器との接続，連携が進んできました。

　また，汎用のコンピュータ環境で実行できるソフトウェア（単体ソフトウェア）の一部がスマートフォン等で実行される「モバイルアプリケーション」などと呼ばれるようになり，図1-2のように，広く医療機関内外の汎用ネットワーク環境で使用されるようになってきています。医療機器ソフトウェア，ヘルスソフトウェア，モバイルアプリケーションが連携することで，それらの境界がよりあいまいになってきました。さらに，小型の医療機器が在宅，緊急・災害対策用として利用され始め，ウェアラブル機器が健康管理に使われるなど連携は拡大しており，混在して使われることが多くなってきています。これらの変化は，使用者が医療従事者以外に拡大することにもつながっています。

表1-2　IEC 80001シリーズの規格（策定中のものを含む）

| 規格番号 | タイトル | タイトル邦訳（参考） |
|---|---|---|
| IEC 80001-1：2010 | Application of risk management for IT-networks incorporating medical devices——Part 1：Roles, responsibilities and activities | 医療機器を組込んだITネットワークへのリスクマネジメントの適用 — 第1部：役割・責任・活動 |
| IEC/TR 80001-2-1：2012 | Application of risk management for IT-networks incorporating medical devices——Part 2-1：Step by Step Risk Management of Medical IT-Networks；Practical Applications and Examples | 第2-1部：医療ITネットワークのステップバイステップ・リスクマネジメント-実務への適用及び事例 |
| IEC/TR 80001-2-2：2012 | Application of risk management for IT-networks incorporating medical devices——Part 2-2：Guidance for the disclosure and communication of medical device security needs, risks and controls | 第2-2部：医療機器のセキュリティーニーズ，リスク及び管理策の情報開示及びコミュニケーションのガイダンス |
| IEC/TR 80001-2-3：2012 | Application of risk management for IT-networks incorporating medical devices——Part 2-3：Guidance for wireless networks | 第2-3部：無線ネットワークのガイダンス |
| IEC/TR 80001-2-4：2012 | Application of risk management for IT-networks incorporating medical devices——Part 2-4：General implementation guidance for Healthcare Delivery Organizations | 第2-4部：保健医療提供組織に対する一般実施ガイダンス |
| IEC/TR 80001-2-5：2014 | Application of risk management for IT-networks incorporating medical devices——Part 2-5：Application guidance——Guidance for distributed alarm systems | 第2-5部：適用の手引 — 分散警報装置のガイダンス |
| ISO/TR 80001-2-6：2014 | Application of risk management for IT-networks incorporating medical devices——Part 2-6：Application guidance——Guidance for responsibility agreements | 第2-6部：適用の手引 — 責任合意のガイダンス |

（次ページへ続く）

| | | |
|---|---|---|
| ISO/TR 80001-2-7:2015 | Application of risk management for IT-networks incorporating medical devices——Application guidance——Part 2-7: Guidance for healthcare delivery organizations (HDOs) on how to self-assess their conformance with IEC 80001-1 | 第2-7部：適用の手引ーIEC 80001-1への適合性の自己評価方法に関する保健医療提供組織のガイダンス |
| IEC/TR 80001-2-8:2016 | Application of risk management for IT-networks incorporating medical devices——Part 2-8: Application guidance——Guidance on standards for establishing the security capabilities identified in IEC 80001-2-2 | 第2-8部：適用の手引ーIEC 80001-2-2で定義されるセキュリティ機能を構築するための標準のガイダンス |
| IEC/TR 80001-2-9:2017 | Application of risk management for IT-networks incorporating medical devices——Part 2-9: Application guidance——Guidance for use of security assurance cases to demonstrate confidence in IEC/TR 80001-2-2 security capabilities | 第2-9部：適用の手引ーIEC 80001-2-2セキュリティ機能の信頼性を証明するセキュリティアシュアランスケースの使用に関するガイダンス |

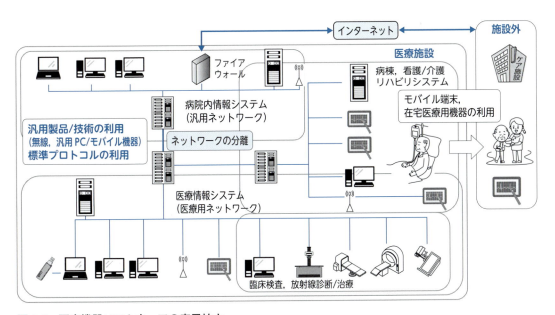

図1-2　医療機器ソフトウェアの応用拡大

このような背景のもと，医療機器ソフトウェアだけではなく，ヘルスソフトウェアも考慮したプロセスが必要になってきました。

このため，2009年，IEC TC 62は将来を見据えてIEC 62304のスコープを医療行為だけでなく，救急医療サービス，ホームケア，介護を含む「ヘルスケア」に拡大し，その後の規格開発に臨むことを決めました。また，情報セキュリティ（「データセキュリティ」および「データプライバシー」など）についてもあらためて正式な審議対象とし，加えて「規制の枠組に貢献する」ことを表明しました。

このように，医療機器が実際に相互接続された運用が一般的になることにより，より適切に「使用環境」を配慮した製品が必要となり，ユーザビリティや情報セキュリティへの対応が医療機器ソフトウェアの国際規格の要求事項として加えられるようになりつつあります。

### 1.2.2　IEC 80001-1：2010の発行

病院情報システム等の「システム」については，導入・据え付け先である医療機関において構築がなされ，独自の複雑なネットワーク構成などからなる「使用環境」を持つという実態があります。この環境の管理者である医療機関は，医療機器およびネットワークを含む使用環境全体のリスクマネジメントを実施する必要があります。

この課題を解決するため，IEC TC 62は2010年，拡大したスコープ領域に留意して医療機関に向けたシステムの導入と運用におけるリスクマネジメント規格「IEC 80001-1：2010」（医療機器を組込んだITネットワークへのリスクマネジメントの適用）を発行し，欧米の各地で，この規格を用いて製造業者に加え，医療機関，システムエンジニアなどに向けて毎週のようにセミナーを開催し，リスクマネジメントおよび情報セキュリティの重要性を伝えました。その後，IEC 80001-1：2010の実施に必要なガイダンス文書をIEC 80001シリーズとして策定し，次々と技術文書（Technical Report：TR）を発行しています（表1-2参照）。

## 1.3　医療機器，医療機器ソフトウェアに関する規格の相互関係

現在，医療機器に関する国際規格には，図1-3のように，品質マネジメント，リスクマネジメントおよび製品安全規格と，それらを支援するプロセス規格があります。

製造業者等はこれらへの適合を示し（TRを除く），製品の安全性を訴求する必要があり，ソフトウェアそのものが医療機器となる単体ソフトウェアの場合，製品安全に相当する規格の部分については，2016年中に策定される予定のIEC 82304-1（ヘルスソフトウェア ― 製品安全に関する一般要求事項）を適用することになります。

IEC 82304-1はソフトウェアのバリデーション（妥当性確認）に加え，取扱説明書などの付属文書や，市販後の保守に関する要求事項を含むという特徴があります。"ヘルスソフトウェア"の定義はIEC 82304-1では「個人の健康管理・維持・向上目的又は，医療の提供に使用されることを意図したソフトウェア」となっており，医療機器ソフトウェアの範囲よりも拡大しています。

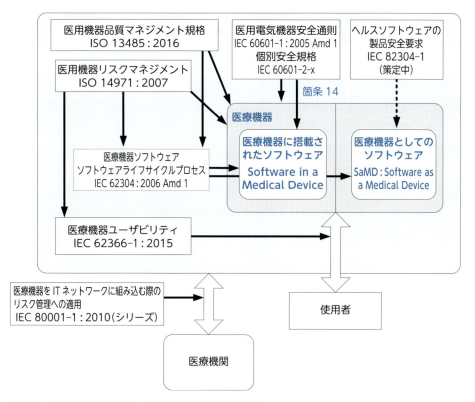

図1-3　医療機器ソフトウェアと国際規格との関係

　ソフトウェアを組み込んだ（ハードウェア）医療機器の場合，市販前に，ソフトウェア部分のインストール，アップデートが製造所で行われ，また，構成（コンフィギュレーション）変更を含む市販後の保守にかかわる作業は，導入場所等で保守サービス要員が行うことが多いと考えられます。

　一方，単体ソフトウェア製品では，これらの作業を顧客である使用者に委ねる※こともあり，そこで，単体ソフトウェアの場合は，使用者に委ねる作業と，その作業を実施するため使用者に開放する機能について，そのリスクに応じた設定，表示，構造等の対策が必要となります。これが，IEC 82304-1にみる新たな要求事項になると考えられます。

　このように，単体ソフトウェアの場合，「使用者」の特定に特別な配慮が必要です。また，在宅での使用を目的とする医療機器においては，「一般使用者の使用」に配慮する必要があります。

---

※：製造業者が行う場合は使用者からの依頼による。

## 1.4　ネットワーク化を考慮した今後の流れ

　医療機器に汎用のコンピュータ環境が利用され始めたころ，世の中ではすでに"Computer is a network"と提言され，単独で処理をするコンピュータ環境ではなく，切れ目なく接続されたネットワーク環境が強調され，実際に処理を行う場所は考える必要がないという考え方がありました。現在，機能をソフトウェアで実現するかハードウェアで実現するか，他の機器やシステムで実現するかについては，実際の顧客要求事項と使用環境によって構成可能にする現実に沿ったアプローチが始まっています。その一方で，機能変更を伴う「カスタマイズ」が必要な場合もあります。
　これらの「構成変更」や「機能変更」により，最終製品は設計・開発ではなく，導入の段階で確定し，バリデーションされることになります。従来の医療機器ソフトウェアのライフサイクルプロ

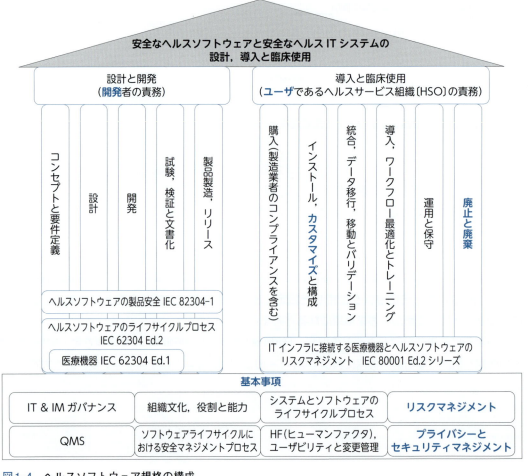

図1-4　ヘルスソフトウェア規格の構成
　　　　（IEC TC62 SC62A/JWG7コンベナー，Sherman Eagles氏提供）

セスは，製品のライフサイクルを維持するために開発者（製造業者を含む）の製品設計・開発のプロセスを主な対象（図1-4の左側）としていますが，ITインフラとヘルスソフトウェアの拡大により「導入」と導入後の「運用」におけるプロセス（図1-4の右側）についても，開発者が考慮する必要が出てきました。

この「導入」と「運用」にかかわる要求事項を組み入れる目的で，医療機器ソフトウェアのプロセス規格であるIEC 62304についてスコープを医療機器ソフトウェアからヘルスソフトウェアに拡大したEd. 2の検討が開始されています。

これまで，この領域は，前述のIEC 80001シリーズにより「医療機関」に対する要求事項を明確にする方向で示されてきましたが，製品のライフサイクル全体を通して安全性を担保していくためには，医療機関を含むユーザである「ヘルスサービス組織」と同時に，「開発者」に対して要求事項を示していく必要があるという流れがあります。

今後，図1-4にあるような基盤となる規格を，同様の視点で見直す計画も審議されています。

# 第2章

## リスクベースアプローチ

1945年，Harvard Mark Ⅱと呼ばれるコンピュータの技術者がエラーを調べていたところ，パネルFの70番リレーに蛾が挟まっていたことを発見しました．原因となったこの蛾（虫）は「バグ（虫）が実際に見つかった最初のケース」であるといわれています．

　史上初のバグが見つかって以来，コンピュータの発達はめざましく，また，それに伴ってバグも増えていきました．表2-1には多大な被害をもたらした史上最悪のソフトウェアバグ　ワースト10（出典：WIRED.jp）を示しています．この10件中，特に1985〜1987年に起きたTherac-25の事故と，2000年のパナマ国立がん研究所で起きた事故の2件はともに，放射線治療器の医療機器ソフトウェアに起因した複数の死傷者が出る大きな事故でした．その後も大小さまざまな医療機器ソフトウェアの不具合は発生しており，事故には至らないまでもソフトウェアの不具合が発見されリコールによってソフトウェアを改修する事例はいまでも数多く発生しています．

　医療機器の世界でソフトウェアが大量に使われるようになり，大規模・複雑化した医療機器ソフトウェアが原因で発生する不具合が増加しています．医療機器ソフトウェアに限らず，製品に搭載されるソフトウェアやソフトウェア製品の品質を向上させるためのさまざまな品質論が展開されています（Point 2-1）が，医療機器に搭載されるソフトウェアの場合，発生した不具合によっては患者や操作者に危害を与えてしまう事故に発展する可能性もあるため，健康被害に至るようなソフトウェアの障害をいかに少なくするか，実際に障害が起こってしまったとしてもリスクを最小限に抑えるにはどうしたらよいかを分析し，対策を立てることが求められてきました．

　医療機器ソフトウェアの規制の歴史は，市場で発生した事故の再発防止の歴史であるともいえます．医療機器にまつわる事故に伴い，医療機器業界および規制当局は甚大な被害に至る可能性のあるリスクを重要視するリスクベースアプローチを採ってきました．今後もこの考え方は変わらず，医療機器業界および規制当局は，事故の再発を防止するためにリスクベースアプローチをさらに発展させていくでしょう．

表2-1 「史上最悪のソフトウェアバグ ワースト10」
　　　（WIRED.jp〔2005.11.15〕より引用）

| 事故の発生日時 | 事故の対象 | 概　要 |
|---|---|---|
| 1962年7月22日 | 火星探査機「マリナー1号」 | 鉛筆で紙に書かれた数式をコンピュータのコードに置き換えるときにミスが発生し，それが原因でコンピュータが飛行コースの計算を誤った。 |
| 1982年 | 旧ソ連のガスパイプライン | CIAのスパイが仕掛けたバグで旧ソ連のパイプラインが爆発した。 |
| 1985～1987年 | Therac-25 | 複数の医療機関で放射線治療装置が誤動作し，過大な放射線を浴びた患者に死傷者が出た。 |
| 1988年 | バークレー版UNIX（BSD）のフィンガーデーモンによるバッファオーバーフロー | 最初のインターネットワームとなった通称「モーリス・ワーム」は，バッファオーバーフローを悪用し，1日足らずで200～6,000台ものコンピュータに感染した。 |
| 1988～1996年 | 「ケルベロス」の乱数生成アルゴリズム | ケルベロスの暗号を使ったセキュリティシステムは，非常に簡単な方法で侵入可能な状態が8年間にわたって続いた。 |
| 1990年1月15日 | 米AT＆T社のネットワーク停止 | AT＆T社の長距離電話用交換機を制御するソフトウェアがクラッシュし，クラッシュした交換機が次々と別の交換機をクラッシュさせた。 |
| 1993年 | インテル社製「Pentium」（ペンティアム）による浮動小数点の除算ミス | 米インテル社のPentiumチップが，特定の浮動小数点の除算で誤りを引き起こした。 |
| 1995年／1996年 | 「Ping of Death」 | インターネット上の好きな場所から不正な形式のピングパケットを飛ばすことで，さまざまなOSをクラッシュさせることができた。 |
| 1996年6月4日 | 「アリアン5」フライト501 | 欧州宇宙機関の開発したロケット「アリアン5」のコードに不具合があり，変数のオーバーフローが発生して飛行コンピュータがクラッシュした。 |
| 2000年11月 | パナマ国立がん研究所 | パナマの国立がん研究所で，米国の医療機器メーカーがつくった放射線治療器が照射する放射線量の計算を誤り，少なくとも8人の患者が死亡し，さらに20人が過剰照射によって深刻な健康被害を受けた。 |

# Point 2-1

### ソフトウェア品質論の歴史的推移

"ソフトウェアの品質"という概念は，古くはハードウェアの品質に対する概念が継承され「不良をなくすことが，究極的な品質の実現である」と考えられていました。その後，時代の流れとともに「良いプロセスが実践されているからこそ，良い品質が生み出される」と考えるプラグマティズム（pragmatism，実用主義・実際主義）的品質論が，この統計的品質管理へのアンチテーゼとして提案され，1980年ごろに米国企業に浸透していきました（Point図2-1）。

ソフトウェアの開発プロセスを重視するプラグマティズム的品質論においては，「工程の最終段階でのテストによって欠陥を除去し，その情報にもとづいてプロセスの状態を知る」というフィードバック方式から，「プロセスの状況を的確に把握し，その情報にもとづいて生産されるプロダクトの品質を適切に管理する」というフィードフォワード方式に考え方が転換されました。これによってシステムテストによる不良の発見に頼るのではなく，ソフトウェアの開発プロセスを管理するほうが当該ソフトウェアの品質が高くなるとされていきます。

さらに，1990年代には「プロセスを改善する」という組織の学習プロセスを管理することで，組織の目的に適合した成果を効果的に達成できるとする「プロセス改善によって品質向上を成し

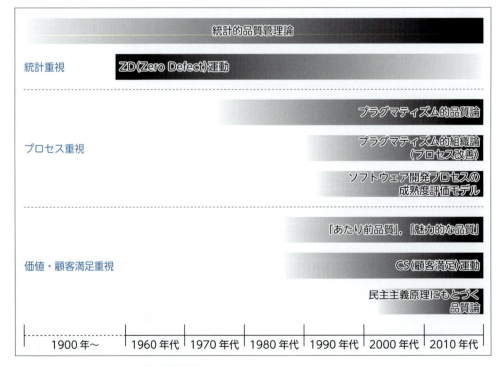

Point図2-1　ソフトウェア品質論の流れ
　　　　　（大場 充：ソフトウェア品質論の歴史，ソフトウェア品質シンポジウム　2010 セッションより引用）

遂げる」という品質論が台頭してきます。

その後，「要求プロセス」，「開発プロセス」，「検証プロセス」，「品質保証プロセス」，「販売プロセス」，「保守プロセス」などをそれぞれ独立したプロセスとしてとらえ，個別に改善する考え方に対して，これらのプロセスをすべて統合したビジネスプロセスとしてみて，全体最適を図ることを重要視し，能力成熟度モデル統合（Capability Maturity Model Integration：CMMI）などソフトウェア開発プロセスに対して成熟度評価モデルを導入する考え方が流行しました。

しかし，「なぜよいプロセスが実践されることによって，悪い品質のソフトウェアが開発されるリスクを低下させることができるのか」という経験主義者から提示される疑問に対する直接的，かつ明確な回答はまだ示されていません。ただし，ソフトウェアの開発プロセスを重視するプラグマティズム的品質論は，現実を反映させて，個々の理論の不備を修正しながら時間とともに発展し続けています。その意味で，プロセス重視のプラグマティズム的品質論の枠組は強固であるといえます。

なお，プラグマティズム的品質論とは別に，日本には品質管理の概念として「あたり前品質」，「魅力的品質」といった，商品の価値や顧客満足度を重視した品質の概念がありました。IEC 62304は，ソフトウェア開発プロセスの枠組を使用しているため，プロセス重視のプラグマティズム的品質論を基本としているといえますが，一方でリスクベースアプローチと組み合わせることで安全という利用者からみた価値を優先的に高めようとしているため，IEC 62304はプロセス重視品質論，および安全性にフォーカスした価値・顧客満足度重視の品質論を組み合わせたアプローチといえます。

## 2.1 放射線治療器Therac-25の事故調査報告書

1985年6月～1987年1月にかけてTherac-25と呼ばれるコンピュータ放射線治療器の使用により米国，カナダで6名が重傷，または死亡に至る放射線過剰照射事故が発生しました。当時Therac-25は米国に5台，カナダに6台，複数の病院にて設置，運用されていました。

米国FDAはこの事故を重くみて詳細な事故調査を行い，その後，医療機器に搭載するソフトウェアに対するガイダンスを策定して，本格的に医療機器に搭載されるソフトウェアを規制するようになります。

Therac-25の事故後，当時ワシントン大学に在籍していたナンシー・レブソン（Nancy G. Leveson，現 マサチューセッツ工科大学〔MIT〕教授）氏と，カリフォルニア大学アーバイン校のクラーク・ターナー（Clark S. Turner）氏は米国FDAと共同で調査を行い，Therac-25においてソフトウェアの不具合がどのようにして事故に結び付いたのかを明らかにしました。

ソフトウェアに起因する事故は複雑でわかりにくいことが多く，Therac-25の事故調査報告は原因追及のために詳細の調査が実施され，多くの事実が明らかになった稀有な例です[※1]。

## 2.1.1 Therac-25の事故の背景

　Therac-25は高エネルギーの透過性放射線を患者の身体の奥に照射し，周囲の組織を傷つけることなくがん細胞を破壊する装置で，照射口からは，電子線（ベータ粒子）とX線の2種類の放射線が照射され，浅い場所の細胞組織には加速した電子線を，より深い場所の細胞組織にはX線光子を使用するものでした。

　Therac-25は，2つの異なる放射線を切り替える治療モードを持ち，しかも，その切り替えや設定をコンピュータのソフトウェアが担うという，それ以前に類をみなかった汎用コンピュータと医療機器を組み合わせた治療器でした。

　しかも，Therac-25はTherac-6 → Therac-20 → Therac-25と改良が進んでいく過程で，当初はソフトウェアを含む開発元がフランスのCGR社とカナダ原子力公社（AECL）の2社の共同であったものの，後に提携が解消され，CGR社が作成したソフトウェアをAECLが引き継いでいるという，他社のつくったソフトウェアをメンテナンスするというリスクを内在していました（図2-1）。

　CGR社がTherac-6を開発した際には，TheracはX線のみを使った治療器で，X線の異常出力を防止するハードウェアの安全機能がありました。その後，Therac-20でX線と電子線の2つのモードを持つようになり，Therac-25ではTherac-6，20のソフトウェアを再利用した上で，ソフトウェアの初期開発をCGR社が行い，その後，AECLが引き継ぎました。Therac-20は電子ビーム

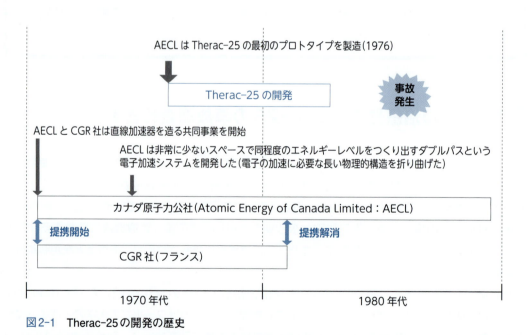

図2-1　Therac-25の開発の歴史

---

※1：Nancy G. Leveson, Clark S. Turner：An Investigation of the Therac-25 Accidents, *IEEE Computer*, 26 (7), pp. 18-41 (1993)
〔日本語訳〕ナンシー・G.レブソン 著，松原友夫 監訳・訳，片平真史，吉岡律夫，西 康晴，青木美津江 訳：セーフウェア：安全・安心なシステムとソフトウェアを目指して，翔泳社（2009）

をスキャンしたものをモニタリングするための保護回路を独立して持ち，さらに安全操作を確実にするために，管理用の機械的な連動装置も装備していました。

ところが，AECLは，Therac-25ではハードウェアを制御しモニタするコンピュータの能力の優位性を期待し，ハードウェアの安全メカニズムやインターロックを外し，ソフトウェアによって安全性の機能を実現しようとしました。現代ではソフトウェアが予測できない障害（決定論的故障）を起こすことが認知されているため，ソフトウェア制御によるインターロック機能がハードウェアによる安全メカニズムよりも優れているとはみなされませんが，当時のTherac-25の開発者はソフトウェア制御によるインターロック機能に欠陥があるとは想定せず，コストダウンのためハードウェアのインターロック機構を外してしまいました。

### 2.1.2 意図しないエネルギーが照射された事故

Therac-25はディジタル・イクイップメント・コーポレーション（DEC）の16ビットミニコンピュータ（PDP-11）にて設定値の入力や機器の制御が行われていました。当時のビデオ表示端末にはVT100が使われており，画面表示は80桁×24行のテキスト表示であり，現在のようなグラフィックや動画を表示する機能は持っていませんでした。

図2-2に示すように，画面を見ながら治療モードのビームタイプをX線の"x"または電子線の"e"を選択し，それらのエネルギー値を設定し，その他のパラメータを設定して使用するものでした。

テキサス州のタイラー（Tyler）の病院で事故が起きた当時，オペレータはTherac-25の操作に慣れていたため，データを入力するスピードはかなり速かったと報告されています。治療に関するパラメータをひと通りすばやく入力した後，修正が必要な項目についてTherac-25のソフトウェアに組み込まれている編集機能で修正していました。

そのとき，オペレータは治療モードの選択をまちがえて，"e"ではなく，"x"と入力してしまいました。ほとんどの治療ではX線を使う"x"と入力することが多かったため，よくあるまちがいでした。オペレータは"x"と入力した後，いつものようにキーボードの上方向キーを使ってカーソルを適切な入力位置に移動し，ビーム設定のまちがいを直しました。そして他のパラメータ設定は修正せずにリターンキーを何回か押しました。

しかし，VT100に表示された設定画面で入力／編集したパラメータとハードウェア機構の一部が連動していたため，入力したパラメータをTherac-25は入力後からハードウェア機構に設定しており，その設定している間にもパラメータの修正ができてしまうソフトウェアであったため，VT100に表示しているパラメータとTherac-25がハードウェア機構に設定したパラメータ間に不整合を生む要因となりました。

### 2.1.3 Therac-25（PDP-11）の内部処理

Therac-25のソフトウェアはアセンブリ言語で書かれており，記憶データ，スケジューラ，クリティカルタスクと非クリティカルタスクのセット，割り込みサービスという，4つの主要コンポー

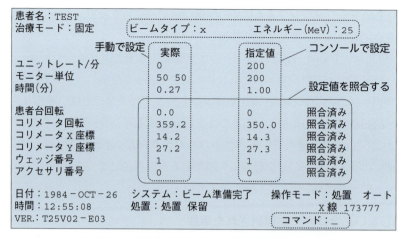

(a) Therac-25のオペレーション画面を邦訳したもの

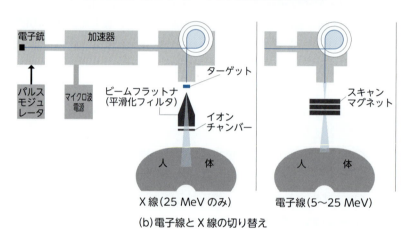

(b) 電子線とX線の切り替え

図2-2 Therac-25のオペレーション

ネントで構成されていました。

　また，Therac-25のスケジューラは独自のマルチタスクOSで，その仕組みは，100 msごとに定時割り込みが入り，割り込み処理のはじめにクリティカルタスクを実施し，クリティカルタスクが終了したら次に非クリティカルタスクを実施するというごく単純なものでした。現在のリアルタイムOSのように，タスク間の通信，同期，排他制御の仕組みがなく，タスク間の通信や同期はすべて共有変数を介して行っていました（現在のリアルタイムOSを搭載したソフトウェアシステムでは，OSが提供するタスク間同期のサービスを使用して，その機能をより適切に実装しやすくなっています）。

　なお，Therac-25では，100 msごとのタイマー割り込みのほかに図2-3の上部の割り込みハンドラにあるような割り込み処理が行われていました。

　Therac-25の治療モニタ（Treat）タスクは8つの動作フェーズで構成され，患者の治療前の準備

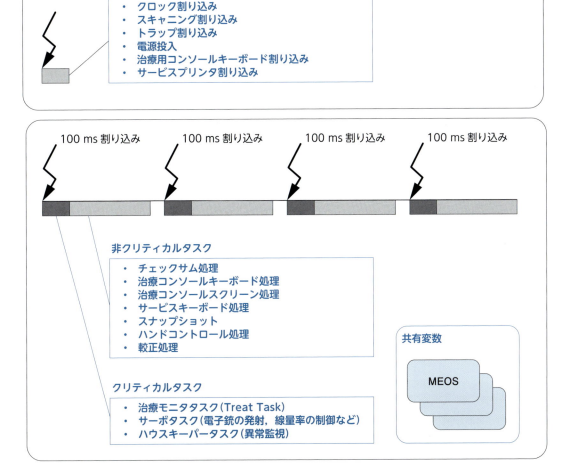

図2-3　Therac-25（PDP-11）のスケジューラと割り込み処理

　と治療を指示し，監視します。これらの治療フェーズはサブルーチンと呼ばれ，"Tphase"という制御変数の値で制御されます。この設計思想は，状態の遷移をトリガーにしてアクションを実行する状態遷移設計であるといえます。各サブルーチンの処理が終了するとTphase変数は書き換えられ，Treat Taskは自分自身を再スケジューリングします（図2-4，図2-5）。

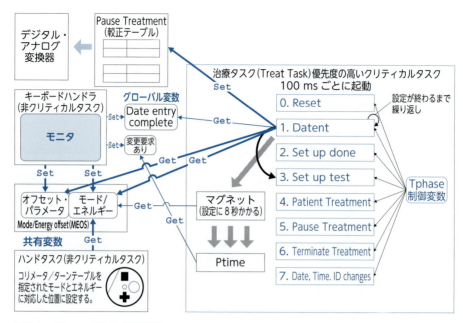

図2-4　Therac-25の内部処理

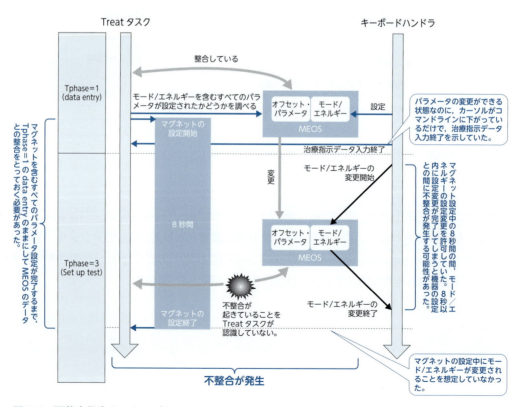

図2-5　不整合発生のメカニズム

### 2.1.4 過剰照射が発生したメカニズム

タイラーの病院で発生した事故は治療のためのデータがMEOS（Mode/Energy offset）と呼ばれる共有変数に記憶されていたことがきっかけで発生しました。タスクによる共有メモリへの同時アクセスが許可されており，それらの変数へのtest（参照）とset（設定）といったメモリアクセスの同期処理，排他処理がなされていなかったことが原因でした。

Treatタスクは，"1. Datent（data entry）"サブルーチンで治療指示データの入力が終了したことを，キーボードハンドラタスクから"Data entry complete"を介して検知し，Tphase制御変数を1から3に変更して，"3. Set up test"サブルーチンに移行します（図2-6）。

一方で，Treatタスクは"1. Datent（data entry）"サブルーチンの中ではすべてのパラメータがセットされたと判断されたら，ハードウェアである偏向磁石を設定する"Magnet"サブルーチンを呼び出します。偏向磁石の設定には8秒間かかり，この間にもキーボードハンドラは設定値の変更を許可されているため，この8秒の間にオペレータが治療モードを含む設定値の変更が完了してしまうと，"1. Datent（data entry）"サブルーチンは設定値が変更されたことに気がつかないまま，次のモードに移行してしまいます。タイラーの病院では現実にこの現象が発生しました。このとき，モードとエネルギー値を格納していた共有変数"MEOS"の組み合わせに不整合が発生し，オペレータが意図しないモードとエネルギーが設定されてしまいました。

この問題が発生した要因の1つは，入力／変更した複数のパラメータを分割して管理し，それを別々な処理にてハードウェアに設定していたことがあげられます。いいかえれば，複数の関連するハードウェアを制御するパラメータを分離して管理，設定するソフトウェア構造をつくってしまったところにあると考えられます。

Therac-25では，以前はモードを変更するとすべてのパラメータを入力し直す必要がありましたが，ユーザからの求めに応じて，一部のパラメータだけを変更できるようにソフトウェアを変更していました。機器をできるだけ使いやすくしようとすることが，安全をおびやかすリスクを生むこともありうるということです。

調査報告書を読んで事故の発生メカニズムが解明されると「なぜ，そんな設計がされていたのか」と疑問がわきますが，事故が発生した当時は，その複雑なソフトウェア構造，制御すべきハードウェアの制約等により，ソフトウェアのどこに問題があるのか，あたりを付けることが難しかったと想像します。そうなってしまった理由はソフトウェアの構造設計の悪さや機器の操作性，ハードウェアの制約等は，「外側からではよく見えない」という点にもあると考えられます。

Therac-25のソフトウェア構造を現代のソフトウェアエンジニアリングで修正したUML（Unified Modeling Language）の例を図2-6，図2-7に示します。この例では，Therac-25が「電子線とX線」，「人体の表面と深部」という異なる方法，異なる部位を治療するために一部共通のハードウェアを使用していると考え，電子線治療と設定パラメータ，X線治療と設定パラメータが混在していたり，放射線治療の状態遷移の不整合が起こったり「しにくい」ソフトウェア構造を目指しています。

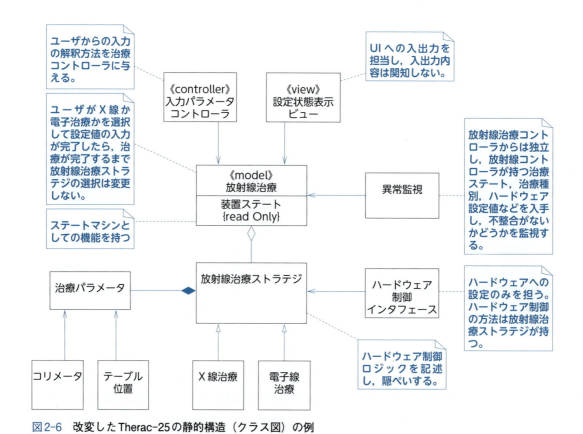

図2-6 改変したTherac-25の静的構造（クラス図）の例

　つまり，X線治療と電子線治療という，放射線治療の手順を「放射線治療ストラテジ」として汎化し，X線治療と電子線治療でそれぞれ必要な治療パラメータや上下限値，ハードウェア制御ロジックを持つようにしています。装置ステートは「放射線治療クラス」が管理し，入力装置からのパラメータ入力をユーザと対話しながら受け付けて，治療種別やパラメータ入力が完了したら装置のステートをセットアップから治療に遷移させます（図2-6）。そして，装置を治療の状態に遷移させたら，「放射線治療クラス」は「放射線治療ストラテジ」を使って治療を行います。治療に関するパラメータや各治療に応じたハードウェアの制御ロジックは「放射線治療ストラテジ」が持っています。さらに，装置の状態や設定の中に不整合や異常がないかどうかを監視する異常監視のクラスを，「放射線治療クラス」とは独立して設けています。

　このように同じ機能や性能を提供するソフトウェア同士でありながら，それぞれ異なる構造のソフトウェアとすることは可能です。逆にいえば，問題が起こりにくい，問題が起こっても安全側に倒れる（フェールセーフ），問題の現象が起こったときにどこに原因があるのかがわかりやすいといったソフトウェア構造（アーキテクチャ）を選択することが重要であると考えられます。

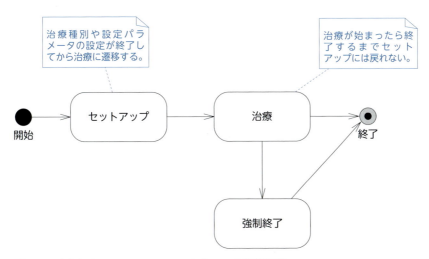

図2-7　改変したTherac-25のソフトウェアの状態遷移

### 2.1.5　ヤキマバレー記念病院の事故の例

　ワシントン州のヤキマバレー記念病院（Yakima Valley Memorial Hospital）で発生したTherac-25の事故は，テキサス州タイラーの病院で発生した事故とは異なり，患者を乗せて回転させるターンテーブルが照射位置を調整する位置（フィールドライトポジション）でオペレータの意図とは関係なくX線が照射されてしまうというものでした。

　Therac-25では各種の設定が終了した後，オペレータは小さなハンドコントローラを使って放射線を照射する位置決めを行います。このコントローラはガントリー，コリメータ，テーブルを操作することができ，ターンテーブルがフィールドライトポジションにある状態で"set"ボタンを押すとコリメータが治療のための適切な位置に設定されるはずでした。

　Therac-25の内部では，100 msごとに上部コリメータの位置チェックを指示するフラグ"Class 3"の変数がインクリメントされ，25.6秒に1回，Class 3がゼロになる瞬間（100 ms）がありました（図2-8および図2-9，図2-10参照）。Class 3がゼロ以外であればソフトウェアはビームを抑制しますが，Class 3がゼロのときはビームを抑制しない上に，上部コリメータの位置を確認する処理も呼ばないようになっていたため，治療のための機器の準備が整っていないことも示されませんでした（"F$mal"のフィールドライトポジションを示すフラグが立っていない状態）。

　このため，25.6秒に1回，Class 3変数がインクリメントされ，オーバーフローしてゼロになった100 msの間にsetボタンが押されると，フィールドライトポジションにてターゲットとなる患者がいないまま25 MeVのX線が照射され，ステンレス製の鏡にX線が当たり，X線を治療室内に散乱させることになってしまいました。

　このソフトウェアの欠陥に対してAECLは変更を実施し，"Set Up test"サブルーチンを通過するたびにClass 3をゼロ以外の固定値に設定するようにしました。最初の設計からClass 3をイン

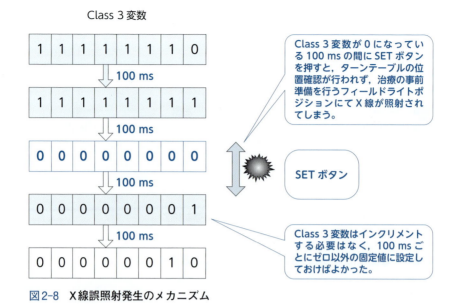

図2-8 X線誤照射発生のメカニズム

クリメントする必要はまったくなかったことがわかります。

この事故事例でわかることは，ソフトウェア起因の事故は，原因がわかってしまうと「なぜ，そのようなプログラムコードを書くのか？」というほどの単純なミスにみえるものの，開発の終了時にはこのような不具合がソフトウェアに内在していることをシステムテスト等では容易には検出できないということです。

Therac-25の事故の詳細は，『セーフウェア：安全・安心なシステムとソフトウェアを目指して』[※1]の付録に詳細が記されています。

### 2.1.6 Therac-25の事故の教訓

表2-2にナンシー・レブソン教授が分析した事故の原因因子を示しました。

1980年当時と現在では医療機器ソフトウェアに対する認識はかなり変化し，ソフトウェアへの過信は少なくなったと思いますが，「ソフトウェアの不具合がわかりにくいからといって，根本原因を追及せずに見込みで判断してはいけない」，「以前から問題なく使用していたソフトウェアの使用が安全性を増加させるだろうと単純に思い込んでいた。ソフトウェアモジュールの再利用は移行した新たなシステムにおける安全性を保証するものではない」など，現在でもソフトウェアの特性から注意しなければいけない多くの教訓があります。

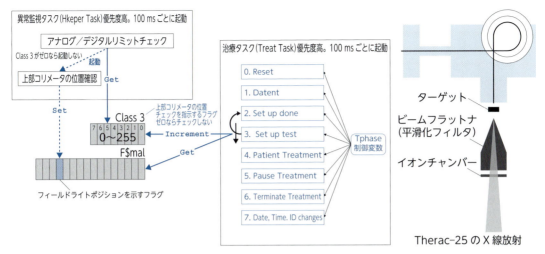

**図2-9** ヤキマバレー記念病院の事故のメカニズム

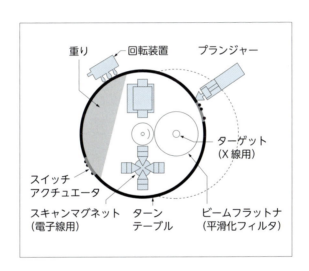

Therac-25のターンテーブルを上部から見た図

**図2-10** Therac-25の構造

(Leveson N, Turner CS：An Investigation of the Therac-25 Accidents, *IEEE Computer*, Vol. 26, No. 7, July 1993, pp. 18-41をもとに作成)

表2-2 ナンシー・レブソンが説く事故の原因因子

| 項　目 | 事故の原因因子 |
|---|---|
| ソフトウェアの過信 | ソフトウェアは故障しないし，故障できないという意識があった。 |
| 信頼性と安全性の混同 | Therac-25は過剰照射が起きるまで何万時間も稼動しており，誤動作はしなかった。<br>信頼性が高かったためにAECLは自分らのソフトウェアは安全であると思い込んでいた。 |
| 防御的設計の欠如 | 技術者は最悪の場合に備えて，内部で何が起こっているのかを調査しうる仕組みを組み込むべき。 |
| 根幹原因の排除の失敗 | ソフトウェアの不具合がわかりにくいからといって，根本原因を追及せずに見込みで判断してはいけない。<br>ソフトウェアに欠陥が見つかるたびに個々にそれらを解決しても機器の安全性の問題を解決することにはならなかった。 |
| 自己満足 | 過去10年，20年，医療用加速器の使用において重大な放射線事故がなかったことで安全であると思い込んでしまった。 |
| 非現実的なリスクアセスメント | 確率論的リスクアセスメントが機器への過信を生み，リスクアセスメントの結果自体を過度に信頼することになった（ソフトウェアの特性を排除していた）。 |
| 不十分な原因調査，あるいは事故報告書の不十分な追跡調査 | セーフティクリティカルなシステムを構築しているすべての企業は，監査証跡と，事故を招くかもしれない問題の兆しが見つかったときに適用される，インシデント分析手順を備えるべきである。 |
| ソフトウェアエンジニアリングの不十分な実施 | ソフトウェア仕様と文書類は「後知恵の産物」となるべきではない。ソフトウェア品質保証に関する厳正な実施と，その基準が確立されるべきである。<br>設計は単純にしておくべきであり，危険なコーディングを行うことは避けるべきである。<br>ソフトウェア監査証跡のように，エラーを検出し，そのエラーに関する情報を取得する方法を最初からソフトウェアに組み込んで設計するべきである。<br>ソフトウェアは，詳細なテストと，モジュールレベルやソフトウェアレベルでの形式的分析を受けるべきである。システムテストだけでは不十分である。<br>ソフトウェアのあらゆる変更に対して回帰テストを行うべきである。エラーメッセージなど，コンピュータディスプレイとオペレータへの情報の提示は，ユーザマニュアルや他の文書とともに設計に十分な配慮が必要である。 |
| ソフトウェアの再利用 | レガシーソフトウェアやCOTS（商用ソフトウェア）の使用が安全性を増加させるだろうと単純に思い込んでいた。<br>ソフトウェアモジュールの再利用は移行した新たなシステムにおける安全性を保証するものではない。 |

（次ページへ続く）

| | |
|---|---|
| 安全なユーザインタフェース 対 使いやすいユーザインタフェース | 機器をできるだけ使いやすくすることは安全目標と相容れないこともありうる（ユーザビリティ）。 |
| ユーザおよび政府の監督と規格 | Therac-25の事故があってから，米国FDAは報告システムの改善を始め，ソフトウェアを含めるように手順や指針を拡大し始めた。<br>ユーザからの情報や働きかけも機器の問題を解決するには重要だった。 |

### 2.1.7 リスクベースアプローチの必要性

現在，多くの医療機器では，多様な医療のニーズを満たすためにソフトウェアが搭載され，さらにネットワークへ接続されるようになるなど，Therac-25の事故当時と比べてもますます仕組みが複雑・多様化しています。このような環境における医療機器の製品開発には，リスクベースアプローチ（Risk Based Approach）が有効です。

リスクをまったくなくすことはできません。しかし，リスクを限りなく低減，回避することを目指す必要があります。医療機器の場合は，特に，患者の診断，治療の効果とその医療機器によるリスクのバランスで許容されるレベルを決定することが重要です。このようなリスクアセスメントの結果にもとづいて意思決定し，対策を実施するプロセスを取り入れたリスクベースアプローチが必要です。想定したリスクとその対策は組織の財産となり，製品の潜在的な価値を高めます。また，リスクベースアプローチは市場で発生した事象に特化した是正措置と予防措置に最適なアプローチであり，より大きな不具合を起こさないことなどを含む，未然防止という意識を組織に醸成させることもできます。

リスクの定義は，ISO 14971：2007（JIS T 14971：2012）が参照しているISO/IEC Guide 51：1999では，「危害の発生確率とその危害の重大さとの組合せ」となっており，危害に特化した内容になっていますが，ISO 31000：2009やISO 9001：2015では，「目的に対する不確かさの影響」とリスクの概念が拡張されています。なお，医療機器の分野ではいまのところ，リスクは危害（人の受ける身体的傷害若しくは健康被害，又は財産若しくは環境の受ける害）に関するものを対象としています。

Therac-25の事故のような複数の死傷者が出る危害が発生することはまれであっても，さまざまな医療機器がフィールドで引き起こす事象（incident）は増加しています。有害事象を未然に防ぎ，また発生してしまったとしても再発を防止するための取り組みが，リスクベースアプローチとなります。

## 2.2 安全の概念

Therac-25のような事故を起こさないためには，医療機器ソフトウェアの開発や保守に際して何をどのようにすればリスクを受容可能なレベルまで低減でき，安全を確保できるのか，リスクを分析・評価し，対策を行う必要があります。一方で，医療機器ソフトウェアの開発には，人的リソース，開発期間，予算等を含むさまざまな制約もあります。さらに，各国の規制に適合することも要求されています。

医療機器ソフトウェアにおいては，開発プロセスに安全（Safety）のための活動を含むことが重要です。以下では，安全に関して説明します。

### 2.2.1 安全の考え方

IEC 62304が引用規格としているISO 14971（医療機器 ― リスクマネジメントの医療機器への適用）には，その上位に，ISO/IEC GUIDE 51とISO/IEC GUIDE 63の2つのガイドが存在します（図2-11参照）。

ISO/IEC GUIDE 51は，ISO/IEC規格に安全に関する面を導入するためのガイドライン（医療機器には限らない）で，IEC/ISO GUIDE 63は医療機器の国際規格への安全面の導入と作成の指針です（Point 2-2）。

安全（Safety）の概念を理解するためにISO/IEC Guide 51の概要を示します。

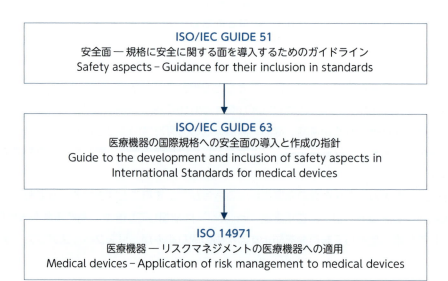

図2-11　ISO 14971とISO/IEC GUIDE 51，63との関係

> **〔安全(Safety)の概念〕**
> ※ ISO/IEC GUIDE 51：1999およびISO/IEC GUIDE 51：2014より。
>
> 安全(Safety)とは『許容できないリスクがないこと』と定義される。すなわち，安全(Safety)は許容不可能なリスクから解放されていることであり「許容できないリスクがない」ことが達成されていることをもって「安全」と規定される。
>
> 安全はリスクを経由して定義され，リスクはその時代，社会の情勢，環境によっても変化するため安全の尺度を一定にすることはできず，絶対的な安全を定義することはできない。そのため，製品，プロセスまたはサービスは相対的に安全であるとしか言えない。
>
> 安全は，リスクを許容可能なレベルまで低減させることで達成される。許容可能なリスクは，使用者の利便性，目的適合性，費用対効果，並びに関連社会の慣習のように諸要因とのバランスで決定される。
>
> したがって，許容可能なリスクは常に見直す必要がある。技術及び知識の両面の開発が進み，製品，プロセスまたはサービスの使用と両立して，最小リスクを達成できるような改善が経済的に実現可能になったときは，特に見直しが必要である。

この安全(Safety)の概念を医療機器の安全として4つにまとめると次のようになります。
安全(Safety)とは，
① 安全(Safety)とは「受容できないリスクがないこと」である。
② 絶対的な安全を定義することはできない。安全は相対的な概念である。
③ リスクが受容可能かどうかは「使用者の利便性」，「目的適合性」，「費用対効果」など，諸要因のバランスで決定される。
④ 世の中の技術開発が進めば，リスクの受容可能性の見直しが必要である。

安全(Safety)を実現するためには，意図する使用(Intended Use)とその環境に応じたリスクを想定し，リスクが受容可能であることを確認する必要があります。しかし，リスクが受容可能かどうかは「使用者の利便性」，「目的適合性」，「費用対効果」など諸要因のバランスで決定され，世の中の技術開発が進めば，リスクの受容可能性の見直しが必要であることを考えると，絶対的な安全を定義することはできず，安全は相対的な概念となります。

たとえば，日本の原子力発電所は安全であると主張されてきましたが，東日本大震災の際に想定していなかった強度の地震が発生し，地震に伴う津波の影響で多大な被害をもたらしました。震災以後，原子力発電所の安全基準は改定されました。しかし，それでも絶対安全が確保できるとはいえません。これは，安全が相対的な概念であるということを示す例となります。

また，安全対策のリスクコントロール手段は，導入したときはアドバンテージとなったとしても，時が過ぎ多くの企業が同じようなリスクコントロール手段を取り入れると，ユーザからはその安全対策を特別なものではなく，「あたり前」と捉えられるようになります。たとえば，自動車のアンチロックブレーキシステム(ABS)などがそれにあたります。現在では，障害物を感知する

## Point 2-2

### ISO/IEC GUIDE 51：2014第3版で改定された注目点

ISO/IEC GUIDE 51について，1999年の第2版から2014年の第3版への改定で注目されている点に以下などがあります。

① 安全の定義が「受容できない（unacceptable）リスクがないこと」から「許容できない（not tolerable）リスクがないこと」に変わった。

　※ なお，ISO/IEC GUIDE 63：2016では従来どおり「受容できない（unacceptable）リスクがないこと」となる予定です。医療機器ではISO 14971：2007との整合もあり，「受容できないリスクがないこと」が安全の定義になります。

② 危害（harm）の定義から物理的な（physical）という形容詞が取り除かれて，「人体が受ける障害若しくは健康被害又は財産若しくは環境の受ける害」となった（"physical injury or damage to the health of people, or damage to property or the environment"の"physical"がなくなった）。

　※ これは，近年，サイバーセキュリティなどの問題がクローズアップされ，物理的（身体的）でない危害についても考慮が必要になってきたからだと考えられます。

③ 脆弱な消費者（Vulnerable consumers．年齢，読み書きの能力のレベル，身体的・精神的な状態や限界，または製品安全情報にアクセスすることができないことのために，製品やシステムからの危害のより大きなリスクがある消費者）という用語が新たに定義された。

　※ これは，一般的に「危害を受けやすい立場にある消費者」の意味で，医療機器においても，医療機関において訓練を受けた医療従事者が使用する場合と，医療機関以外の環

| リスク (RISK) 考慮されたハザードに関連するリスク (Related to the considered hazard) | は右記の作用による (is a function of) | 危害の重大度 (SEVERITY OF HARM) 考慮されたハザードから生じることがありうる危害の重大度 (That can result from the considered hazard) | および (and) | 危害の発生確率 (PROBABILITY OF OCCURRENCE of that harm) |
|---|---|---|---|---|
| | | | | 危険状態の暴露 (Exposure to a hazardous situation) |
| | | | | 危険事象の発生 (The occurrence of a hazardous event) |
| | | | | **危害を回避または制限する確率 (The possibility to avoid or limit the harm)** |

Point図2-2　リスクの要素

境で使用する場合では，リスク分析やリスク対策を変えなければいけないためです。
④ リスクアセスメントのプロセスの最後に，妥当性確認および文書化が追加になった。
⑤ 「リスクの要素」（Point図2-2）中の「危害の発生確率の要素」に，「危害を回避または制限する確率」が追加された。

ISO/IEC Guide 51，Guide 63，およびISO 14971の間には改定年の関係により，リスクや安全に関する若干の差異がありますが，今後の規格改定により整合が進むと考えられます。

と自動的にブレーキが作動する衝突被害軽減ブレーキ（プリクラッシュセーフティブレーキ）をリスクコントロール手段として導入している自動車が増えていますが，今後はそれがあたり前になるかもしれません。

このように安全は相対的な概念であり，「使用者の利便性」，「目的適合性」，「費用対効果」など諸要因の変動や世の中の技術開発に合わせて，リスクが変化していないかどうかを見直す必要があります。このため，医療機器製造業者は，対象となる医療機器の開発時におけるリスクマネジメントプロセスの適用，反復だけでなく，市場からすべて廃棄されるまでリスクマネジメントのプロセスを，諸要因および世の中の技術開発の進歩によって再適用し続ける必要があります（図2-12）。

また，リスクを低減するためには，設計段階でのリスク低減対策と，機器使用時のリスク低減対策が必要です。リスクは設計段階での対策，使用段階での対策によって低減し，受容可能かどうかを判断します（ただし，すべての対策を行ってもリスクはゼロにはならない。図2-13参照）。

### 2.2.2 意図する使用を定義しなければリスク分析ができない

リスクを分析するためには，使用者や「意図する使用」（Intended Use），合理的に予見可能な誤使用を明確化する必要があります。その事例として図2-14を見てください。

図2-14の左側に薄い木の棒があります。この棒の意図する使用は何でしょうか。図の右上の例では，棒はアイスキャンディーに使われています。一方で，図の右下の例では，医師が患者の喉の状態を確認するために舌を押し下げる「舌圧子」として使われています。右下の例の場合，木の棒は医療機器（Medical Device）となります。

このように，まったく同じ材料，材質であっても，意図する使用が異なれば想定すべきリスクも変わります。木の棒を舌圧子として使用する場合には，滅菌基準を高めたり，1本1本包装したりする必要が出てきます。

医療機器ソフトウェアでも同様のことがあてはまります。市販されているOTSソフトウェアやオープンソースなどの既製ソフトウェアは医療機器に使用することを目的に開発されてはいません。また，ある医療機器のために開発した再利用可能なソフトウェアアイテムは，その医療機器の意図する使用（Intended Use）にもとづいたリスクコントロール手段が実装されているかもしれませんが，別の医療機器でそのソフトウェアアイテムを使用しようとしたときに，前のリスクコント

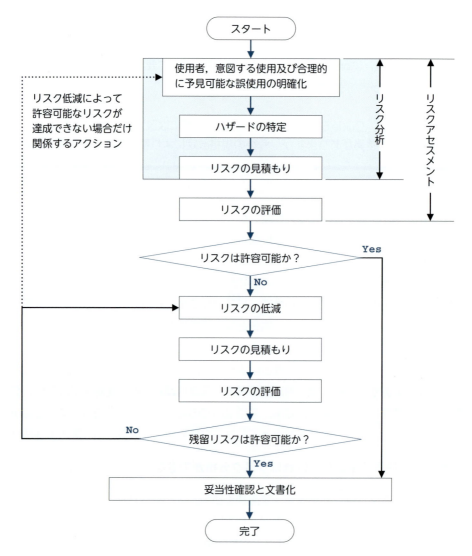

図2-12　リスクアセスメント及びリスク低減の反復プロセス
（IEC/ISO GUIDE 51 : 2014，図2より引用）

ロール手段が新しい意図する使用（Intended Use）に見合っているとは限りません。
　たとえば，鉄道は何らかの障害が発生したときに，まず列車を停止することが安全の確保につながりますが，同じ輸送手段でも，飛行機の場合はトラブルが発生したときに緊急着陸するまで飛び続けることが求められます。医療機器でも，検査機器で異常が検知された場合は，異常状態をオペレータに通知し，機器を停止し，異常状態が解消されるまで使用できないようにすることが優先されるのに対し，ペースメーカーなどの生命維持装置の場合は，異常が検知されたとしても最低限の機能を維持し動かし続けなければなりません。
　つまり，その機器がどのような使用目的を持っているのかを明確にしなければ，リスクを洗い出

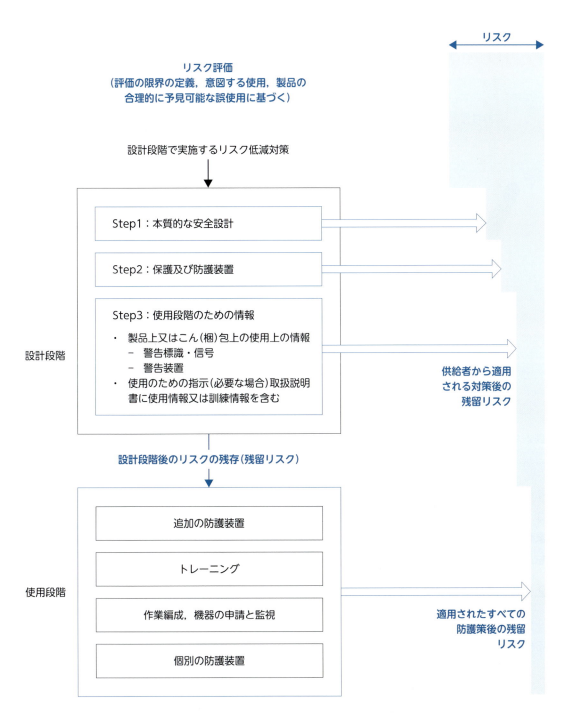

図2-13 リスク低減：設計，使用段階における取り組みのコンビネーション
（ISO/IEC Guide 51：2014，図3より引用）

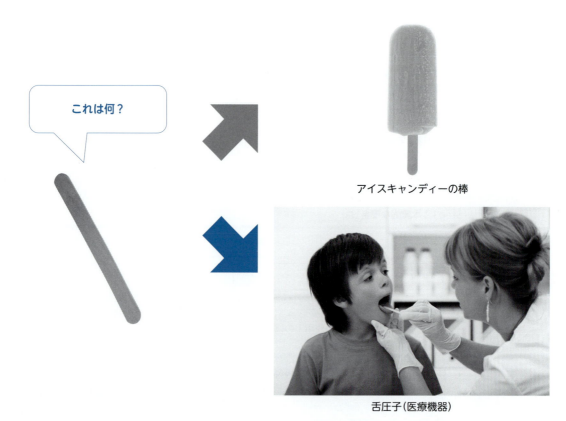

図2-14 意図する使用（Intended Use）によってリスクが変わる例

すこともできず，安全を確保することもできないということです。汎用性の高いソフトウェア部品は，それだけでは最終製品にどのような役割で使われるのかがわからないため，リスク分析ができません。あるソフトウェアについて，部分ごとの単体では「信頼性が高い」ということがいえても，「安全である」とはいえないのはこのためです。

### 2.2.3　増加するソフトウェア起因のリコール

　ソフトウェアには「変更が容易である」という特徴がある一方で，開発当初に定めていた意図する使用（Intended Use）が，後の機能の追加や変更によって変質してしまうという問題が起こるリスクもあります。意図する使用（Intended Use）の変更に伴い新たなリスクが増えている可能性や，既存のリスクコントロール手段の見直しが必要となっているケースがあります。

　すなわち，ソフトウェアの変更に伴い，意図する使用（Intended Use）が変化し，リスクの大きさが増加したり，その内容が変わったりする可能性があり，適切な対応を行わないと安全がおびやかされる可能性があることになります。このような，開発当初の設計ではなく，ソフトウェア変更時の問題は少なからずあります。これが，医療機器ソフトウェア開発や保守において，リスクベースアプローチが必要な理由の1つです。

表2-3 2008〜2012年までのソフトウェアが原因となったリコールの数
（米国FDA：Medical Device Recall Report FY2003 to FY2012より引用）

|  | ソフトウェアの変更管理 | ソフトウェア設計 | ソフトウェア設計（製造プロセス） | 合計 | CDRH管轄のリコールに占める割合〔%〕 |
|---|---|---|---|---|---|
| 2008年 | 13 | 141 | 2 | 156 | 18.3% |
| 2009年 | 9 | 111 | 1 | 121 | 15.4% |
| 2010年 | 4 | 73 | 3 | 80 | 8.9% |
| 2011年 | 11 | 182 | 10 | 203 | 15.8% |
| 2012年 | 12 | 169 | 5 | 186 | 15.5% |
| 合計 | 49 | 676 | 21 | 746 | 15.1% |

　医療機器のリコールの中で，ソフトウェアが起因となるリコール数は少なくないといえます。表2-3に，2008〜2012年までの米国FDAの医療機器・放射線保健センター（Center for Devices and Radiological Health：CDRH）管轄におけるソフトウェア起因のリコール件数を示します。リコール全体の約15%がソフトウェア起因の問題であり，その多く（約91%）がソフトウェアの設計時につくり込まれたものですが，約6.5%はソフトウェアの変更管理の問題から発生したものであることがわかります。

### 2.2.4 個別最適の発想と全体最適の発想の違い

　医療機器ソフトウェアの規模は増大の一途をたどっており，それに伴い複雑性も高まっています。ハードウェアが主体だった過去の医療機器開発では，個々の構成要素の信頼性を高めることで安全性を確保しようとするフォールトアボイダンス（Fault Avoidance）の考え方が主流でした。これは，医療機器の構成要素となるハードウェアの故障やソフトウェアのバグを認めず，信頼性の高いアイテムを組み合わせることで，システム全体の信頼性を高め，同時に安全性を確保するという方法です。

　しかし，医療機器のソフトウェアが増大化，複雑化する中で，フォールトアボイダンスの考え方だけでは現実的な対応ではなくなっています。代わって，個々の構成要素に故障やバグがあっても，必ず安全側に落ち着くようにするフェールセーフ（Fail Safe）の考え方や，個々の構成要素に故障やバグがあっても別の手段（冗長性や多重化など）によって機能を維持しようとするフォールトトレランス（Fault Tolerance）の考え方や，まちがった操作をしようとしても危険が発生しないようにするエラープルーフ／フールプルーフ（Error Proof/Fool Proof）の考え方がより主流になってきています。

　ハードウェアの構成部品の一部に高信頼性部品を使用するのと同様に，ソフトウェア安全クラスの高いソフトウェアアイテムの信頼性を高めることは有効な手段ですが，ソフトウェアの信頼性を

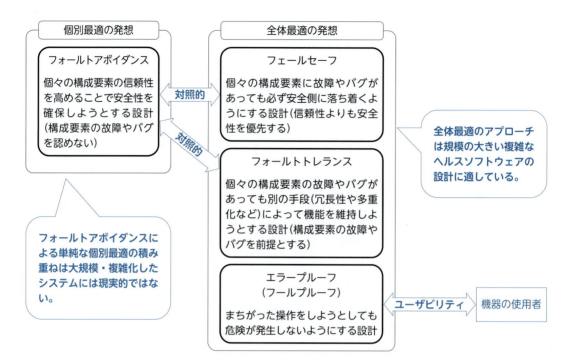

図2-15　個別最適の発想と全体最適の発想の違い
（ソフトが揺さぶる製品安全，日経ものづくり2010年8月号，pp. 34-51を参考に作成）

完全にすること（バグがまったくないこと）は実現が困難であることから，フェールセーフやフォールトトレランスのリスクコントロール手段を施して，意図する使用（Intended Use）に照らし合わせて，医療機器ソフトウェアシステム全体としての安全を確保します。

このように，ソフトウェアシステムの構成アイテムの信頼性を高めることで，安全性を確保する個別最適のアプローチだけではなく，医療機器の安全確保を目的とした全体最適の発想とアプローチが，安全性を重視するシステムの開発や保守には必要不可欠であり，医療機器ソフトウェアでも必要とされています（図2-15）。規模が増大化した医療機器ソフトウェアの信頼性は，既存のソフトウェアエンジニアリング技術を元に確保しつつ，仮に構成要素に故障や異常があったとしても，患者や操作者に危害が生じないような全体最適の発想での対応へフォーカスすることが重要です。

そのためには，医療機器の意図する使用（Intended Use）を定義した上で，リスク分析および評価を行い，その医療機器ソフトウェアシステムと構成アイテムのソフトウェア安全クラスを分類して，リスク（ソフトウェア安全クラス）に見合ったアクティビティやタスクを実施することが，重要とされており，IEC 62304にも安全の実現方法としてこの考え方が活かされています。

## 2.3 米国のヘルスITに対するリスクベースアプローチ

米国では，2004年のブッシュ政権時代に，「医療ITイニシアティブ」(Health Information Technology Initiative) として，①医療の質の向上，②医療コストの削減，③医療ミスの防止，④医療データの管理コストの削減などを目的に，ヘルスITの活用の方針が掲げられました。

この目標はその後のオバマ政権にも引き継がれて，国をあげて活動が推し進められています。米国の医療関係費用は2012年時点で合計約2.6兆ドル（GDPの約17％。日本は約10％）にも達しており，65歳以上の高齢者向けの健康保険（Medicare）や低所得者に対する医療補助（Medicaid）等の政府医療費負担割合は合計で50％に上っています。

このため，米国の医療費削減は日本以上に喫緊の課題（図2-16）となっており，その背景もあって医療のIT化が強力に推し進められています。医療ITの推進を目的として2009年に制定されたHITECH（the Health Information Technology for Economic and Clinical Health）法は，医療データの標準化を含め，全米の医療機関におけるEHR（Electronic Health Record）の普及を主導する役割を担っています。EHRの導入において各医療機関や医師を対象にインセンティブ制度が導入されており，詳細な要件をクリアした場合ではありますが，医師では4〜6万ドル，医療機関

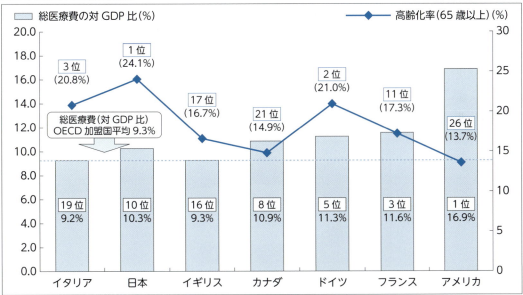

○ 出典：「OECD HEALTH DATA 2014」
○ OECDの「総医療費」には，国民医療費に加え，介護費用の一部（介護保険適用分），民間の医療保険からの給付，妊娠分娩費用，予防に係る費用等が含まれていることに留意が必要

図2-16 G7諸国における総医療費（対GDP比）と高齢化率の状況 2012年
（厚生労働省資料より引用）

では200万〜600万ドル相当を受領できるようになっています。インセンティブ制度に参加した医師と医療機関には「有意な利用」(Meaningful Use：MU)という要件を満たすことが求められ，MUの要件が満たされなかった場合には，ペナルティーが課されています。2015年には18億ドルもの予算が投じられ，その結果，電子カルテが急速に普及しています。

さらに，2012年7月に制定されたFDASIA法(Food and Drug Administration Safety and Innovation Act：米国食品医薬局 安全・革新法)を元に，2014年4月に「FDASIAヘルスITレポート」が発行されています。この34ページにわたるレポートには米国のヘルスITに対する考え方とアプローチの方法が示されています。特筆すべき点は，米国がヘルスITを単に危険視するのではなく，ヘルスIT技術は米国の公共に巨大な利益をもたらし，その利益には医療過誤の防止，医療の質の向上，コスト削減，消費の増加があるとしている点です。

そのため，米国は増大するヘルスIT，ヘルスソフトウェアに対してリスクベースアプローチを採り，医療機器ソフトウェアと同等の規制を要求せず，リスクが低いアプリケーションソフトウェアに関しては，規制しない，もしくは規制を猶予する措置を採っています。図2-17の"Administrative Functionality"(業務管理上の機能)にカテゴライズされる健康情報やデータの変換，データの取り出し，書類アクセス，診療結果への電子的なアクセス，診療診断支援，医療管理，オーダエントリの提供，ナレッジマネジメント，患者の特定やマッチングなどの健康管理機能によって，米国FDAは，「ヘルスIT社会全体が享受する効用を考えると，これらのソフトウェアが本来持っている安全リスクは概して低い」と考えています。FDASIA Health ITレポートによると，米国連邦政府の機関(FDA，FCC，AHRQなど)やヘルスITの利害関係者ら(ヘルスITソフトウェア製造業者やインフラ提供業者等)がかかわる形で，医療IT全米調整官室(The Office of the National Coordinator for Health Information Technology：ONC)がヘルスITセーフティセンターを創設し，患者安全のゴールと，問題解決に向けた取り組み，およびベストプラクティスを含むヘルスITの安全教

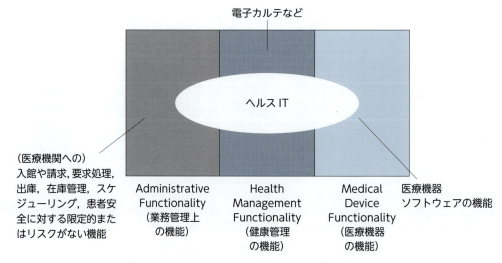

図2-17 ヘルスITの分類 (FDASIA Health IT Reportより引用)

2.3 米国のヘルスITに対するリスクベースアプローチ　41

育の提供を実現しようとしています。

> 全米に広がるヘルスIT技術は米国の公共に巨大利益をもたらす。その利益には医療過誤の防止，医療の質の向上，コスト削減，消費の増加を含む。しかしながら，ヘルスITが適切に設計されず，開発されず，実装されず，使用されなければ，患者にリスクをもたらす。

という考え方のもと，ヘルスITに関する問題の解決にリスクベースアプローチが応用できるとしています。

## Point 2-3

### ヘルスソフトウェア開発ガイドライン

　日本では，医療用ソフトウェア市場が拡大する中で，医療や健康にかかるソフトウェアについて，産業振興と最適な制度設計の方向性を検討するため，経済産業省が厚生労働省や産業界の代表を含めて平成24年度より2年間にわたり「医療用ソフトウェアに関する研究会」を開催し，検討を進めてきました。平成25年度の研究会では，研究会の配下に医療関連目的のソフトウェアの開発に関する基本的な考え方を開発ガイドラインとしてまとめるワーキンググループが組織され，「ヘルスソフトウェア開発に関する基本的考え方　開発ガイドライン2014（手引き）」が策定されました。

　「医療用ソフトウェアに関する研究会」，および，配下のワーキンググループにメンバとして参加していた医療系の3工業会（一般社団法人 電子情報技術産業協会〔JEITA〕，一般社団法人 日本画像医療システム工業会〔JIRA〕，一般社団法人 保健医療福祉情報システム工業会〔JAHIS〕）は，研究会での議論の結果と「ヘルスソフトウェア開発に関する基本的考え方 開発ガイドライン2014（手引き）」を踏まえて，産業界が考えるヘルスソフトウェア開発に必要な要求事項として，ヘルスソフトウェア開発ガイドラインを策定し，同時に本ガイドラインを適用して利用者に

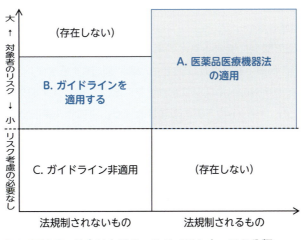

Point図2-3　**日本におけるヘルスソフトウェアの分類**

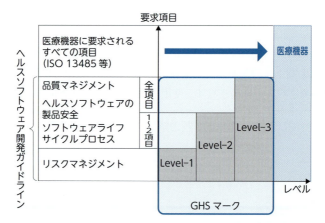

Point図2-4 GHS開発ガイドライン適合レベルと要求事項の関係

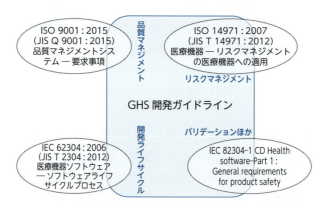

Point図2-5 GHS開発ガイドラインと参照する国際規格との関係

優良なヘルスソフトウェアが提供できるようになるよう，ヘルスソフトウェアの開発者をサポートする協議会を2014年8月1日に立ち上げました。

「ヘルスソフトウェア開発に関する基本的考え方 開発ガイドライン2014（手引き）」では，「医薬品，医療機器等の品質，有効性及び安全性の確保等に関する法律」（通称：医薬品医療機器法，旧称：薬事法）の適用外のヘルスソフトウェアにおいても，ソフトウェアの品質マネジメントやリスクマネジメント，ソフトウェアのライフサイクルプロセス等について，手引きにもとづいて作成されたガイドラインに適合することが望ましいとしています（Point図2-3）。

「ヘルスソフトウェア開発ガイドライン（GHS開発ガイドライン）」は，一般社団法人 ヘルスソフトウェア推進協議会（GHS）のWEBサイト（http://good-hs.jp/）上で公開されており，GHSで規定したLevel 1，2，3の条件を満たした形で，ガイドライン適合について自己宣言する仕組みになっています（Point図2-4）。

GHS開発ガイドラインは，品質マネジメントとしてISO 9001を，リスクマネジメントとして

ISO 14971を，ソフトウェアライフサイクルプロセスとしてIEC 62304を，ヘルスソフトウェアの製品安全としてIEC 82304-1を参照しています（Point図2-5）。

　規制対象外のヘルスソフトウェアをターゲットにしていることから，それぞれの規格について最も重要な部分を抽出した形になっており，なかでもISO 14971のリスクマネジメントに関しては，「GHSで自己宣言するすべてのレベルに必要な要求」としています。

　詳しくはGHSのWEBサイトを参照してください。

# 第3章

## IEC 62304で使われる用語の解説

ここでは IEC 62304 で用いる用語と定義について補足説明をします。

### アクティビティ（ACTIVITY）

一組以上の相互関係又は相互作用のあるタスク。

**解説** プロセスの中で実行する活動がアクティビティであり，アクティビティの中で実行する個々の作業がタスクとなります。

たとえば，「5　ソフトウェア開発プロセス」の中で，「5.3　ソフトウェアアーキテクチャの設計」がアクティビティであり，「5.3.6　ソフトウェアのアーキテクチャの検証」に規定されている要求事項がタスクとなります（図3-1参照）。

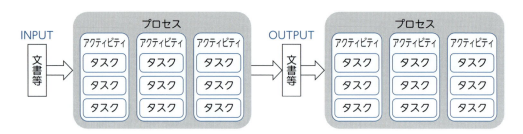

図3-1　プロセス・アクティビティ・タスクの関係

### 異常（ANOMALY）

要求仕様書，設計文書，規格など，又は既存の認識若しくは経験に基づいて予想した結果を逸脱する状態。異常は，医療機器ソフトウェア又は該当する文書のレビュー，試験，分析，コンパイル又は使用中に発見されることがあるが，これには限定しない。

（IEEE 1044 : 1993，定義3.1参照）

**解説** 異常（ANOMALY）は明らかに故障や不具合（failure）であるとは断定できないものも含み，予想した結果とは異なる状態をいいます。ソフトウェアの動作がテストの予想結果から逸脱している場合は異常（ANOMALY）ですが，明らかな不具合かどうかについては調査をしてみないとわかりません。ソフトウェア開発においては，設計段階でこのような異常（ANOMALY）が見つかることはよくありますので，異常（ANOMALY）が見つかったら，問題解決プロセスを実施して不具合であるかどうかを確認します。

### アーキテクチャ（ARCHITECTURE）

システム又はコンポーネントの構造。

（IEEE 610.12 : 1990参照）

**解説** アーキテクチャはソフトウェアシステムにおけるコンポーネント（ソフトウェアアイテム）間の相互関係を表したもので，その構造によってはソフトウェアアイテムの再利用性や，テストのしやすさが大幅に変わります。

ソフトウェアアーキテクチャを表す方法は設計手法によっても異なりますが，UML（Unified Modeling Language）で表す場合には，クラス図，コンポーネント図，パッケージ図などで示します。図3-2にあるように，ソフトウェアアイテム同士が十分に分離していない低凝集かつ密結合のソフトウェアシステムのアーキテクチャではソフトウェアの変更に伴う不具合発生のリスクが大きく，ソフトウェアアイテムが十分に分離されており，高凝集かつ疎結合のソフトウェアアーキテクチャでは，ソフトウェアの変更によるリスクが小さいといえます。

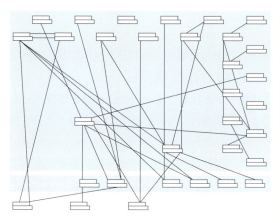
(a) 十分に分離されていないソフトウェアシステム
　　（低凝集かつ密結合）
　　　　⇓
　　変更によるリスク大

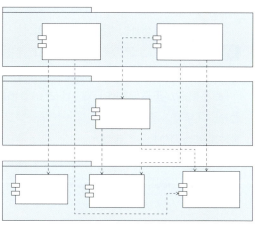
(b) 分離されているソフトウェアシステム
　　（高凝集かつ疎結合）
　　　　⇓
　　変更によるリスク小

図3-2　アーキテクチャの違い

### 変更要求（CHANGE REQUEST）
医療機器ソフトウェアに対する変更内容を文書化した仕様。

**解説**　ソフトウェアは変更容易性の特徴を持つため，ソフトウェア開発計画において定めた時点以降の変更については，文書化した仕様として変更要求（CHANGE REQUEST）を作成することが求められます。変更要求は，変更管理ツールなどを使用して管理することも可能です。

### 構成アイテム（CONFIGURATION ITEM）
決められた時点で一意に特定できる"もの（entity）"。
（JIS X 0160：2012，定義4.7参照）

**解説**　ソフトウェアの構成管理では，たとえば，すべてのテスト項目にパスしたときのソースコード群など，ある時点（ベースライン）における構成アイテムの集合を特定することが重要になります。

### 成果物（DELIVERABLE）
アクティビティ又はタスクの要求される結果又はアウトプット（文書を含む。）。

### 評価(EVALUATION)

対象とする"もの(entity)"が,規定した基準に達していることを系統的に決定すること。
(JIS X 0160:2012,定義4.12参照)

### 危害(HARM)

人の受ける身体的傷害若しくは健康障害,又は財産若しくは環境の受ける害。
(JIS T 14971:2012,定義2.2参照)

### ハザード(HAZARD)

危害の潜在的な源。
(JIS T 14971:2012,定義2.3参照)

**解説** ソフトウェアの不具合が原因で発生する危害があった場合,ハザードを何にするのかが難しくIEC 62304や関連する規格の中でも明確な回答は示されていません。

「ある機能が正常に動作しない」という事象はハザードとなりうるものの,一連の事象であるともいえます。その場合のハザードは,ソフトウェア技術者のスキル不足やソフトウェアの不完全性になるのかもしれません。

大事なのは,ソフトウェアに起因する危害を想定する際には,ハザードや一連の事象の区別にこだわらず,原因となる要因と有効なリスクコントロール手段が何になるかに焦点をしぼることです。

### 製造業者(MANUFACTURER)

医療機器の市場出荷又は使用開始の前に,医療機器の設計,製造,こん(梱)包若しくはラベリング又はシステムの組合せ若しくは変更に責任を負う個人又は法人。その業務をその個人若しくは法人又は代理を受けた第三者が行うか否かを問わない。
(JIS T 14971:2012,定義2.8参照)

**解説** 国や地域の法規制で,医療機器の製造業者を定義している場合があるので,その点に注意します。

### 医療機器(MEDICAL DEVICE)

あらゆる計器,器械,用具,機械,器具,埋め込み用具,体外診断薬,検定物質,ソフトウェア,材料又はその他の同類のもの若しくは関連する物質(article)であって,単独使用か組合せ使用かを問わず,製造業者が人体への使用を意図し,その使用目的が次の一つ以上であり,

- 疾病の診断,予防,監視,治療又は緩和
- 負傷の診断,監視,治療,緩和又は補助
- 解剖学的又は生理学的なプロセスの検査,代替,又は修復
- 生命支援又は維持
- 受胎調整
- 医療機器の殺菌
- 人体から採取される標本の体外試験法による医療目的のための情報提供

薬学，免疫学，又は新陳代謝の手段によって体内又は体表において意図したその主機能を達成することはないが，それらの手段によって機能の実現を補助するものである。
（JIS Q 13485：2005，定義3.7参照）

#### 医療機器ソフトウェア（MEDICAL DEVICE SOFTWARE）
医療機器に組み込むことを目的として開発した，又は医療機器として使用することを意図したソフトウェアシステム。

**解説** 医療機器ソフトウェアはそれ自体が医療機器となる医療機器ソフトウェア製品（SaMD：Software as a Medical Device，本書の10.2節参照〔194ページ〕）を含みます。

#### 問題報告（PROBLEM REPORT）
ユーザ又はその他の関係者が，安全でない，意図する使用に対して不適切である又は仕様に反すると判断した，医療機器ソフトウェアの実際の又は潜在的な動作の記録。

**解説** IEC 62304はすべての問題報告に対して，医療機器ソフトウェアの変更を求めてはいません。誤解，エラーまたは軽微な事象としての問題報告を処置の対象としなくてもよいとしています。

なお，問題報告はリリースした医療機器ソフトウェアまたは開発中の医療機器に適用し，リリースした製品についての問題報告が法的な対応処置が必要であった場合のために，製造業者が問題報告について別途方針決定を行うことを箇条6で要求しています。

#### プロセス（PROCESS）
インプットをアウトプットに変換する，相互に関連する又は相互に作用する一連のアクティビティ。
（JIS Q 9000：2006，定義3.4.1参照）

**解説** 図3-1（46ページ）を参照してください。IEC 62304では，プロセスはインプットからアウトプットに変換するアクティビティの集まりであると定義されていますが，システムが所有する資源を利用するだけのアクティビティもプロセスに含まれます。

#### 回帰テスト（REGRESSION TESTING）
システムコンポーネントの変更が，機能性，信頼性，性能に悪影響を与えないこと，及び更なる欠陥を招かないことを判定するために要求される試験。
（ISO/IEC 90003：2004，定義3.11参照）

**解説** 回帰テストはソフトウェアの変更，特に市販後のソフトウェアの変更に際して，その変更がソフトウェアシステムの機能性，信頼性，性能に悪影響を与え，それまで動作していた機能・性能がデグレードしていないことを確認するために実施するテストです。

回帰テストの範囲，規模は，変更の範囲，規模とアーキテクチャによって変わります。

#### リスク（RISK）
危害の発生確率とその危害の重大さとの組合せ。
（JIS T 14971：2012，定義2.16参照）

**解説** リスクは，ISO 9001：2015でリスクの定義が「期待される結果に対する，不確かさの

影響」と拡張されましたが，医療機器の品質マネジメント規格であるISO 13485：2016では，リスクは「危害の発生確率とその危害の重大さの組合せ」になっており，危害の定義も「人の受ける身体的傷害若しくは健康障害，又は財産若しくは環境の受ける害」と変わっていません。

ISO 14971：2007やIEC 62304 Amd 1：2014も，ISO 13485：2016と同じ定義です。

### リスク分析（RISK ANALYSIS）

利用可能な情報を体系的に用いてハザードを特定し，リスクを推定すること。

（JIS T 14971：2012，定義2.17参照）

### リスクコントロール（RISK CONTROL）

規定したレベルまでリスクを低減するか又はそのレベルでリスクを維持するという決定に到達し，かつ，そのための手段を実施するプロセス。

（JIS T 14971：2012，定義2.19参照）

### リスクマネジメント（RISK MANAGEMENT）

リスクの分析，評価及びコントロールに対して，管理方針，手順及び実施を体系的に適用すること。

（JIS T 14971：2012，定義2.22参照）

### リスクマネジメントファイル（RISK MANAGEMENT FILE）

リスクマネジメントによって作成した記録及び他の文書のまとまり。

（JIS T 14971：2012，定義2.23参照）

**解説** 医療機器製造業者はリスクマネジメントファイルを物理的なファイルだけでなく，リスクマネジメントによって作成した記録の一覧（電子的な方法も含む）を使用して示すこともできます。

### 安全（SAFETY）

受容できないリスクがないこと。

（JIS T 14971：2012，定義2.24参照）

**解説** 本書の2.2節（30ページ）を参照してください。

### セキュリティ（SECURITY）

権限を与えられていない者又はシステムが読み込んだり変更できないように，かつ，権限を与えられている者又はシステムがアクセスを拒否されないように，情報及びデータを保護すること。

（JIS X 0160：2012，定義4.39参照）

### 重傷（SERIOUS INJURY）

次の結果を引き起こすけが又は病気。

a）生命の危険
b）身体機能又は身体構造の永久的障害
c）身体機能又は身体構造の永久的障害を防止するために，内科的又は外科的処置を必要とする障害

> **解説** 重傷の定義はソフトウェア安全クラスCを判定する際に使用します。また，"永久的障害"とは，「軽微な障害又は損害を除く，身体構造又は機能の不可逆性の障害若しくは損害」を意味します。

## ソフトウェア開発ライフサイクルモデル
## (SOFTWARE DEVELOPMENT LIFE CYCLE MODEL)

ソフトウェア要求事項の定義からリリースまでの，ソフトウェアのライフサイクルに関わる次のような概念上の構造。

- 医療機器ソフトウェアの開発に関与している，プロセス，アクティビティ及びタスクを明確にする。
- アクティビティとタスクとの間のシーケンス及び依存性を表す。
- 規定した成果物の完全性を検証するマイルストーンを明確にする。

## ソフトウェアアイテム (SOFTWARE ITEM)

コンピュータプログラムの識別可能な部分（ソースコード，オブジェクトコード，制御コード，制御データ又はこれらのアイテムの集まり）。

> **解説** IEC 62304ではソフトウェアの構造について，最上位のレベルをソフトウェアシステム，最下位のレベルをそれ以上分解できないソフトウェアユニットとし，最上位および最下位レベルを含む構成のすべてのレベルをソフトウェアアイテムとしています。
>
> ソフトウェアシステムは，1つ以上のソフトウェアアイテムで構成され，各ソフトウェアアイテムは，1つ以上のソフトウェアユニット，または分割可能なソフトウェアアイテムで構成されます。
>
> このため，ソフトウェアアイテムの規模は非常に大きい場合も小さい場合もあり，製造業者にはソフトウェアアイテムおよびソフトウェアユニットの粒度（granularity）を提示する責任が課せられています。

## ソフトウェアシステム (SOFTWARE SYSTEM)

特定の機能又は特定の機能群を達成するために組む，複数のソフトウェアアイテムを結合した集合体。

## ソフトウェアユニット (SOFTWARE UNIT)

他のアイテムに分割できないソフトウェアアイテム。

> **解説** ソフトウェアユニットの粒度は，IEC 62304の中で明確に定義されていないため，多種多様な開発方法およびタイプによって製造業者が定義することができます。

## SOUP

開発過程が不明なソフトウェア（software of unknown provenance, SOUP）。

既に開発されていて一般に利用できるが，医療機器に組み込むことを目的に開発したものではないソフトウェアアイテム["OTSソフトウェア（off-the-shelf：既製品）"として知られているソフトウェア]又は以前開発されたソフトウェアアイテムでその開発プロセスについての十分な記録が利用できないもの。

**解説** 医療機器ソフトウェアシステム全体をSOUPであると主張することはできません。

### システム（SYSTEM）

一つ以上のプロセス，ハードウェア，ソフトウェア，設備及び人を統合化して，規定のニーズ又は目的を満たす能力を提供するまとまり。

### タスク（TASK）

行う必要がある一つの作業。

### トレーサビリティ（TRACEABILITY）

開発プロセスの二つ以上の成果物間の関係を明らかにできる程度。

（IEEE 610.12：1990参照）

**解説** トレーサビリティとは，たとえばIEC 62304の中ではシステム要求事項，ソフトウェア要求事項，ソフトウェアシステム試験，およびソフトウェアに実装するリスクコントロール手段との関連を示すことを指します。

### 検証（VERIFICATION）

客観的証拠を提示することによって，規定要求事項が満たされていることを確認すること。

（JIS Q 9000：2006，定義3.8.4参照）

**解説** 「検証済み」という用語は，検証が済んでいる状態を示すために用いられます。

また，設計および開発における「検証」とは，あるアクティビティに対して定義した規定要求事項に適合しているかを確定するために，そのアクティビティの結果を詳細に確認する行為です。

### バージョン（VERSION）

ある構成アイテムの識別された実例。

（JIS X 0160：2012，定義4.56参照）

**解説** 医療機器ソフトウェアのバージョンの変更を行って新しいバージョンとする場合は，ソフトウェア構成管理を実施する必要があります。

### 危険状態（HAZARDOUS SITUATION）

人，財産又は環境が，一つ又は複数のハザードにさらされる状況。

（JIS T 14971：2012，定義2.4参照）

### レガシーソフトウェア（LEGACY SOFTWARE）

法規制に適合して市場に出荷され，現在も市販されているが，この規格の現行版に適合して開発されたという客観的な証拠が不十分な医療機器ソフトウェア。

### リリース（RELEASE）

特定の目的のために用意された構成アイテムの特定のバージョン。

（JIS X 0160：2012，定義4.35参照）

### 残留リスク（RESIDUAL RISK）

リスクコントロール手段を講じた後にも残るリスク。

（JIS T 14971：2012，定義2.15参照）

**解説** 本定義はISO/IEC Guide 51：1999，定義3.9にもとづいています。

ISO/IEC Guide 51：1999，定義3.9では，「リスクコントロール手段」ではなく「防護手段」という用語を用いています。しかしこの規格では，同規格6.2節に規定するとおり，「防護手段」はリスクをコントロールするための選択肢の1つです。

### リスク推定（RISK ESTIMATION）

危害の発生確率とその危害の重大さに対して，重み付けをするために用いるプロセス。

（JIS T 14971：2012，定義2.20参照）

### リスク評価（RISK EVALUATION）

判断基準に照らして，推定したリスクが受容できるかを判断するプロセス。

（JIS T 14971：2012，定義2.21参照）

# 第4章

## IEC 62304の一般要求事項

IEC 62304では箇条「5　ソフトウェア開発プロセスの要求」の前に，「品質マネジメントシステム」および「リスクマネジメント」を箇条「4　一般要求事項」の中で求めています（細分箇条「4.1　品質マネジメント」，細分箇条「4.2　リスクマネジメント」）。

IEC 62304の附属書Bでは，いずれのソフトウェアについても100％の安全を保証する既知の方法はなく医療機器ソフトウェアの安全性を向上させる次の3つの大原則が存在するとしています。

①　リスクマネジメント
②　品質マネジメント
③　ソフトウェアエンジニアリング

さらに，安全な医療機器ソフトウェアの開発および保守には適切なソフトウェアエンジニアリングの方法および技術を適用する総合的フレームワークとして，品質マネジメントシステムに不可欠なリスクマネジメントを確立する必要があり，上記3つのコンセプトを組み合わせれば，医療機器の製造業者の意思決定プロセスが明確な体系をとり，首尾一貫した再現性のあるものとなり，医療機器ソフトウェアの安全性が促進されると説明されています。

箇条「4　一般要求事項」にあげられた4つの細分箇条はIEC 62304に適合する上で規格全体に関係する要求です。

4.1　品質マネジメントシステム
4.2　リスクマネジメント
4.3　ソフトウェア安全クラス分類
4.4　レガシーソフトウェア

「4.1　品質マネジメントシステム」：

「4.1　品質マネジメントシステム」では，「医療機器ソフトウェアの製造業者は，顧客要求事項及び該当する規制要求事項に適合する医療機器ソフトウェアを提供する能力があることを実証する」ことが求められており，この能力は次のいずれかに適合する品質マネジメントシステムを使用して実証できるとされています。

- JIS Q 13485（ISO 13485）
- 医療機器及び体外診断用医薬品の製造管理及び品質管理の基準に関する省令（IEC 62304原文の表記：a national quality management system standard or a quality management system required by national regulation）

日本においては，「医療機器及び体外診断用医薬品の製造管理及び品質管理の基準に関する省令」（平成16年　厚生労働省令第169号，最終改正：平成26年　厚生労働省令第128号，略称：QMS省令）は，ISO 13485（JIS Q 13485）に準拠しており，IEC 62304に適合するためには実質的にISO 13485への適合も必要となります[※1]。

「4.2　リスクマネジメント」：

　また，「4.2　リスクマネジメント」では，「製造業者はJIS T 14971（ISO 14971）に規定したリスクマネジメントプロセスを適用する」ことが求められています。これはISO 14971（医療機器 ― リスクマネジメントの医療機器への適用）がIEC 62304の中で引用規格（Normative reference）となっていることを意味します。"引用規格（Normative reference）"とは，「したがわなければいけない参照規格」であり，参考とする規格（Informative reference）とは異なります。したがって，IEC 62304に適合するということは，ISO 14971にも適合する必要があるということです。

「4.3　ソフトウェア安全クラス分類」：

　「4.3　ソフトウェア安全クラス分類」は，ソフトウェアシステムが起因となって患者，操作者またはその他の人にもたらす危害のリスクに応じて，ソフトウェアシステムをソフトウェア安全クラスに分類する重要な概念であり，IEC 62304 Amd 1の改定で，その考え方が一部変更になっています。詳しくは本書の4.3節で説明します。

「4.4　レガシーソフトウェア」：

　「4.4　レガシーソフトウェア」は，IEC 62304 Amd 1の改定で追加になった概念で，詳しくは本書の4.4節で説明します。

---

※1：QMS省令には，一部ISO 13485にはない，追加の要件が含まれています。

## 4.1 品質マネジメントシステム（ISO 13485）

### 4.1.1 ISO 13485とIEC 62304の関係

ISO 13485：2003（医療機器 ― 品質マネジメントシステム ― 規制目的のための要求事項，JIS Q 13485：2005）は，ISO 9001：2000（品質マネジメントシステムの国際規格）から派生した規格であり，医療機器の開発および提供に対して，組織が使うことができる品質マネジメントシステムの要求事項を規定しています。また，この規格は，「顧客要求事項および規制要求事項を満たす組織の能力を，組織自身が内部で評価するためにも，審査登録機関を含む外部機関が評価するためにも使用することができる」とあることからISO 13485の要求事項は医療機器製造販売業者を対象にした実質的な規制要件です。

ISO 13485はISO 9001の派生規格であるものの，医療機器の開発や保守における規定目的の要求事項を規定しているため，ISO 9001の要求事項から離れ，固有の要求事項として強化されている部分が多くあります。ISO 13485の要求事項はISO 9001に対して一部要求事項が追加，削除され，各要求事項は規制のために厳格化されていると考えるとよいでしょう。

なお，ISO 9001はISO 9001：2015が，ISO 13485はISO 13485：2016が発行されました。

図4-1にISO 13485の系譜とISO 9001，QMS省令との関係を示します。ISO 9001：2015ではリスクの概念が拡張され，ISO 13485で扱うリスクよりも範囲の広い概念となっています（リスクの定義はISO 13485：2015では危害の発生確率とその重大さの組合せであるのに対し，ISO 9001：2015では不確かさの影響となっている）。

ISO 9001：2015では組織戦略に関連した内外の課題を品質マネジメントシステムで解決する考

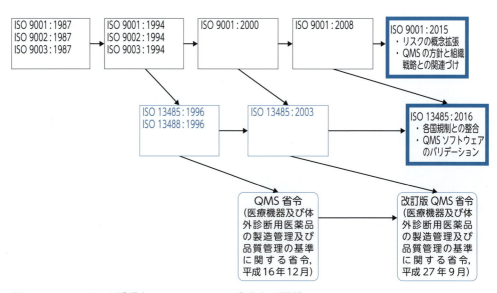

図4-1 ISO 13485の系譜とISO 9001，QMS省令との関係

え方にシフトした一方で，ISO 13485 : 2016では，医療機器の各国規制との整合や，医療機器に特化した品質マネジメントの要求が追加され，ISO 9001との差が大きくなっています。

表4-1にISO 13485 : 2016の目次を，図4-2に概念図を示します。

医療機器製造業者はISO 13485が示す品質マネジメントシステムを組織内に構築し，品質方針，品質目標を掲げた上で，品質マニュアルを策定し，規制要求事項を取り込みながら品質マネジメントの手順を文書化する必要があります。

また，製品実現の工程では，品質マネジメントシステムのプロセスと整合をとりながら，製品実現に必要な設計・開発のプロセスを計画します。

設計・開発の計画の中で，設計・開発のプロセスを定義し，各プロセスで必要なレビュー，検証，バリデーション，設計移管の活動，責任と権限，トレーサビリティをとる方法，力量を含む必要な資源の明確化を行います。

ここで，設計のインプットには意図する使用に対応する機能，性能，ユーザビリティおよび安全上の要求事項や，規制要求事項，リスクマネジメントからのアウトプット等を含めることが求められています。

また，設計のアウトプットは，設計・開発のインプットと対比して検証に適した様式とすることが求められます。さらに，次の段階に進む前に承認を受けなければいけません。

医療機器ソフトウェアの設計・開発のプロセスを計画する際には具体的にはIEC 62304を参照することになります。なお，IEC 62304では製品のバリデーションは範囲に含まれていませんが，ISO 13485では「7.3.7　設計・開発のバリデーション」の要求があります。医療機器製造業者は，結果として得られる製品が，規定した適用または意図する使用への要求事項を満たす能力があることを確実にするために，計画し文書化した取り決めにしたがって，設計・開発のバリデーションを実施します。

図4-3にISO 13485箇条「7　製品実現の範囲」と，IEC 62304の範囲の違いを示します。IEC 62304には顧客ニーズを分析して医療機器としての要求事項を作成するプロセスや，設計・開発のバリデーションのプロセスは含まれていませんが，ISO 13485の要求には含まれています。また，図4-3にはハードウェアに関する設計・開発のプロセスは示されていませんが，ISO 13485の要求としてハードウェアを含む医療機器の品質マネジメントシステムとしてのプロセス定義と実践が求められます。したがって，ISO 13485で求められる品質マネジメントシステムとIEC 62304で求められるソフトウェア開発ライフサイクルプロセスをどのように融合させるのかについて考えておく必要があります。

なお，ISO 13485の要求内容は，根底ではIEC 62304と共通点があるものの，要求の抽象度が高いため，組織が具体的に実践するためには活動を具体化した手順が必要になります。この手順を作成する際にIEC 62304の要求事項の実現手順との整合をとるとよいでしょう。

表4-1　ISO 13485：2016の目次

| 1. | 適用範囲 |
|---|---|
| 2. | 引用規格 |
| 3. | 用語及び定義 |
| 4. | 品質マネジメントシステム |
| 4.1 | 一般要求事項 |
| 4.2 | 文書化に関する要求事項 |
| 5. | 経営者の責任 |
| 5.1 | 経営者のコミットメント |
| 5.2 | 顧客重視 |
| 5.3 | 品質方針 |
| 5.4 | 計画 |
| 5.5 | 責任，権限及びコミュニケーション |
| 5.6 | マネジメントレビュー |
| 6. | 資源の運用管理 |
| 6.1 | 資源の提供 |
| 6.2 | 人的資源 |
| 6.3 | インフラストラクチャ |
| 6.4 | 作業環境及び汚染管理 |
| 7. | 製品実現 |
| 7.1 | 製品実現の計画 |
| 7.2 | 顧客関連のプロセス |
| 7.3 | 設計・開発 |
| 7.4 | 購買 |
| 7.5 | 製造及びサービスの提供 |
| 7.6 | 監視機器及び測定機器の管理 |
| 8. | 測定，分析及び改善 |
| 8.1 | 一般 |
| 8.2 | 監視及び測定 |
| 8.3 | 不適合製品の管理 |
| 8.4 | データの分析 |
| 8.5 | 改善 |

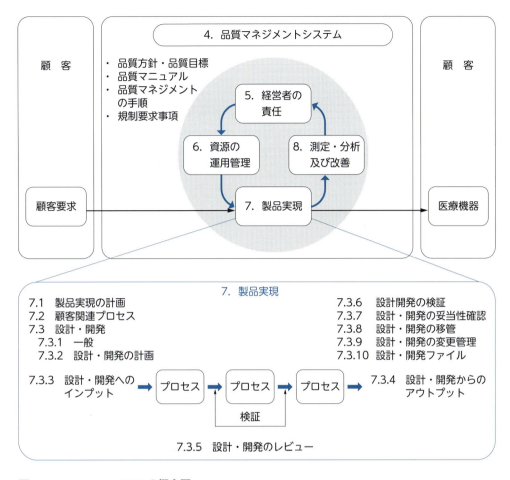

図4-2　ISO 13485：2016の概念図

## 4.1.2　ISO 13485：2016で追加になったソフトウェア開発に関係する要求

2016年に改定されたISO 13485で，ソフトウェア開発に関係の深い変更点としては，
- 規制要求事項への言及の強化
- アウトソースする際のサプライヤ管理の強化
- 品質マネジメントシステムに用いるコンピュータソフトウェアのバリデーションの要求
- 製品の安全性・有効性を達成するために必要な力量の明確化
- 製品実現計画においてソフトウェアライフサイクルとしてIEC 62304を参照
- ユーザビリティに関する要求の強化

などがあります（表4-2参照）。

特に，「品質マネジメントシステムに用いるコンピュータソフトウェアのバリデーションの要求」ではソフトウェア開発に使用する多くのコンピュータソフトウェアが対象になる可能性があるため，注意が必要です（Point 4-1参照）。

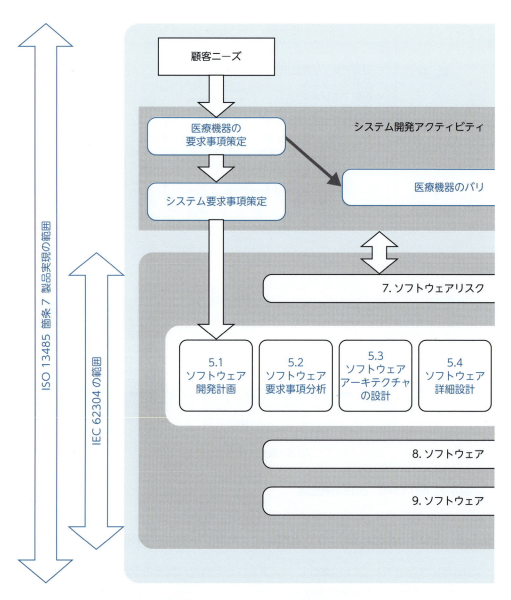

図4-3 ISO 13485箇条「7 製品実現」とIEC 62304の範囲の違い

4.1 品質マネジメントシステム（ISO 13485） 63

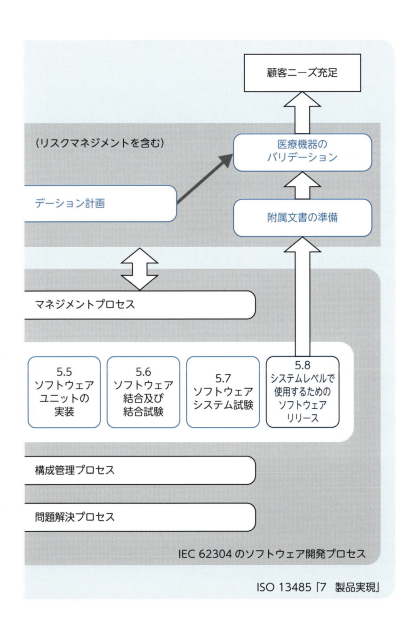

表4-2 ISO 13485：2016で追加になったソフトウェア開発に関係する主な要求

| 箇条 | ISO 13485：2016の目次 | ソフトウェアに関係のあるISO 13485：2016の変更点 | 注意点 |
|---|---|---|---|
| 4.1 | 一般要求事項 | 4.1.4：この規格の要求事項に加え，適用する規制要求事項にしたがって運営管理することが追加された。 | 規制要求事項への対応が明示された。 |
| | | 4.1.5：アウトソースするプロセスについて管理の性質は，関連するリスクおよび外部パーティの要求事項に合致する能力に見合ったものとするようになった。 | 書面での品質契約が必要。 |
| | | 4.1.6：品質マネジメントシステムで用いるコンピュータソフトウェアのバリデーションに関する要求事項が追加された。 | 医療機器製品に搭載されるソフトウェアではなく，品質マネジメントシステムに使用するソフトウェアが対象。ソフトウェアのバリデーションおよび再バリデーション活動に関する特定のアプローチおよび活動は，ソフトウェアの使用に伴うリスクに見合ったものとするとされている。 |
| 6.2 | 人的資源 | 6.2.2：力量，認識および教育・訓練にて，力量，認識および教育訓練のプロセスの要求事項を文書化することが求められるようになった。また，製品の安全性または有効性に影響する業務を行う要員に必要な力量の明確化が求められた。 | |
| 7.2 | 顧客関連のプロセス | 7.2.1：製品に関連する要求事項の明確化にて，「d）安全で有効な使用を保証するために必要な全てのユーザトレーニング」が追加となった。 | ユーザビリティに関する要求が強化された。 |

## Point 4-1

### 品質マネジメントシステムに用いるコンピュータソフトウェアのバリデーション

ISO 13485：2003では「7.5.2 製造及びサービス提供に関するプロセスの妥当性確認」の要求の中で，次のように製品の能力に影響を与える製造およびサービス提供のためのコンピュータソフトウェアについて，バリデーションを求めていました。

> 組織は，規定要求事項を満たすための製品の能力に影響を与える製造及びサービス提供のためのコンピュータソフトウェア（及びそのようなソフトウェアの変更又はその応用に対する変更）の妥当性確認に対する"文書化された手順"を確立する。そのようなソフトウェアの応用は，最初の使用に先立って妥当性確認を行う。

一方，ISO 13485：2016では，一般要求の細分箇条4.1.6にて，品質マネジメントシステムで用いるコンピュータソフトウェアのバリデーションに関する要求事項が追加されています。

> 4.1.6 組織は，製造及びサービスの提供を含む品質マネジメントシステムで使用するコンピュータソフトウェアの適用のバリデーションの手順を文書化する。このようなソフトウェアの適用は，初回の使用前及びソフトウェア及び，適切な場合，その適用に対するあらゆる変更後に，意図した使用に対し，バリデーションをする。
> ソフトウェアのバリデーション及び再バリデーション活動に関する特定のアプローチ及び活動は，ソフトウェアの使用に伴うリスクに見合ったものとする。
> この活動の記録は維持する。

これはもともと「製造及びサービス提供に関するプロセスの妥当性確認」(ISO 13485：2016では7.5.6)にあった，製品の能力に影響を与える製造及びサービス提供のためのコンピュータソフトウェアに対するバリデーションを，品質マネジメントシステムで使用するコンピュータソフトウェアのバリデーションに要求の範囲を拡張したものです。

これによって，たとえば，医療機器ソフトウェアの開発に使用するコンパイラや，統合開発環境，設計開発，構成管理，変更管理に使用するツール，また，製造現場で使用する生産用のソフトウェア，品質管理のソフトウェア，設計や生産に関する文書管理ソフトウェア，顧客からの苦情を取り扱うソフトウェアなども対象になりました。

その方法については，「ソフトウェアの使用に伴うリスクに見合ったものとする」となっているため，リスクの判定とバリデーションの方法について手順を作成し，実施管理する必要があります。

## 4.2 リスクマネジメント（ISO 14971）

### 4.2.1 ISO 14971の要求事項

　医療機器のリスクマネジメントの国際規格であるISO 14971（医療機器 ― リスクマネジメントの医療機器への適用）は，1998年に発行されたISO 14971-1（医療機器 ― リスクマネジメント ― 第1部：リスク分析の適用）を独立した1つの規格として再構成し，2000年に第1版が策定されました。その後，リスクマネジメント適用のための指針を追加するなどして第2版が2007年に改定されています（図4-4参照）。

　規制機関においても，医療機器にリスクマネジメントを適用することが望ましいという認識が高まってきており，IEC 60601-1（医用電気機器 ― 第1部：基礎安全及び基本性能に関する一般要求事項）第3版の改定でリスクマネジメントの要求が各所に取り入れられています。

　図4-5にISO 14971が示すリスクマネジメントプロセスの流れを，表4-3にISO 14971の目次を示します。ISO 14971は，製造業者が体外診断用医療機器を含む医療機器に関するハザードを特定し，リスクの推定および評価を行い，これらのリスクをコントロールし，そのコントロールの有効性を監視する手順について規定しています。ただし，この規格では受容可能なリスクレベルを規定していません。

　安全を確保するためには，想定されるリスクについて受容可能性を確認する必要がありますが，いずれの規格の中でも受容可能なリスクレベルは明示されていません。それは，安全が相対的な概念であり，絶対的な安全を定義することはできず，リスクが許容可能かどうかは「使用者の利便性」，「目的適合性」，「費用対効果」など諸要因のバランスで決定されるからです。

　したがって，リスクマネジメントプロセスの流れには終了がなく，製品のライフサイクルが終わるまで上市後の情報を取り入れながらリスクマネジメントは継続します。

　ISO 14971の目次をみればわかるように，この規格には参考となる附属書A〜Jまで添付されています。これは，医療機器のリスクマネジメントを実施するにあたり，医療現場に特有の環境，ハザード，危害，危険状態等を深く掘り下げる必要があり，リスクマネジメントの概念にさまざまな具体的なアプローチを知る必要があることを示しています。

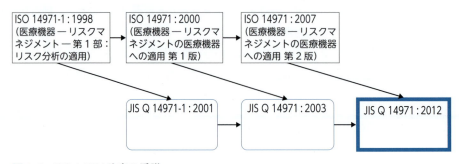

図4-4　ISO 14971改定の系譜

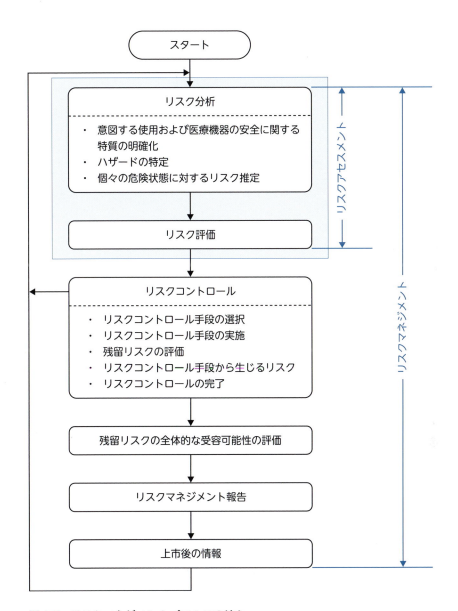

図4-5　リスクマネジメントプロセスの流れ

表4-3 ISO 14971 : 2007の目次

| 1 | 適用範囲 |
|---|---|
| 2 | 用語及び定義 |
| 3 | リスクマネジメントの一般要求事項 |
| 3.1 | リスクマネジメントプロセス |
| 3.2 | 経営者の責任 |
| 3.3 | 要員の資格認定 |
| 3.4 | リスクマネジメント計画 |
| 3.5 | リスクマネジメントファイル |
| 4 | リスク分析 |
| 4.1 | リスク分析プロセス |
| 4.2 | 意図する使用及び医療機器の安全に関する特質の明確化 |
| 4.3 | ハザードの特定 |
| 4.4 | 個々の危険状態に対するリスクの推定 |
| 5 | リスク評価 |
| 6 | リスクコントロール |
| 6.1 | リスクの低減 |
| 6.2 | リスクコントロール手段の選択 |
| 6.3 | リスクコントロール手段の実施 |
| 6.4 | 残留リスクの評価 |
| 6.5 | リスク／効用　分析 |
| 6.6 | リスクコントロール手段によって発生したリスク |
| 6.7 | リスクコントロールの完了 |
| 7 | 残留リスクの全体的な受容可能性の評価 |
| 8 | リスクマネジメント報告書 |
| 9 | 製造及び製造後情報 |
| 附属書A | （参考）指針及び根拠 |
| 附属書B | （参考）医療機器についてのリスクマネジメントプロセスの概要 |
| 附属書C | （参考）安全に影響する医療機器の特質を明確化するために使用できる質問事項 |
| 附属書D | （参考）医療機器に適用するリスクの概念 |
| 附属書E | （参考）ハザード，予見可能な一連の事象及び危険状態の例 |
| 附属書F | （参考）リスクマネジメント計画 |
| 附属書G | （参考）リスクマネジメント手法に関する情報 |
| 附属書H | （参考）体外診断用医療機器に関するリスクマネジメントの指針 |
| 附属書I | （参考）生物学的なハザードに関するリスク分析プロセスの指針 |
| 附属書J | （参考）安全に関する情報及び残留リスクについての情報 |

### 4.2.2 リスク評価の考え方

ISO 14971のリスク評価の考え方を理解するためによく引用されるハザード，一連の事象，危険状態の関係図式がISO 14971の附属書E「ハザード，予見可能な一連の事象及び危険状態の例」にあります（図4-6）。

ISO 14971は箇条4.3で，医療機器の正常状態，故障状態の両方について医療機器に関連する既知および予見可能なハザードの特定を，また，箇条4.4では，危険状態および危害の原因になると予見できる一連の事象の検討を要求しています。

一連の事象またはその他の周囲の状況によって危険状態が生じない限り，ハザードが危害に至ることはありません。図4-6では一連の事象によって危険状態が発生する確率を$P_1$で表しています。同様に，危険状態が危害に至る確率を$P_2$で表しています（用語の定義は表4-4を参照）。

ISO 14971のリスク評価の考え方を理解するために，電気ポットのお湯をこぼした時の例を図4-7に示します。この場合，ハザード（危害の潜在的な源）は電気ポット内のお湯（＝熱エネルギー）となります。そして一連の事象として電気ポットの蓋が開き，湯がこぼれると危険状態となります。しかし，湯がこぼれただけでは危害には至りません。こぼれた湯に触ることで火傷という危害に至ることになります。

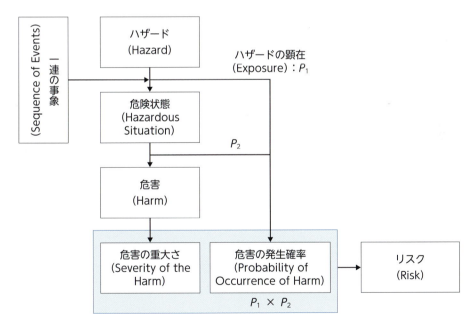

$P_1$：危険状態が発生する確率
$P_2$：危険状態が危害に結び付く確率

図4-6　ハザード，一連の事象，危険状態および危害の関係の図式
　　　（ISO 14971：2007，図E.1より引用）

表4-4 リスクマネジメントでよく使われる用語の定義（JIS T 14971：2012より）

| 用語（日本語） | 用語（英語） | 用語の定義 |
|---|---|---|
| 安全 | Safety | 受容できないリスクがないこと。 |
| リスク | Risk | 危害の発生確率とその危害の重大さとの組合せ。 |
| 危害 | Harm | 人の受ける身体的傷害若しくは健康被害，又は財産若しくは環境の受ける害。 |
| ハザード | Hazard | 危害の潜在的な源。 |
| 危険状態 | Hazardous Situation | 人，財産又は環境が，一つ又は複数のハザードにさらされる状況。 |
| 残留リスク | Residual Risk | リスクコントロール手段を講じた後にも残るリスク。 |
| リスク分析 | Risk Analysis | 利用可能な情報を体系的に用いてハザードを特定し，リスクを推定すること。 |
| リスク評価 | Risk Evaluation | 判断基準に照らして推定したリスクが受容できるかを判断するプロセス。 |
| リスクアセスメント | Risk Assessment | リスク分析及びリスク評価からなる全てのプロセス。 |
| 意図する使用（意図する目的） | Intended Use/Intended Purpose | 製造業者が供給する仕様，説明及び情報に従った製品，プロセス又はサービスの使用。 |

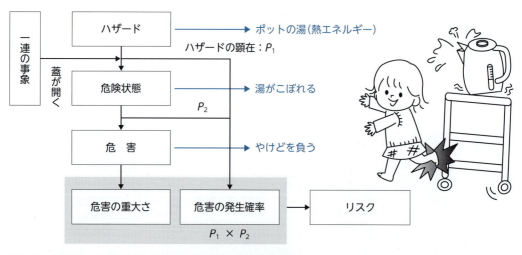

図4-7 電気ポットのお湯をこぼしたときのリスク評価の例

この一連の流れで，電気ポットの蓋が開き，湯がこぼれる確率が$P_1$（危険状態が発生する確率），こぼれた湯に触って火傷をする確率が$P_2$（危険状態が危害に結び付く確率）となります。

リスクを評価する場合は，危害の重大さ（この場合は火傷の重大さ）と危害の発生確率である，$P_1$と$P_2$を総合的に評価することになります。

ISO 14971附属書Dには，表4-5，表4-6，図4-8のように定性的な重大さレベルの例，定性的な確率レベルの判断指標の例と，この2つを組み合わせた定性的なリスク評価マトリクスの例が示されています。これらの評価指標により，想定したリスクが受容できるかどうかを判断することも可能です。なお，ISO 14971やIEC 62304ではソフトウェアが起因となる危害の場合，危害の発生確率の推定が困難であることから危害につながる危険状態の発生確率を1（100％）とおき，主に危害の重大さでリスクを評価することが推奨されています。

なお，偶発的な故障から発生した危険状態，たとえば電子部品の故障や，経時的な劣化に起因する体外診断医療機器試薬の汚染などの発生確率は定量的な推定が可能とされています。一方，系統

表4-5　定性的な確率レベルと判断指標の例（JIS T 14971：2012，表D.2より引用）

| 一般的な用語 | 想定する確率の記述 |
|---|---|
| 高 | 発生の可能性が高い，しばしば，頻繁に |
| 中 | 発生するが，頻繁ではない |
| 低 | 発生しそうにない，まれに，僅かに |

表4-6　3段階の定性的な重大さレベルの例（JIS T 14971：2012，表D.1より引用）

| 一般的な用語 | 想定する危害の程度 |
|---|---|
| 重大な | 死亡若しくは機能又は構造の損失 |
| 中程度の | 回復可能又は軽微な傷害 |
| 無視できる | 傷害を生じない又は僅かな傷害 |

| 定性的な可能性レベル | 定性的な重大さレベル | | |
|---|---|---|---|
| | 無視できる | 中程度の | 重大な |
| 高 | ■ | ■ | ■ |
| 中 | | | ■ |
| 低 | | | |

記号（網掛けの部分）
　■　受容できないリスク
　□　受容できるリスク

図4-8　3×3の定性的リスク評価マトリクスの例（JIS T 14971：2012，図D.4をもとに作成）

的な故障から発生した故障状態，たとえばソフトウェアのバグなどは故障率を定量的に推定する認知された方法がありません。そのため，ISO 14971附属書Dでは，確率が推定できないリスクについては危害の特質だけにもとづいてリスクを評価することが通常，必要とされており，この場合の発生確率を1（100％）とみなすとともに，ハザードが危険状態になることがないようにリスクコントロール手段を用いることを求めています。この考え方を踏襲して，IEC 62304ではソフトウェア起因の危害の発生確率は1とおくことが推奨されています。

確率は本質的には連続的ですが，ISO 14971附属書Dではいくつかに区分したレベルを用いてもよいとされており，この場合，製造業者に「どの程度推定の確からしさが必要か」にもとづき，「いくつの確率レベルが必要であるか」を決定することを求めています。

また，適切なデータが利用できれば定量的なリスクの推定が望ましいものの，適切なデータがなければ，定性的なリスクの推定方法でもよいとされています。

## Point 4-2

### 遠隔手術システムのハザードとリスクコントロール

手術用メスには明らかに「傷つける」ハザードがあります。しかし，製造業者はこれまで，このハザードに関しては人間工学以上の責任を負わないでいました。ハザードはすべて外科医の手にかかっているものと考えられてきたからです。

しかし，もしメスが遠隔手術システムの一部となれば，やはり同じハザードは存在しますが，「傷つける」ハザードを回避する責任は，メスを制御するソフトウェアを供給する製造販売業者が外科医と共有することになります。

これは，ソフトウェアがないときは医療機器の専門的使用だけに依存していたあるハザードのリスクコントロールが，ソフトウェアが付け加わることによって製造業者によるソフトウェアリスクマネジメントに移行したことを意味します（IEC/TR 80002-1：2009参照）。

このようにソフトウェアが医療機器に使用されるようになったことで，新たな視点でのリスク分析と新たなリスクコントロールが必要になります。

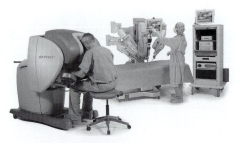

Point図4-1　手術支援ロボット"da Vinci"
©Intuitive Surgical, Inc.

## Point 4-3

**危険状態に至る確率の推定**

　機器が危険状態に至る場合の発生確率は，想定される原因によって変わってきます。たとえば，ハードウェア部品が原因の場合，初期故障は漸減，摩耗故障は漸増し，偶発故障は一定の確率で発生するため，トータルでバスタブのような曲線の故障率になることが知られています(Point図4-2 (a))。また，ユーザビリティに起因する危害の発生確率については「しばしば」，「ときどき」，「わずかに」，「起こりそうにない」，「考えない」などといった可能性を定性的に推定することができます（b）。

　それでは，ソフトウェアが起因する危害の発生確率はどう考えればよいのでしょうか。ソフトウェアに起因する問題が原因で発生する障害は，決定論的原因故障／障害（Systematic Failures/Faults）と呼ばれ，障害発生率の予測が難しい故障／障害とされています（c）。さらに，出荷前の検査で発見することが難しく，出荷後に故障や障害が発生してから初めてわかることが多くあります。発見することは難しいのですが，一度発生してしまうと，複雑でもある手順を踏むと必ず発生する場合もあり，その再現性の高さとソフトウェアの変更容易性から，危害の重大度の程度にかかわらず発見されたら修正が求められるケースも多くあります。

　決定論的原因故障／障害（Systematic Failures/Faults）は開発プロセスやライフサイクル中でのつくり込みを防止し，各工程での検証や妥当性確認によって発見・除去されるとされており，IEC 62304のようなライフサイクルプロセスの規格が誕生したのも，このようにソフトウェアが決定論的原因故障／障害の特徴を持つためであると考えられます。

ランダム故障は確率論的に発生する。

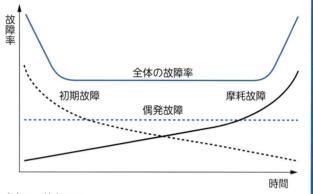

(a) ハードウェア

ユーザビリティエラーは可能性を推定する。

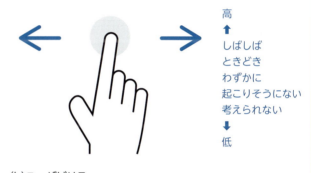

(b) ユーザビリティ

ソフトウェア起因の不具合の確率や可能性を推定することは困難である。

- ソフトウェアは見えない。
- ソフトウェア起因の不具合は確率論的ではなく，決定論的に発生する。

(c) ソフトウェア

Point図4-2　発生確率の原因別の比較

## 4.3 ソフトウェア安全クラス

IEC 62304では，ソフトウェアシステムをソフトウェアシステムに起因する危害が患者，操作者またはその他の人におよぼす影響に応じて，ソフトウェア安全クラスA，BまたはCに分類することを求めています。そして分類したソフトウェア安全クラスにもとづいて，続く箇条5以降にて，最低限必要なプロセス，アクティビティ，タスクが要求されています。この考え方はリスクベースアプローチとプロセスアプローチを融合させたものといえます。

IEC 62304：2006では，ソフトウェア安全クラスは次ページ表の下のように定義されており，ハードウェアリスクコントロール手段によって受容可能なレベルに低減できる場合のみ，ソフトウェア安全クラス分類をCからBに，または，BからAに変更してよいとされていました。

クラスA：負傷又は健康障害の可能性はない。　　クラスB：重傷[※2]の可能性はない。
クラスC：死亡又は重傷[※2]の可能性がある。

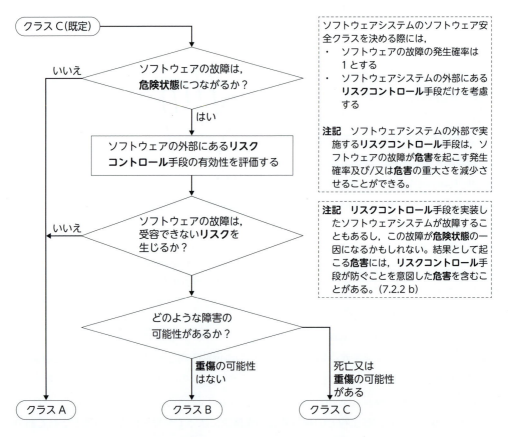

図4-9　ソフトウェア安全クラスの割当て（IEC 62304 Amd 1，図3より引用）

※2：重傷の定義は第3章にある用語の定義の解説（50ページ）を参照。

**表4-7 ソフトウェア安全クラス分類の考え方（IEC 62304 Amd 1）**

| ソフトウェア<br>安全クラス | 条　件 |
| --- | --- |
| クラスA | ・ソフトウェアシステムが危険状態の一因とならない。<br>・ソフトウェアシステムが危険状態の一因となるが，ソフトウェアシステムの外部で実施するリスクコントロール手段を考慮すれば，受容できないリスクは生じない。 |
| クラスB | ソフトウェアシステムが危険状態の一因となり，ソフトウェアシステムの外部で実施するリスクコントロール手段を考慮しても，受容できないリスクが生じる。重傷の可能性はない。 |
| クラスC | ソフトウェアシステムが危険状態の一因となり，ソフトウェアシステムの外部で実施するリスクコントロール手段を考慮しても[注記]，受容できないリスクが生じる。死亡又は重傷の可能性がある。 |
| 当初，ソフトウェア安全クラスをB又はCに分類したソフトウェアシステムについて，製造業者は，ソフトウェアシステム外部のリスクコントロール手段（そのソフトウェアシステムが含まれるシステムアーキテクチャの改善など）を追加で実施して，そのソフトウェアシステムを新しいソフトウェア安全クラスに分類することができる。<br>注記：外部で実施するリスクコントロール手段は，ソフトウェアが危険状態の一因となる可能性を最小限に抑えるために，ハードウェア，独立したソフトウェアシステム，医療処置又は他の手段とすることができる。 |||

　IEC 62304 Amd 1では，図4-9および表4-7のようなソフトウェア安全クラス分類の考え方が提示されました。

　IEC 62304 : 2006からの変更点は，ソフトウェア安全クラスのクラスダウンが可能となる条件を，ハードウェアリスクコントロール手段からソフトウェアシステムの外部で実施するリスクコントロール手段に拡張した点です。リスクコントロール手段としては，ハードウェアに加えて，そのソフトウェアシステムが含まれるシステムアーキテクチャの改善，独立したソフトウェアシステム，医療処置または他の手段も使用できることになりました。これにより，システムアーキテクチャの工夫や，独立したソフトウェアによるソフトウェアシステムの状態監視，医療従事者へのアラートと医療処置などのリスクコントロール手段により，ソフトウェア安全クラスをクラスダウンすることが可能になっています。

　ただし，リスクコントロール手段を実装したソフトウェアシステムが故障することもあり，この故障が危険状態の一因になるかもしれません。したがって，対象のソフトウェアのソフトウェア安全クラスをクラスダウンさせた外部のリスクコントロール手段において，リスクコントロールする側のソフトウェアのソフトウェア安全クラス自身が高くなる場合があります。

　また，リスクコントロール手段が故障したり，医療処置が実施されなかったりすることで，リスクコントロール手段が防ごうとした危害が発現してしまう可能性が生まれます。したがって，外部

のリスクコントロール手段によってソフトウェア安全クラスのクラスダウンを適用する際には，リスクコントロール手段の確実な実現が求められます。

　ソフトウェアシステムをソフトウェアアイテムに分割する場合，それらのソフトウェアアイテムは，元のソフトウェアアイテム（またはソフトウェアシステム）のソフトウェア安全クラスを継承します。ただし，別のソフトウェア安全クラスに分類することの正当な根拠を文書で示せば，変更してもよいことになっています（図4-10参照）。

　分割によって作成したソフトウェアアイテムのソフトウェア安全クラスが元のソフトウェアアイテムのクラスと異なる場合，各ソフトウェアアイテムのソフトウェア安全クラスを文書化します。

　IEC 62304をあるソフトウェアアイテムのグループに適用する場合，IEC 62304に適合するためには，そのグループの中で最も高い安全クラスに分類しているソフトウェアアイテムが必要とするプロセスおよびタスクを使用する必要があります。ただし，リスクマネジメントファイルの中で根拠を示すことによって，より低いクラスのプロセスおよびタスクを使用できるとされています。

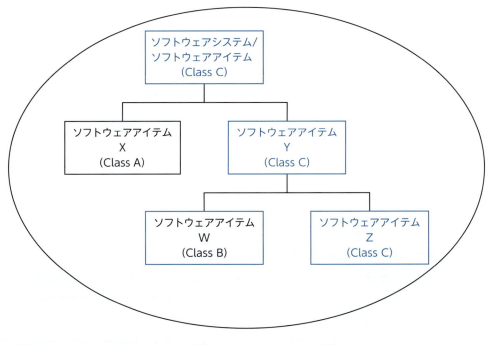

図4-10　ソフトウェア安全クラスの構成

## Point 4-4

### IEC 62304のソフトウェア安全クラスと米国FDAのLevel of Concernの違い

　米国FDAはIEC 62304を推奨規格に認定していますが、IEC 62304とは別に医療機器ソフトウェアに対して独自のガイダンスの適用を求めています。「医療機器に含まれるソフトウェアのための市販前申請の内容に関するガイダンス」（Guidance for the Content of Premarket Submissions for Software Contained in Medical Devices, 2005〔本書の巻末に付録3として訳文を掲載。293ページ〕）では、ソフトウェア機器の懸念レベル（Level of Concern）を下記のようにメジャー、モデレート、マイナーの3つに分類することを求めています。これはIEC 62304と同様のリスクベースアプローチの考え方ですが、米国FDAガイダンスでは、IEC 62304のようにソフトウェアシステムをソフトウェアアイテムに分解してそれぞれのソフトウェアアイテムのソフトウェア安全クラスを評価するような考え方は採用していないことに注意する必要があります。

　また、米国FDAのガイダンスではハザードの低減を実施していない状態でソフトウェア搭載医療機器の評価を行うことを求めているため、外部リスクコントロール手段によるクラスダウンを許容しているIEC 62304のソフトウェア安全クラス（ソフトウェアシステム全体）と、リスクコントロール前の状態での評価を求める米国FDAガイダンスのソフトウェア機器の懸念レベル（Level of Concern）では、差異が生じる可能性があるため注意が必要です。たとえば、IEC 62304でソフトウェア安全クラスBと判断した医療機器ソフトウェアシステムであっても米国FDAの「医療機器に含まれるソフトウェアのための市販前申請の内容に関するガイダンス」ではメジャーと判定される場合があります。

〔米国FDAのLevel of Concernの分類〕

**メジャー（Major）：**
　1つの故障または潜在的な欠陥が、患者または操作者に対し、直接的に死亡または重篤な傷害をもたらす可能性がある場合、その懸念レベルは「メジャー」である。誤ったまたは遅れた情報、または、医療提供者の行動によって、1つの故障または潜在的な欠陥が、患者または操作者に対し、間接的に死亡または重篤な傷害をもたらす可能性がある場合も、その懸念レベルは「メジャー」である。

**モデレート（Moderate）：**
　1つの故障または潜在的な設計の欠陥が、患者または操作者に対し、直接的に軽微な傷害をもたらす可能性がある場合、その懸念レベルは「モデレート」である。誤ったまたは遅れた情報、または、医療提供者の行動によって、1つの故障または潜在的な欠陥が、患者または操作者に対し、間接的に、軽微な傷害をもたらす可能性がある場合も、その懸念レベルは「モデレート」である。

**マイナー（Minor）：**
　故障または潜在的な設計の欠陥が、患者または操作者に対し、いかなる傷害も引き起こす可能性がない場合、その懸念レベルは「マイナー」である。

## 4.4　レガシーソフトウェア

　　IEC 62304 Amd 1でレガシーソフトウェアの概念が導入されました。表4-8にレガシーソフトウェアと関連する用語の定義を示します。

　　"レガシーソフトウェア"の定義は「法規制に適合して市場に出荷され，現在も市販されているが，この規格の現行版に適合して開発されたという客観的な証拠が不十分な医療機器ソフトウェア」となっています。

　　レガシーソフトウェアという一般名称で判断すると，「昔作成したソフトウェア」という広い意味で捉えられがちですが，IEC 62304 Amd 1では「開発当時の法規制に適合して市場に出荷され，現在も市販されている医療機器ソフトウェア」という条件が付いていることに注意が必要です。

　　SOUP（開発過程が不明なソフトウェア），OTS，レガシーソフトウェアの違いを図4-11に示します。"SOUP"は，「以前開発されたソフトウェアアイテムで，その開発プロセスについて十分な記録が利用できないもの」であるため，レガシーソフトウェアと定義が重なりますが，SOUPに

表4-8　レガシーソフトウェアと関連する用語の定義

| 用　　語 | 用語の定義 |
| --- | --- |
| レガシーソフトウェア<br>（LEGACY SOFTWARE） | この規格の対応国際規格の初版発行以前に設計したソフトウェアで，法規制に適合して市場に出荷され，現在も市販されているが，この規格の対応国際規格又はJIS T 2304の現行版に適合して開発されたという客観的な証拠が不十分な医療機器ソフトウェア。 |
| 医療機器ソフトウェア | 医療機器に組み込むことを目的として開発した，又は医療機器として使用することを意図したソフトウェアシステム。<br>注記：それ自体が医療機器である医療機器ソフトウェア製品を含む。 |
| ソフトウェアシステム | 特定の機能又は特定の機能群を達成するために組む，複数のソフトウェアアイテムを結合した集合体。 |
| SOUP | 開発過程が不明なソフトウェア。既に開発されていて一般に利用できるが，医療機器に組み込みことを目的に開発したものではないソフトウェアアイテム（OTSとして知られているソフトウェア）又は，以前開発されたソフトウェアアイテムでその開発プロセスについて十分な記録が利用できないもの。<br>注記：医療機器ソフトウェアシステム全体をSOUPであると主張することはできない。 |
| OTS（off-the-shelf） | OTS（off-the-shelf：既製品）として知られているもの。使用例：OTSソフトウェア。 |

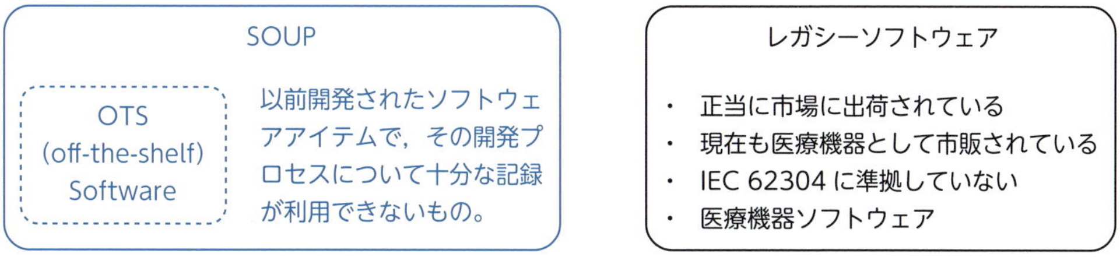

## 4.4 レガシーソフトウェア

**SOUP**
OTS (off-the-shelf) Software
以前開発されたソフトウェアアイテムで，その開発プロセスについて十分な記録が利用できないもの。

**レガシーソフトウェア**
- 正当に市場に出荷されている
- 現在も医療機器として市販されている
- IEC 62304 に準拠していない
- 医療機器ソフトウェア

図4-11　SOUP，OTS，レガシーソフトウェアの関係

は「医療機器ソフトウェアシステム全体をSOUPであると主張することはできない」という注記があるため，レガシーソフトウェアをSOUPに含めていません。

　レガシーソフトウェアの要求を満たした場合，レガシーソフトウェアのIEC 62304 Amd 1への適合性は，IEC 62304 Amd 1の箇条5〜9を適用する代わりに，表4-9に示す方法で実証してもよいとされています。

　レガシーソフトウェアはIEC 62304の現行版ができる前に設計された医療機器ソフトウェアであっても，規制当局の承認を得るために製造業者が規格への適合を示さなければならないことから，そのために導入された概念です。すでに終了した開発ライフサイクルに対して過去にさかのぼってIEC 62304が求めるアクティビティを行っても，製品の使用に伴うリスクの低減につながらないと考える組織もあるかもしれません。IEC 62304のレガシーソフトウェアに対する要求は，IEC 62304の適用以前に作成した既存の文書を信頼し，それを活用した上で，この規格で定義するアクティビティのどれを実施すればリスクの低減につながるかを特定します。そして，実行する必要のあるアクティビティを特定し，レガシーソフトウェアを安全に継続使用するための客観的な根拠を集め，継続使用する根拠をまとめます。

　レガシーソフトウェアを計画的に継続使用することに伴うリスクは，そのソフトウェアをソフトウェアシステムの作成に使用する状況によって変わるため，製造業者は，レガシーソフトウェアに関連する医療機器のハザードを特定し，すべて文書化することが求められています。

　したがって，製造業者は，医療機器システムアーキテクチャ全体においてレガシーソフトウェアをどのように使用するかを決定し，リスクアセスメントのインプットとします。

　レガシーソフトウェアを再利用して新しいソフトウェアシステムを作成する場合，レガシーソフトウェアの意図する使用が当初のものと異なることがあります。この場合，レガシーソフトウェアの故障に起因する危険状態を見直して，リスクアセスメントで考慮しなければなりません。

　また，レガシーソフトウェアを変更して新しいソフトウェアシステムで使用する場合，製造業者は，これまで安全で確実に使用されていたことの記録が，変更によってどの程度無効になるか検討する必要があります。レガシーソフトウェアの変更は，リスクコントロール手段への影響の評価を含め，IEC 62304の箇条4〜9にしたがって新規ソフトウェアと同様に実施することが求められます。ただし，レガシーソフトウェアの場合は，既存のリスクコントロール手段が完全に文書化されていない可能性があるため，変更がもたらす潜在的影響を慎重に評価する必要があります。

表4-9 レガシーソフトウェアに対する要求項目（IEC 62304より引用）

| 細分箇条 | 項　目 | 主な内容 |
|---|---|---|
| 4.4.2 | リスクマネジメントアクティビティ | レガシーソフトウェアに関連する事故事例やヒヤリ・ハット事例についての社内や社外の製造後情報を含むあらゆるフィードバックを評価する。<br>その上で，レガシーソフトウェアの継続使用に伴うリスクマネジメントアクティビティを次の点を考慮して実施する。<br>・ レガシーソフトウェアの医療機器アーキテクチャ全体への統合<br>・ レガシーソフトウェアの一部として実装したリスクコントロール手段の継続的有効性<br>・ レガシーソフトウェアの継続使用に伴う危険状態の特定<br>・ レガシーソフトウェアが危険状態の一因となる場合の潜在的原因の特定<br>・ レガシーソフトウェアが危険状態の一因となる場合の潜在的原因のそれぞれに対するリスクコントロール手段の定義 |
| 4.4.3 | ギャップ分析 | レガシーソフトウェアのソフトウェア安全クラスに基づいて，IEC 62304 Amd 1の該当する要求事項に対して，使用可能な成果物（IEC 62304を適用する以前に作成した成果物）とのギャップ分析を行う。ギャップ分析では下記を考慮する。<br>・ 製造業者は，使用可能な成果物の継続的有効性を評価する。<br>・ ギャップが特定された場合，製造業者は，不足する成果物を作成し関連アクティビティを実施することで，リスクをどの程度低減できるか評価する。<br>・ この評価に基づいて，作成する成果物と実施する関連アクティビティを決定する。成果物は最低でも，ソフトウェアシステム試験記録とする。<br>・ ギャップ分析により，レガシーソフトウェアに実装したリスクコントロール手段をソフトウェア要求事項に確実に含めることが望ましい。 |
| 4.4.4 | ギャップ解消アクティビティ | 特定した成果物を作成するための計画を確立し実行する。客観的な証拠を利用できる場合は，その証拠を用いて必要な成果物を作成してもよい。<br>・ 特定したギャップに対応するための計画は，ソフトウェア保守計画に含めることができる。<br>・ この計画では，箇条9に従って発見したレガシーソフトウェア及び成果物の問題に対処するため，問題解決プロセスを使用する。<br>・ レガシーソフトウェアに対する変更は，箇条6に従って実施する。 |
| 4.4.5 | レガシーソフトウェアを使用する根拠 | レガシーソフトウェアのバージョンとともに，そのソフトウェアを継続使用する根拠を文書化する。 |

レガシーソフトウェアの使用可能な文書と，IEC 62304とのギャップを分析するにあたっては，次のような手順を行います。

① レガシーソフトウェアを，バージョン，リビジョンおよびその他の手段によって，明確に特定する。
② IEC 62304の細分箇条「5.2 ソフトウェア要求事項分析」，「5.3 ソフトウェアアーキテクチャの設計」，「5.7 ソフトウェアシステム試験」，および箇条「7 ソフトウェアリスクマネジメントプロセス」で要求する成果物に相当する，既存の成果物を評価する。
③ 使用可能な客観的証拠を評価する。必要な場合，以前適用したソフトウェア開発ライフサイクルモデルを文書化する。
④ JIS T 14971を考慮して，既存のリスクマネジメント文書が適切であるか評価する。

　実施したギャップ分析を考慮し，不足している成果物を作成して関連アクティビティを実施することでリスクをどの程度低減できるかを評価し，ギャップを解消するためのアクティビティの実施および成果物の作成についての計画を立案します。
　このため，実際のリスクの低減においては，IEC 62304箇条「5 ソフトウェア開発プロセス」を適用する利益と，開発履歴を十分知らずにレガシーソフトウェアを修正することで新しい欠陥が生じ，リスクが上昇する可能性とのバランスを考えます。IEC 62304の箇条5の要素の中には，事後に行っても，ほとんどリスクが低減されないと思われるものもあります。たとえば，詳細設計およびユニット検証は，主に新しいソフトウェアの開発プロセス，または既存のソフトウェアのリファクタリングプロセスにおいてリスクを低減しますが，すでに稼働しているソフトウェアに対して実施してもリスクの低減効果は限定的でしょう。
　目的が計画に明示されず，ただアクティビティを行うだけでは，文書は作成されてもリスクの低減にはつながらない可能性があるため，ギャップを解消するためのアクティビティの実施や成果物の作成はリスク低減につながるという確信があるものにする必要があります。
　以上のとおり，レガシーソフトウェアを継続使用する根拠を示す文書は，リスクを評価する過程および，そのソフトウェアを再利用する状況に適したギャップ解消計画を立案する過程で得られた，使用可能な客観的証拠と分析にもとづいて作成します。そして，この根拠は，レガシーソフトウェアについて使用可能な製造後の記録と，プロセスギャップの解消によって達成されるリスクコントロール手段とをともに考慮しており，計画した再利用状況におけるレガシーソフトウェアの安全で確実な性能を肯定的に論証するものとなります。

## Point 4-5

### レガシーソフトウェアはどのように使ったらよいか

　新しい医療機器ソフトウェアを一からつくるときは，IEC 62304に適合した設計開発を行えばよいのでレガシーソフトウェアの概念を使う必要はありません．IEC 62304 Amd 1序文にあるように，本来，欧州指令への規格適合性を示さなければならない製造業者への一助とするために追加されました．また，米国における規制目的ではレガシーソフトウェアは認められていません．

　医療機器ソフトウェアのすべてを新たにつくることはまれであり，多くの場合は過去に開発したソフトウェアをそのまま，または改変して再利用することでしょう．この際に，対象となるソフトウェアがIEC 62304初版発行（2006年6月）時点で法規制に適合して市場に出荷され，現在も市販されている医療機器ソフトウェアであれば，レガシーソフトウェアと認定し，IEC 62304 Amd 1の細分箇条4.4の要求を満たすことで，レガシーソフトウェアとして今後も使い続けることができます（米国向け以外）．

　ただし，レガシーソフトウェアの要求を満たすためには，既存の設計開発ドキュメントが現行のIEC 62304 Amd 1，細分箇条「5.2　ソフトウェア要求事項分析」，「5.3　ソフトウェアアーキテクチャの設計」，「5.7　ソフトウェアシステム試験」，および箇条「7　ソフトウェアリスクマネジメントプロセス」とどの程度ギャップがあり，それが医療機器システムに対してどのようなリスクとなるのかを分析する必要があります．

　すなわち，過去に開発したIEC 62304に適合していない医療機器ソフトウェアを再利用する際には，IEC 62304の要求すべてに適合するか，それともレガシーソフトウェアとして認定するかの選択をする必要があります．しかし，**レガシーソフトウェアとして認定する場合であっても，IEC 62304とのギャップを分析する必要があるため，IEC 62304の要求を完全に理解することは必要**です．

　IEC 62304の要求内容を理解した上で，リスクベースアプローチの考え方に立ち戻り，どうすることがリスク低減に役立つのかを分析した上で，IEC 62304の要求すべてに適合させるのか，それともレガシーソフトウェアとして認定するのかを選択します．

　なお，IEC 62304 Amd 1では，ソフトウェア安全クラスに対する外部のリスクコントロール手段によるクラスダウンの考え方が緩和されたため，外部リスクコントロール手段を実施した上で，再利用するソフトウェアアイテムのソフトウェア安全クラスを低くして，IEC 62304の要求すべてに適合させる選択肢もあるでしょう．

# 第5章

## ソフトウェア開発プロセス

# 第5章 ソフトウェア開発プロセス

本章では，IEC 62304のソフトウェア開発プロセス（箇条5）の要求事項を解説していきます。IEC 62304が示すプロセスには，大別すると

- 箇条「5　ソフトウェア開発プロセス」
- 箇条「6　ソフトウェア保守プロセス」
- 箇条「7　ソフトウェアリスクマネジメントプロセス」
- 箇条「8　ソフトウェア構成管理プロセス」
- 箇条「9　ソフトウェア問題解決プロセス」

の5つがあります。これら5つの中で，箇条「5　ソフトウェア開発プロセス」は医療機器ソフトウェアの開発におけるメインプロセスであり，読者に最も参照される部分となります。

各プロセスで要求されるアクティビティやタスクは，ソフトウェアアイテムに割り当てられたソ

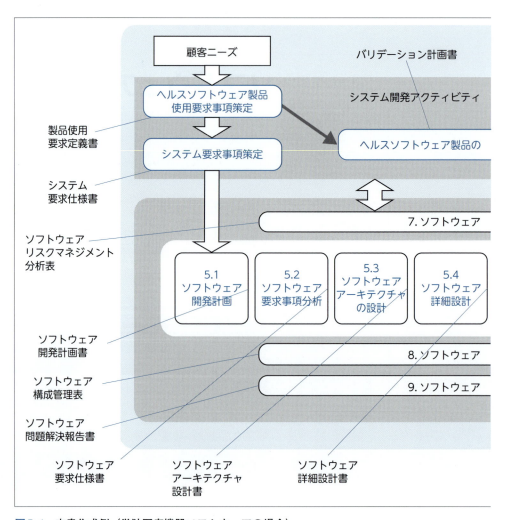

図5-1　文書作成例（単独医療機器ソフトウェアの場合）

フトウェア安全クラスが高くなるほど，要求されるプロセス，アクティビティ，タスクの項目数が多くなっています。これは，リスクが高いソフトウェアシステムやソフトウェアアイテムでは，開発プロセスをより厳格にする必要があり，より綿密なタスクを適用することが望ましいと考えられているからです。

IEC 62304では，医療機器ソフトウェアのライフサイクルプロセスを実施するにあたり，作成すべき具体的なアウトプット文書の名前や種類を規定していません。

本書では，プロセス，アクティビティ，タスクを実行していく際に「何を作成すべきか」のイメージがわきやすいように，各プロセスにおけるアクティビティのアウトプット文書の例を図5-1のように想定していますが，規格要求に適合していれば，文書名や文書の内容は各組織（企業等）にて独自のものを作成することができます。

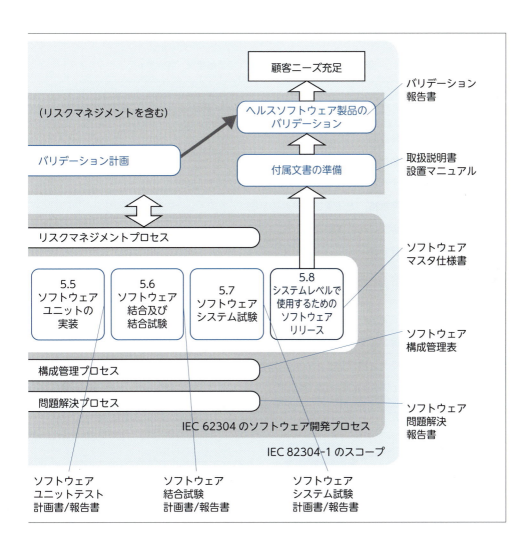

## 5.1 ソフトウェア開発計画

　ソフトウェア開発計画のアクティビティの目的は，ソフトウェアに起因するリスクを低減するためのソフトウェア開発タスクを計画し，開発チームのメンバおよび関係者に手順および目標を周知し，医療機器ソフトウェアのシステム品質要求事項を確実に適合することです。

### 5.1.1　ソフトウェア開発計画（クラスA, B, C）

　次のa）〜e）の事項について，ソフトウェア開発計画を立案します。
　規模が大きいシステムの場合は，ソフトウェア開発計画が複数になることもあります。
　ソフトウェア開発計画は，ソフトウェア安全クラスA, B, Cのいずれかにかかわらず立案することが求められます。

5.1　ソフトウェア開発計画（○：要求〔該当する〕，●：Amd 1で追加要求〔該当する〕）

| アクティビティ・タスク | 安全クラス A | 安全クラス B | 安全クラス C |
|---|:---:|:---:|:---:|
| 5.1.1　ソフトウェア開発計画 | ○ | ○ | ○ |
| 5.1.2　ソフトウェア開発計画の継続更新 | ○ | ○ | ○ |
| 5.1.3　ソフトウェア開発計画におけるシステム設計及びシステム開発の引用 | ○ | ○ | ○ |
| 5.1.4　ソフトウェア開発規格，方法及びツールの計画 |  |  | ○ |
| 5.1.5　ソフトウェア結合及び結合試験計画 |  | ○ | ○ |
| 5.1.6　ソフトウェア検証計画 | ○ | ○ | ○ |
| 5.1.7　ソフトウェアリスクマネジメント計画 | ○ | ○ | ○ |
| 5.1.8　文書化計画 | ○ | ○ | ○ |
| 5.1.9　ソフトウェア構成管理計画 | ○ | ○ | ○ |
| 5.1.10　管理が必要な支援アイテム |  | ○ | ○ |
| 5.1.11　検証前のソフトウェア構成アイテムのコントロール |  | ○ | ○ |
| 5.1.12　既知のソフトウェア欠陥の特定及び回避 |  | ● | ● |

プロセスにおけるアクティビティとインプット・アウトプットの関係（例）

製品使用要求定義書※ ／ システム要求仕様書※ → 5.1 ソフトウェア開発計画 → ソフトウェア開発計画書

※　IEC 62304 の外部アクティビティで作成する文書

## Point 5-1

**ソフトウェア開発プロセスにおけるアドバイス**

① 特定のハードウェアに組み込む医療機器ソフトウェアの場合，IEC 62304のプロセスに入る前に，システム要求の分析（システム要求仕様書）やハードウェアとソフトウェアの役割の切り分け（システムアーキテクチャ設計書）などを作成します。これらの文書もソフトウェア開発計画のインプットになります。

② ソフトウェア開発計画書は1つとは限りません。他の手順書を参照したり，複数のサブシステムの開発計画書を作成したり参照したりすることもあります。

③ ソフトウェア開発計画は，開発が進むにつれて再検討や更新をし，ソフトウェア開発を行っている間，開発チームメンバに頻繁に参照される必要があります。組織（企業等）が規定したソフトウェア開発の各フェーズでソフトウェア開発計画書の見直しをするマイルストーンを設定するとよいでしょう。

④ リスクマネジメントプロセスやソフトウェアアーキテクチャの設計を行った結果，ソフトウェアシステムやソフトウェアアイテムのソフトウェア安全クラス分類が変わることがあります。その場合にはソフトウェア開発計画の適切な見直しが必要となります。

⑤ 開発プロセスは典型的なウォーターフォールやV字プロセスになるとは限りません。IEC 62304の開発プロセスに適合した開発済みのソフトウェアアイテムやレガシーソフトウェアを組み合わせて開発する場合には，どのプロセスやアクティビティを組み合わせて医療機器ソフトウェアの開発を進めるか計画します（Point 5-2参照）。

⑥ IEC 62304のソフトウェア開発計画では，ソフトウェアプロジェクトのリリース日程を厳守するための進捗管理や予算管理の計画を要求していません。それは，IEC 62304が低減を目指しているリスクの中に一般的なソフトウェアプロジェクトマネジメントで管理が求められる日程管理や予算管理のプロジェクトリスクが含まれていないためです。実際にソフトウェアプロジェクトを運営するためには日程管理や予算管理が必要なため，ソフトウェア開発計画書に含めるか，別途管理します。

「a）ソフトウェアシステム開発に使用するプロセス」：

「どのような工程を経て，ソフトウェアシステムを開発するのか」を，ソフトウェア開発計画段階で明確にすることにより，ソフトウェアの品質管理がしやすくなります。たとえばソフトウェア開発の一部を協力会社に委託する場合，ソフトウェア開発計画段階でプロセス設計ができれば，どのアクティビティやタスクを外部に委託すればよいか，また，インプットやアウトプットを何にすればよいかが明確になります。

ソフトウェア開発プロセスには，ウォーターフォールモデルのほか，反復型，スパイラルモデル，アジャイル，ユニファイドプロセス，Vモデル，Wモデルなどさまざまなプロセスモデルがあります。

### 5.1.1 ソフトウェア開発計画

| 要求内容の概要 | 実現する手段（例） |
|---|---|
| ソフトウェア開発計画に下記のa)〜e)の事項を含めます。 | |
| a) ソフトウェアシステム開発に使用するプロセス | プロセスチャート等によってプロセス計画を示します（図5-2参照）。 |
| b) アクティビティ及びタスクの成果物 | 各アクティビティやタスクにて作成する成果物，アウトプット文書を列記します。 |
| c) システム要求事項，ソフトウェア要求事項，ソフトウェアシステム試験及びソフトウェアに実装するリスクコントロール手段の間のトレーサビリティの計画 | 要求仕様と試験結果などのトレースをとるための手順を示します。<br>たとえば，要求や試験項目，試験結果にタグ（記号と番号の組合せ）を付け，それらの関係性をトレーサビリティマトリクスとして示します（スプレッドシートを使ったり，専用のツールを使用したりする方法もあります）。 |
| d) SOUP構成アイテム及び開発支援用ソフトウェアを含むソフトウェア構成管理及び変更管理 | 構成管理や変更管理の手順を示します。SOUPや開発ツール類も構成管理，変更管理の対象とします。<br>プロジェクト共通の構成管理や変更管理の手順書を作成し，その文書番号を参照してもよいでしょう。 |
| e) ソフトウェア問題解決の手順 | ソフトウェアに関して問題が発生したときの問題の起票の仕方，ワークフロー，承認の仕方などを定めます。<br>別途，ソフトウェア問題解決の手順書を作成し，それを参照してもよいでしょう。 |

ただし，どのプロセスモデルを選択する場合であっても，仕様書や設計書，ソフトウェアなどのプロセスアウトプット間の論理的依存性を維持する必要があります。ウォーターフォールモデルやVモデルのようなワンススルーモデル[※1]では，プロセスのインプットとなる成果物が前のプロセスで完了し承認されるまで，プロセスの開始が延期され，それによりプロセス間の論理的依存性が維持されます。ここで，プロセスというのはアイテムを特定した場合，それに適用するプロセスのことです。たとえば，ソフトウェアユニット検証というプロセスでは，ユニットAがユニット検証可能な状態ならば，ユニットBがユニット検証可能な状態でなくても，ユニットAのユニット検証は可能になります。

一方，アジャイルプロセス等では当該プロセスのすべてのインプットが利用可能になる前に作業を進めることができる一方で，1つのプロセスのアウトプットの変更または開発によって，別のプロセスのアウトプットが無効になるというリスクがあります。図5-2のプロセス例の図では，ソフトウェア開発計画とソフトウェア要求事項分析，ソフトウェアアーキテクチャ設計の後で，ソフトウェアアイテムの種別によって繰り返しプロセスを設定し，一度システム検証を行った上で，もう

---

※1：開発の各工程を1回だけ通過するプロセスモデル。

## Point 5-2

**プロセス設計**

　多くの医療機器ソフトウェアはまったく何もないところから開発をスタートすることはまれで，OTSソフトウェア（Off-the-Shelf Software：商用で医療機器に組み込むことを意図していない既製のソフトウェア）や，過去に開発したソフトウェア（SOUPやレガシーソフトウェア）を再利用して開発を進めることでしょう。その場合，再利用するソフトウェアアイテムと新規開発するソフトウェアアイテムでは，適用するプロセスやアクティビティも自ずと変わってきます。再利用を想定して作成した既存のソフトウェアアイテムは，システムソフトウェア全体のアーキテクチャ設計後に他のソフトウェアアイテムと結合します（図5-2）。

　このように，ソフトウェアアイテムの構成の仕方によっては，開発プロセスは1本の線のようにはなりません。また，ユーザインタフェースを実現するソフトウェアアイテムなどは，実装とユーザビリティチェックを繰り返すこともあるでしょう。

　ソフトウェアプロセスを計画する際には，プロセス設計を現実にどれだけ近づけることができるかどうかが鍵になります。ソフトウェア開発計画時点で，ソフトウェアシステムをリリースするまでのプロセス構成が見えていれば，確度の高い品質管理を行うことができます。図5-2のように，一度，製品開発のプロセスを1周させてもう一度，頭から各プロセスを見直していくのも1つの方法です。

　なお，ソフトウェアのプロセス設計は開発の途中で変更になることもあります。その場合は，面倒くさいと思わずに開発プロセスの節目で見直しを行い，ソフトウェア開発計画自体も見直しをかけます。現実に行った開発プロセスの足跡は後継機種や，類似機種のソフトウェア開発計画の立案時に参考になります。

---

一度，ウォーターフォールプロセスで各プロセス間の論理的整合を確認しています。

　どのようなプロセスモデルを使用したとしても，特にリスクコントロール手段として実装したソフトウェアが，他のソフトウェアの追加や変更によって意図した動作をしなくなることを避けなければなりません。そのためリスクコントロール手段となるソフトウェア要求仕様の策定と，リスクコントロール手段が実装されたことを確認する検証，およびそれらのトレーサビリティは特に重要となります。また，医療機器の意図する使用を実現するための基本機能，基本性能や安全にかかわるソフトウェアが適切に実装され，要求と検証およびトレーサビリティを確認してからソフトウェアをリリースすることが，医療機器ソフトウェアには求められます。

「b）アクティビティ及びタスクの成果物の指定」：

　作成する成果物や文書類を指定することによって，ゴールが明確になるとともに，作業の分担や作業量の見積りに役立ちます。また，米国FDAが求める設計バリデーションのチェックリストとして利用できます。

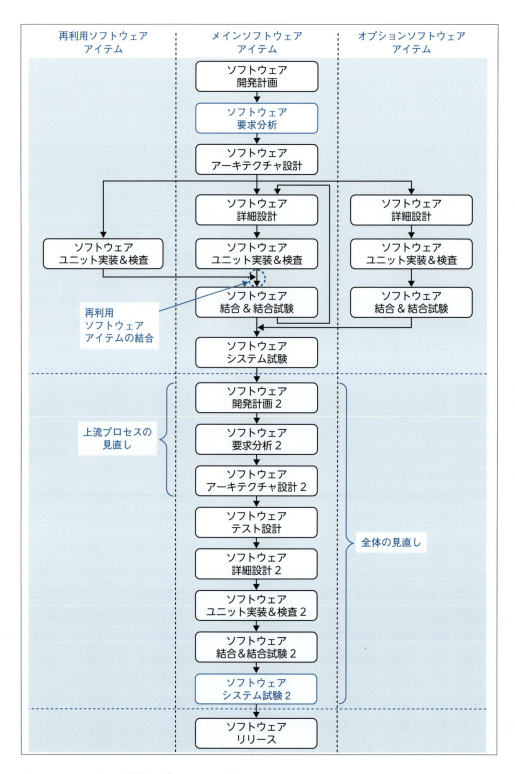

図5-2 ソフトウェア開発のプロセスの一例

「c) システム要求事項,ソフトウェア要求事項,ソフトウェアシステム試験及びソフトウェアに実装するリスクコントロール手段の間のトレーサビリティの計画」:

　各成果物間(システム要求事項,ソフトウェア要求事項,ソフトウェアシステム試験,リスクコントロール手段)の関係性を明確にすることによって,要求やリスクコントロールが確実に実装されたことを確認することができます。

「d) SOUP構成アイテム及び開発支援用ソフトウェアを含むソフトウェアの構成管理や変更管理」:

　ソフトウェアは変更が容易であり,変更をきっかけに不具合が起こったり,デグレードしたりすることが多く,医療機器に使用することを目的としていないSOUPアイテムを含めたソフトウェアの構成管理や変更管理の計画を,ソフトウェア開発計画段階で立案しておくことが重要です。ここでは,構成管理や変更管理の「管理」に必要な確認・承認の仕組みづくりも計画の1つとして忘れないようにしましょう。

「e) ソフトウェア問題解決の手順」:

　ソフトウェアは変更が容易であるため,安易な変更は不具合につながる危険性が高く,特にソフトウェア開発の終盤においてソフトウェアに問題が発生した際には,慎重な判断や対処が必要になります。

　ソフトウェア開発計画段階で問題解決の手順を定めておくことによってミスを防ぎます。

※　IEC 62304の箇条5.1.1「ソフトウェア開発計画の要求事項」,特にc)～e)はプロジェクトや部門,組織全体で共通の手順として立案しておき,各製品開発におけるソフトウェア開発計画書から参照することも可能です。

### 5.1.2　ソフトウェア開発計画の継続更新(クラスA, B, C)

　ソフトウェアの開発計画は,一度立案したらそのまま変更がないということはまれで,状況に応じて計画も変更していくことになります。したがって,ソフトウェア開発計画時点で,ソフトウェア開発計画の更新タイミングを決めておけば,計画と現実の開発が乖離することを防ぐことができます。

　ソフトウェア開発計画は,開発を進めていく中で修正が必要になることが多々あります。ソフトウェア開発計画を形骸化させずに,開発チームに支持される計画とし,後継機種や類似機種の開発時の参考にするために,ソフトウェア開発計画は現実に即して継続的に更新する必要があります。計画と現実の乖離を防ぐためには,ソフトウェア開発が計画どおりに進んでいるかどうかレビューするマイルストーンを組織ルールとして設定し,計画と現実との乖離がみられた場合には,ソフトウェア開発計画書を見直し,修正計画を承認する手順を定めておくとよいでしょう。

　特に,5.1.4項にある開発に使用するツールを含むQMSソフトウェア[※2]が更新または変更に

---

※2：ISO 13485：2016でバリデーションが必要となった規定要求事項を満たすための,製品の能力に影響を与えるコンピュータソフトウェア。

なったり，想定している製品の使用環境に追加して考慮しておくべきことなどができたりすると，開発計画全体への影響が発生します。

### 5.1.2 ソフトウェア開発計画の継続更新

| 要求内容の概要 | 実現する手段（例） |
|---|---|
| ソフトウェア開発計画を継続的に更新する。 | ソフトウェア開発計画書を見直すフェーズやマイルストーンをあらかじめ決めておき，その計画をつど，レビューを行うとよいでしょう。<br>ソフトウェア開発計画書の中に見直しのタイミングを計画しておくこともできます。 |

### 5.1.3 ソフトウェア開発計画におけるシステム設計及びシステム開発の引用（クラスA, B, C）

ソフトウェア開発がシステム開発と整合がとれていることを示します。

ソフトウェア開発を行うためには，インプットとなるシステム要求事項を明確にすることが必要になります。システム要求事項の引用が必要なのは，システム要求にもとづいてソフトウェア開発を実施し，システム要求と乖離したソフトウェア開発が行われることを防ぐためです。システム要求事項はISO 13485やIEC 60601-1，IEC 82304-1等で要求されるIEC 62304の外部のプロセスで作成されます。

なお，単独医療機器ソフトウェアの場合は，ソフトウェアシステム要求事項とシステム要求事項に差異がない場合もあります。

5.1.3 ソフトウェア開発計画におけるシステム設計及びシステム開発の引用

| 要求内容の概要 | 実現する手段（例） |
|---|---|
| ソフトウェア開発計画書に次のa）〜b）を，示すか，引用します。 ||
| a） システム要求事項の引用 | 製品使用要求定義書※やシステム要求仕様書※等を，ソフトウェア開発計画書から参照します。<br>※ IEC 62304の外部のプロセスで作成する文書。文書名は組織が定義する。 |
| b） ソフトウェア開発とシステム開発との整合をとるための手順の明示 | システム結合の方法やシステムの検証，妥当性確認によって，ソフトウェア開発とシステム開発の整合がとれていることを示します。<br>システム要求とソフトウェア要求を含めたトレーサビリティアナリシスを行うことで示すことも可能です。 |

### 5.1.4 ソフトウェア開発規格，方法及びツールの計画（クラスC）

ソフトウェア安全クラスCのソフトウェアシステムは，ソフトウェアシステムが危険状態の一因となり，ソフトウェアシステム外部のリスクコントロール手段を考慮しても受容できないリスクが生じ，それによって患者または使用者が死亡する，または重傷を負う可能性があるシステムです。

このようなリスクを持つソフトウェアや，そのソフトウェアを搭載する医療機器には適合が求められる，または組織が自主的に適合を示す規格が存在することがあります。ここではそのような規格や適用する方法論，ツールなどを開発計画の中に示します。

「a）規格（Standards）」：

ソフトウェア安全クラスCのソフトウェアアイテムには，IEC 60601-1（医用電気機器 — 第1部：基礎安全及び基本性能に関する一般要求事項）の個別規格で規定される要求事項をソフトウェアで実現するものや，ソフトウェアに関する規格に対して組織（企業等）が自主的に適合を宣言するものもあります。このように適合すべき規格や適合を宣言する規格や標準がある場合，それを明示して開発チームのメンバに周知するとともに，ソフトウェアリリース前までに適合を確認します。

「b）方法（Methods）」：

ソフトウェアの開発における最新技術においては，ソフトウェアエンジニアリングの方法論もさまざまなものが存在します。リスクの高いソフトウェアシステムやソフトウェアアイテムであれば，先人の知恵にもとづいたソフトウェアの開発方法を適宜，採用すれば高品質のソフトウェアになる可能性がより高まり，リスクが軽減されると考えられます。したがって，ソフトウェア安全クラスCのソフトウェアアイテムについては，ソフトウェアアイテムを開発する際に使う方法（Methods）を示すことが求められます。

5.1.4 ソフトウェア開発規格，方法及びツールの計画

| 要求内容の概要 | 実現する手段（例） |
|---|---|
| ソフトウェア開発計画書に次のa）〜c）の項目を，示すか，引用します。 ||
| a）規格（Standards） | ソフトウェアを搭載する医療機器に適合が求められる規格があり，その規格の中にソフトウェアに対する要求事項がある場合は，その規格と要求事項を記載します。<br>また，医療機器の仕向地が求めるソフトウェアに関する要求規格がある場合は，それも記載します。 |
| b）方法（Methods） | たとえば，形式手法，構造化設計手法，オブジェクト指向設計などのソフトウェア開発方法を指定します。 |
| c）ツール（Tools） | 使用するツールとバージョンを指定します（ISO 13485：2016の要求により，ツールのバリデーションが別途必要な場合があります）。 |

「c）ツール（Tools）」：

　ソフトウェアシステムやソフトウェアアイテムの開発にあたっては，設計開発や検証を支援するツールを使うことが多くあります。それらのツールを開発計画で指定することで，設計や検証の精度を高めるとともに，設計や検証の確からしさを示す根拠の1つとするために，記載が求められます。ISO 13485：2016が示すQMSソフトウェアにあたる場合はツールのバリデーションが必要になります。

　特に，通常のソフトウェア開発に使用するコンパイラ，コードエディタなどの開発環境，構成管理および変更管理ツールは，この項に限らず，構成管理の対象アイテムとして確実に管理することが求められます。

### 5.1.5　ソフトウェア結合及び結合試験計画（クラスB，C）

　ソフトウェア安全クラスB，Cのソフトウェアシステムでは，ソフトウェアの結合計画と結合試験計画をソフトウェア開発計画の中で示します。

　ソフトウェア結合試験とソフトウェアシステム試験は，1つの計画，および一連のアクティビティに統合することもできます。

　ソフトウェア結合試験の計画は，「ソフトウェアアイテムやSOUPをどのように結合するのか」，「どのように結合試験を実施するのか」を計画しておくことで，ソフトウェア結合の見通しを明らかにし，確実に開発を進めるために必要です。

　ただし，専用のハードウェアに組み込む医療機器ソフトウェアの場合，専用ハードウェアがないと結合試験ができない場合もあります。このようなケースでは，ハードウェアプラットフォームをシミュレーションする仮想環境を汎用のPC上に構築したり，専用ハードウェアの準備期間も考慮したりしてソフトウェア結合試験の計画を立案します。なお，結合試験計画の立てやすさは，ソフトウェアアーキテクチャ設計のよし悪しが大きく影響します。再利用可能なソフトウェアアイテムや，高凝集・疎結合なソフトウェアアイテムの存在，レイヤー構造を持ったソフトウェアアーキテクチャの設計はソフトウェア結合試験の作業工数の削減に貢献します（Point 5-3参照）。

5.1.5　ソフトウェア結合及び結合試験計画

| 要求内容の概要 | 実現する手段（例） |
|---|---|
| ソフトウェア結合試験の計画 | ソフトウェアアイテムやSOUPの結合時期や結合方法，および結合試験の計画をソフトウェア開発計画書に示します。<br>ソフトウェアの結合方法や結合時期は，ソフトウェア開発プロセスと密接な関係があるため，関連付けて示すとよいでしょう（Point 5-2参照）。 |

## Point 5-3

**ソフトウェアモジュールの結合度と凝集度について**

　ソフトウェアの構造化設計において，ソフトウェア構造が適切に分割されているか判定するために，Yourdon, E.とConstantine, LL.は，その著書 *Structured Design : Fundamentals of a Discipline of Computer Program and System Design*（Prentice-Hall, 1979）において，モジュールの「結合度（Coupling）」と呼ばれる基準を提唱しました。すなわち，ソフトウェア内のモジュール間の結合度が低いほど，独立した機能と，処理を担当するソフトウェア構造を持っていることを示すこととなり，この状態を「ソフトウェアモジュール同士の結合が疎である」といいます（Point 5-9「ソフトウェアユニットテストがしやすいユニット分割とは」〔122ページ〕に補足説明あり）。

　また，ソフトウェアの「凝集度（Cohesion）」は，ソフトウェア機能の固有性の尺度で，凝集度が高いモジュールは明確な責任を持ち，シンプルで独立性の高い機能を実装していることを示します。この指標はオブジェクト指向設計の目標と一致し，凝集度が高いソフトウェアほど保守性や拡張性が高く，再利用も容易な傾向があるといえます。

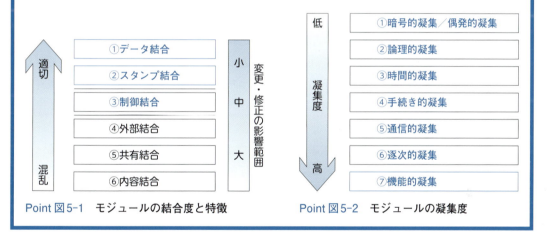

Point 図5-1　モジュールの結合度と特徴　　Point 図5-2　モジュールの凝集度

### 5.1.6　ソフトウェア検証計画（クラスA, B, C）

　ソフトウェア検証が完了していることの判断が明確に実施できるように，次のa）～d）の4つの要求事項を明示します。

　作成するアウトプット文書をソフトウェア開発計画の中で明確化することによって，不足する文書がないかどうかを確認できます。一方で，文書の数はかなりの量になることもあり，「文書をどのフェーズで作成するか」，また，「誰がどのように成果物を検証するか」，「どのような合否判定基準で成果を判断するのか」を明示することで，単に文書を作成すればよいというような検証の形骸化が起こることを防ぎます。

「a) 検証が必要な成果物」：

　IEC 62304箇条5.1.1 b)「アクティビティ及びタスクの成果物」で定義したもののうち，検証が必要な成果物を指定します。内容の検証が要求されているソフトウェア要求仕様書，ソフトウェアアーキテクチャ設計書，ソフトウェア詳細設計書，ソフトウェアユニット，ソフトウェアアイテム，ソフトウェアシステムに加え，組織として検証が必要な成果物を指定します。

　ソフトウェア検証のもれを防止するとともに，ソフトウェアシステムの検証が完了していることを確認するために必要なアウトプット文書が何になるのかを，ソフトウェアの開発計画段階で明確にします。

「b) 各ライフサイクルアクティビティで必要な検証タスク」：

　「ソフトウェア検証として実施すべき作業がもれなく実施されたかどうか」を後工程で確認するために，各ライフサイクルの中で実施する検証タスクを列挙します。

　レビューやテストなど，具体的な検証タスクをa) で指定した成果物に割り当てます。

「c) 成果物を検証するマイルストーン」：

　b) と合わせることで，検証タスクの対象，各検証タスクをいつ実施するかが明確になります。

「d) 成果物検証の合否判定基準」：

　各成果物の検証を確実にするために合否判定基準を明確にしておきます。テストでパスしなかった項目があった場合に，どのような判断基準で成果物の検証として合否判定をするのかを記載します。たとえば，テスト失敗項目については，その結果がソフトウェアアイテムやソフトウェアシステムのリスクの一因とならない根拠を示し，資格を持った責任者の承認を得るなどの付帯条件も記載しておくとよいでしょう。

　これらのソフトウェア検証計画の要求事項をソフトウェア開発計画書に1つずつ記載する，または引用することにより，「ソフトウェアシステムが検証されたかどうか」を判定するための材料がそろいます。

### 5.1.6 ソフトウェア検証計画

| 要求内容の概要 | 実現する手段（例） |
| --- | --- |
| ソフトウェア開発計画書に次の検証情報a)～d) を，示すか，引用します。 ||
| a) 検証が必要な成果物 | ソフトウェア開発の中で作成する，検証が必要な成果物を列挙します。 |
| b) 各ライフサイクルアクティビティで必要な検証タスク | 各ライフサイクルアクティビティで必要な検証タスクを記載します。 |
| c) 成果物を検証するマイルストーン | マイルストーンを定め，各マイルストーンでどの成果物を兼用するのかを記載します。 |
| d) 成果物検証の合否判定基準 | 各成果物の検証の合否判定基準として，レビューの実施と判定基準，テストの実施と判定基準等を記載します。 |

本要件はV&V（Verification and Validation）が完了しているかどうかを示すための根拠の1つとなるため，ソフトウェア開発プロセスのレビューアは，成果物を検証するマイルストーンにおいて，検証が必要な成果物ごとに検証タスクが実施され，成果物検証の合否判定基準にもとづいて検証が実施されているかどうかをチェックすることが重要です。

なお，IEC 62304 細分箇条 5.8.1「ソフトウェア検証の完了確認」で，すべてのソフトウェア検証アクティビティが完了して結果を評価したことの確認が求められます。

### 5.1.7 ソフトウェアリスクマネジメント計画（クラスA, B, C）

IEC 62304では，ISO 14971のリスクマネジメント要求に追加する箇条7「ソフトウェアリスクマネジメントプロセス」の要求事項が詳細に記載されています。

ソフトウェア開発計画では，「ソフトウェアリスクマネジメントの要求事項をいつ，どのように実行するのか」を明確にします。

ソフトウェアリスクマネジメントの実行計画をソフトウェア開発計画書に示すことで，リスクマネジメントを確実に実行し，実行もれをチェックします。

ソフトウェアリスクマネジメントの要求事項について，ソフトウェア開発計画書で一元管理する場合は，IEC 62304の箇条7の要求項目の実現計画をソフトウェア開発計画書に記載しておきます（箇条7の要求事項の解説は本書の第7章参照）。ソフトウェアリスクマネジメントは，ISO 14971のリスクマネジメントの活動と一緒に実施することもあるかもしれません。その場合であっても，IEC 62304への適合を示す際には，IEC 62304の箇条7の各要求事項が実現できていることを証明することが求められます。ソフトウェア開発におけるアーキテクチャ設計後に判断されるような内容（たとえば，危険状態の一因となるソフトウェアアイテムの特定など）もあるため，どのソフトウェアリスクマネジメント要求事項をどのアクティビティで実施し，どのようにアウトプット文書として示すのか，どの時点でリスクマネジメントファイルを確認するか等をソフトウェア開発計画

5.1.7 ソフトウェアリスクマネジメント計画

| 要求内容の概要 | 実現する手段（例） |
| --- | --- |
| ソフトウェアリスクマネジメントの実行計画をソフトウェア開発計画書に示すか引用します。 | ソフトウェアリスクマネジメント要求として下記を実施するための実行計画を，ソフトウェア開発計画書に記載します。<br>なお，ソフトウェアリスクマネジメントをリスク分析表やリスクマネジメントの報告書として別途作成する場合は，それらを作成する計画を，記載するか，引用します。<br>〔ソフトウェアリスクマネジメント要求の概要〕<br>① 危険状態を引き起こすソフトウェアの分析<br>② リスクコントロール手段<br>③ リスクコントロール手段の検証<br>④ トレーサビリティの文書化<br>⑤ ソフトウェア変更のリスクマネジメント |

書に示しておくとよいでしょう。

### 5.1.8 文書化計画（クラスA, B, C）

ソフトウェア開発ライフサイクルの各プロセスで作成する文書を，ソフトウェア開発計画書に記載します。これらの情報はソフトウェア開発計画書の外部で作成し，その文書を引用することも可能です。

a），b），d）の情報をソフトウェア開発計画書の中で明確にするのは，必要なアウトプット文書をもれなく作成するとともに，文書の目的，文書作成の手順，レビュー，承認，修正の手順や責任の所在を明確にして，文書の管理体制を確立するためです。

文書は作成するだけでなく，レビューや承認，修正が必要となります。その手順と責任の所在をソフトウェア開発計画書に記載するか引用して明確にし，責任者の意図しない修正を防ぎます。また，文書には必ず変更履歴を記載できる欄を設ける等，管理する手順にしましょう。

#### 5.1.8 文書化計画

| 要求内容の概要 | 実現する手段（例） |
|---|---|
| ソフトウェア開発計画書に次のa)〜c)の項目を示すか，引用します。 ||
| a) 題名，名称又は命名規則 | 作成する文書の名称を列挙します。 |
| b) 目的 | 文書の名称とともに目的も記載します。 |
| c) Amd 1 で削除 | 「c) 対象とする読者」は，Amd 1 で削除されました。 |
| d) 開発，レビュー，承認及び修正のための手順と責任 | 文書の開発，レビュー，承認，修正の手順と責任の所在を記載します。 |

### 5.1.9 ソフトウェア構成管理計画（クラスA, B, C）

ソフトウェアは変更容易性の特徴を持ち，ソフトウェアの変更によって不具合がつくり込まれることも多く，現代のソフトウェア開発における品質向上施策としてのソフトウェアの構成管理，ソフトウェア変更管理は欠かすことができません。

ここではソフトウェア構成管理の対象とするソフトウェアアイテムを特定し，ソフトウェアアイテムを構成管理下におく時期や，各ソフトウェアアイテムの構成管理の責任を負う組織を明確化します。

「a) 管理対象のアイテムのクラス，タイプ，カテゴリ又はリスト」：

ソフトウェア開発計画書に構成管理の計画を記載するか，引用することによって，構成管理するアイテムを特定し，変更管理や再利用を容易にします。管理対象のアイテムのクラス，タイプ，カテゴリ，リストなどは，組織やプロジェクトが定義し，使用します。

「b) ソフトウェア構成管理アクティビティとタスク」:

　ソフトウェアの変更によって不具合のつくり込みやデグレードを発生しにくくするため，構成管理の手順を明確にします。構成管理ツールを使用する場合は，ツールの運用手順を記載するか，別文書の手順書を参照するようにします。

「c) ソフトウェア構成管理アクティビティの実行に責任を負う組織」:

　ソフトウェア構成管理の実行に責任を負う組織を指定することで，後の変更依頼や変更承認の相手先を明確にします。再利用するソフトウェアアイテムを当該医療機器ソフトウェアの開発部門とは別の部門から提供を受ける際など，そのソフトウェアアイテムの構成管理の実行の責任をどちらが負うかを明確にしておきます。

「d) ソフトウェア構成管理の実行に責任を負う組織と他の組織との関係」:

　構成管理対象のアイテムが他の製品でも使用されている再利用資産だった場合，共通のソフトウェア資産として管理し，変更を行う必要があります。そのため，c) に関連して，ソフトウェア構成管理アクティビティの実行に責任を負う組織と他の組織との関係についての説明を記載する必要があります。

「e) アイテムを構成管理下に置く時期」:

　構成アイテムは，新規作成時にしばらくは構成管理の手順を踏まずに修正を繰り返すこともあります。構成アイテムを構成管理下におく時期を明確にし，その時点以降は厳格に管理します。なお，ソフトウェアアイテムの検証を行う前までには構成管理下におく必要があります（IEC 62304

### 5.1.9　ソフトウェア構成管理計画

| 要求内容の概要 | 実現する手段（例） |
| --- | --- |
| ソフトウェア開発計画書に次のソフトウェア構成管理情報を，示すか，引用します。 ||
| a) 管理対象のアイテムのクラス，タイプ，カテゴリ又はリスト | 構成管理する対象のソフトウェアアイテムを列挙するか，参照します。 |
| b) ソフトウェア構成管理アクティビティとタスク | 構成管理の手順書を参照するか，ソフトウェア開発計画書に手順を記載します。 |
| c) ソフトウェア構成管理アクティビティの実行に責任を負う組織 | ソフトウェア構成管理の実行に責任を負う組織を指定し，ソフトウェア開発計画書に記載します。 |
| d) ソフトウェア構成管理の実行に責任を負う組織と他の組織との関係 | ソフトウェア構成管理の実行に責任を負う組織と，他の組織との関係を，ソフトウェア開発計画書に記載します。 |
| e) アイテムを構成管理下に置く時期 | 構成管理するソフトウェアアイテムを構成管理下におく時期を記載します。 |
| f) 問題解決プロセスを使用する時期 | ソフトウェア構成管理，変更管理に伴い，「問題解決プロセスを使用するかどうか」，「使用する時期をいつからにするか」を記載します。 |

細分箇条5.1.11)。

「f) 問題解決プロセスを使用する時期」：

　ソフトウェア開発中に問題が発生し，安易にソフトウェアに変更を加えると，さらに問題が発生することがあります。たとえば，ソフトウェアシステム試験中に問題が発生した際に，担当のソフトウェアエンジニアや外部の協力会社に問題解決を任せてしまうのは，デグレードを起こす可能性があり危険です。

　これを防ぐには問題解決プロセスを使用する時期を決め，その期間で問題が発生した場合は，問題解決プロセスにしたがって粛々と処理をしていくことです。問題解決プロセスの使用は，デグレードなどの不具合を防止することに役立ち，ソフトウェアの品質を維持することにつながります。なお，ソフトウェア結合および結合試験中，ソフトウェアシステム試験中に発見した異常は，問題解決プロセスを使用して処理する必要があります（IEC 62304 細分箇条5.6.8，5.7.2）。

### 5.1.10　管理が必要な支援アイテム（クラスB, C）

　ソフトウェアには仕様書類やソースコードだけでなく，コンパイラなど，管理が必要な支援アイテムが存在します。それらを特定し，ソフトウェアの開発環境を再現できるようにしておきます。

　なお，これらの支援アイテムがISO 13485 : 2016が示すQMSソフトウェアに相当すればバリデーションが必要になります。

　医療機器ソフトウェアに影響をおよぼす可能性のあるツールやアイテム，設定のような情報が失われると，ソースコードが残っていてもソフトウェアの開発環境を再現することができないことがあります。このため，これらの情報はソフトウェア開発計画書で明確にしておくとともに，これらのツール，アイテム，設定，修正パッチ用ソフトウェアなどは医療機器ソフトウェアのライフサイクルが終了するまで（市場での保守期間が終了するまで）保存管理しておく必要があります。これらは実際に利用した製品ソフトウェアと対を成す必要がありますので，構成管理の対象アイテムの1つになります。

5.1.10　管理が必要な支援アイテム

| 要求内容の概要 | 実現する手段（例） |
|---|---|
| 医療機器ソフトウェアに影響を及ぼす可能性のあるツールやアイテム，設定を管理対象とする。<br><br>例）統合開発環境，コンパイラのバージョン，メイクファイル，バッチファイル，環境設定など | ソフトウェアの統合開発環境，コンパイラ，アセンブラ，コンパイルオプションなど，管理が必要な情報をソフトウェア開発計画書に記載します。 |

### 5.1.11　検証前のソフトウェア構成アイテムのコントロール（クラスB, C）

　構成アイテムがそれらのアイテムの検証前に構成管理下におかれるように，ソフトウェア開発計

画を立案します。

　ソフトウェアアイテムが検証済みとなり，その後の変更によって問題が発生した場合，検証済みの状態（ベースライン）に戻せるようにすることがソフトウェア構成管理の重要な役目です。

　そのため，ソフトウェア構成アイテムは，検証前に構成管理下におき，検証開始後に発生する修正の内容をもれなく記録できるようにします。

5.1.11　検証前のソフトウェア構成アイテムのコントロール

| 要求内容の概要 | 実現する手段（例） |
|---|---|
| ソフトウェア構成アイテムが，検証前に構成管理下に置かれるように計画する。 | ソフトウェア構成管理を始める時期を各ソフトウェアアイテムの検証前に設定し，ソフトウェア開発計画書に記載します。 |

## 5.1.12　既知のソフトウェア欠陥の特定及び回避（クラスB，C）【Amd 1 追加項目】

　IEC 62304 Amd 1で追加された要求項目です。

　本要求は，各組織が検出すべきと考えるソフトウェア欠陥を分類し，それらがソフトウェアアイテムの中に存在しない，または，存在していたとしてもリスクの一因とならないことを示す手順を明確化することで，ソフトウェアアイテムやソフトウェアシステムの信頼性を高めます。増大する

5.1.12　既知のソフトウェア欠陥の特定及び回避

| 要求内容の概要 | 実現する手段（例） |
|---|---|
| ソフトウェア開発計画書に次のa)～b)の手順を示すか，引用します。 ||
| a) ソフトウェアシステムに対して選択したプログラミング技術によって生じる可能性のある欠陥を分類するための手順 | 想定する欠陥を列挙し，記載するか，参照します。ソフトウェア静的解析ツールを使用する場合は，そのツールで検出する欠陥を列挙します。<br>　欠陥の分類または危険状態の原因となる例についてはIEC TR 80002-1：2009（医療機器ソフトウェア － 第1部：ISO 14971の医療機器ソフトウェアへの適用に関する指針）付属書Bを参照します。<br>例）ゼロ割，数値のオーバーフロー／アンダーフロー，誤ったポインタ，誤った初期化，メモリリーク，スタックオーバーフロー，無限ループ等 |
| b) これらの欠陥が受容できないリスクの一因とならないことを示す証拠を文書化する手順 | ソフトウェア静的解析ツールを使用する場合は，ツールにより検証した結果，および，警告があったとしてもリスクが受容できる根拠を示す手順を計画に示します。 |

> ## Point 5-4
> 
> **既知のソフトウェア欠陥とは何か**
> 
> 　「既知のソフトウェア欠陥」の"既知（原文ではcommon）"とはどういうことなのか，もう少し考えましょう。
> 
> 　多くの調査の結果，欠陥を生む可能性が高いコーディングパターンが報告されていたり（前出5.1.12の表の例），SOUPの欠陥（不具合等）が供給元や公認機関から発信されていたりします。たとえば，製品の保守のために特別なログイン機能があったとして，そのユーザ名とパスワードがマニュアルに記載された固定のまま変更できない場合（ハードコードパスワード）は，セキュリティの観点から安全ではないことがすでに公に報告されています。
> 
> 　ネットワーク接続がある機器においては，製品の意図する使用で用いないネットワークポート（TCP/IP，UDP/IPなど）が開いていることの危険性も同様に報告されています。このように"既知（原文ではcommon）"とは，「公に知られている（known）」ということを意識している用語なのです。

　ソフトウェアの欠陥除去をできるだけもれなく行うために，コンパイル時のチェッカーや，静的解析ツール，動的解析ツールなど，さまざまな欠陥検出手段が開発されつつあります。

　近年の医療機器ソフトウェアはソフトウェアの規模や複雑性が増大しているため，表5.1.12の例にあげたような欠陥はできる限り検出し，除去するか，リスクの一因にならないことを示すことが，ソフトウェアシステムのリスクを低減することに貢献すると考えられています。

　たとえば，静的解析ツールなどで，あらかじめ選定した欠陥（警告）がクラスB，Cのソフトウェアアイテムに存在しないことを証明するか，それらがあったとしても，受容できないリスクの一因とならないことを逸脱（deviation）の説明として示すことで，ソフトウェアアイテムの信頼性が高いことを説明します。

## 5.2 ソフトウェア要求事項分析

　ソフトウェア要求事項分析のアクティビティは，システム要求仕様書および医療機器要求事項に適合するために，ソフトウェアが果たすべき役割としての要求事項を確立し，検証することです。このように医療機器ソフトウェアが意図した動作をしているかどうか，医療機器ソフトウェアが使用可能状態にあるかどうかを実証するためには，検証可能な要求事項の確立が不可欠です。すなわち，要求事項が要求どおりに実装されていることを実証するためには，要求事項が正確に実装されているかどうかを判断するあいまいさを含まない客観的な基準を持って各要求が提示されている必要があります。

　また，医療機器のリスクマネジメントプロセスにおいて，特定されたリスクをコントロールするためにソフトウェア要求事項が課されている場合，それらの要求事項を明確にするとともに，リスクコントロール手段を追跡するとソフトウェア要求事項にたどり着けるようにします。すなわち，すべてのソフトウェア要求事項は，要求事項と要求事項の実装を検証した検証結果との間でトレーサビリティが実証できるようにしておくことが求められます。

5.2　ソフトウェア要求事項分析（○：要求〔該当する〕，●：Amd 1 で追加要求〔該当する〕）

| アクティビティ・タスク | 安全クラス | | |
|---|---|---|---|
| | A | B | C |
| 5.2.1　システム要求事項からのソフトウェア要求事項の定義及び文書化 | ○ | ○ | ○ |
| 5.2.2　ソフトウェア要求事項の内容 | ○ | ○ | ○ |
| 5.2.3　リスクコントロール手段のソフトウェア要求事項の包含 | | ○ | ○ |
| 5.2.4　医療機器のリスク分析の再評価 | ○ | ○ | ○ |
| 5.2.5　要求事項の更新 | ○ | ○ | ○ |
| 5.2.6　ソフトウェア要求事項の検証 | ○ | ○ | ○ |

プロセスにおけるアクティビティとインプット・アウトプットの関係（例）

```
                    ソフトウェア開発計画書
                            │
                            ▼
  システム要求仕様書※ ──┐   ┌─────────┐
                        ├──▶│   5.2       │──▶ ソフトウェア要求仕様書
  リスク分析結果 ───────┘   │ ソフトウェア │
                            │ 要求事項分析 │
                            └─────────┘
```

※　IEC 62304 の外部アクティビティで作成する文書

ユーザニーズ，設計インプット，ソフトウェア要求事項，ソフトウェア機能仕様書およびソフトウェア設計仕様書の区別には，しばしば混乱がみられます。表5-1にこれらの情報・文書の違いを示します。「設計インプット」は「ユーザニーズ」を解釈して正式に文書化した医療機器要求事項であり，医療機器の設計開発プロセスの中では製品仕様書やシステム仕様書などに設計インプットを記載することがあります。

「ソフトウェア要求事項」は「ユーザニーズ」および「設計インプット」に適合するために，ソフトウェアが果たすべき役割を正式に文書化した仕様書です。ソフトウェア要求事項の内容は

- 医療機器に対する規制要求事項のうち，ソフトウェアで実現するもの（基本性能に関するもの）
- システム要求事項のうち，ソフトウェアで実現する要求
- ソフトウェアによるリスクコントロール手段の要求仕様

表5-1 設計の上流工程で作成される文書・情報の分類例

| | 文書・情報の分類 | IEC 62304 Amd 1 附属書B5.2の説明 | 解説 |
|---|---|---|---|
| 上位 ↑ | 設計インプット（システム要求仕様書）※ ISO 13485で要求のある情報 | ユーザニーズを解釈して正式に文書化した医療機器要求事項 | ハードウェア，ソフトウェアの区別なく，医療機器としての要求事項。ユーザニーズの中には医療機器としての基礎安全や安全通則IEC 60601の個別規格が求める基本性能も含まれる。 |
| | ソフトウェア要求事項（ソフトウェア要求仕様書）※ IEC 62304で要求されている情報 | ユーザニーズ及び設計インプットに適合するためにソフトウェアが果たすべき役割を正式に文書化した仕様書 | 医療機器に対する規制要求事項のうちソフトウェアで実現するもの（基本性能に関するもの），ソフトウェアによるリスクコントロール手段は確実に含める。このソフトウェア要求事項はトレーサビリティが実証できるようにする。 |
| | ソフトウェア機能仕様書※ IEC 62304で直接要求されていない文書 | ソフトウェア要求事項に付随することが多く，要求事項に適合するためにソフトウェアが果たすべき役割を詳細に定義する。 | ソフトウェア技術者に対して実装を指示するための仕様書という意味合いが強い。 |
| ↓ 下位 | ソフトウェア設計仕様書※ IEC 62304で直接要求されていない文書 | ソフトウェアの要求事項及び機能仕様を実装するためにソフトウェアをどのように設計，分割するかを定義する。 | ソフトウェア機能仕様書が各ソフトウェアアイテムの入出力の説明に主眼が置かれているのに対し，ソフトウェア設計仕様書はソフトウェアアイテムの実現方法まで記載される。 |

## Point 5-5

### ソフトウェア要求仕様書にどこまで書くか

ソフトウェア要求仕様書は「ユーザニーズおよび設計インプットに適合するためにソフトウェアが果たすべき役割を正式に文書化した仕様書」であり，要求事項の1つひとつについて検証が求められます。

ソフトウェア機能仕様書やソフトウェア設計仕様書がソフトウェアの実現・実装を目的として作成されるのに対し，ソフトウェア要求仕様書はその**医療機器の中でソフトウェアが果たすべき役割を明確にすること**を目的として作成されます。したがって，ソフトウェア要求事項として挙げられた項目は検証が可能な要求である必要があり，その設計・検証に対してトレースをとれるようにしておくことが求められます。

たとえば，対象の医療機器の個別規格で要求されている基本性能をソフトウェアで実現する場合，その要求事項はシステム要求事項となり，さらに，ソフトウェア要求事項に含まれます。数あるソフトウェア要求やソフトウェア機能を書き出して整理し，階層化すると，その上流部分にソフトウェア要求事項として抽出すべき項目が見えてきます（Point 図5-3）。

階層化する際の最上流には医療機器としての基礎安全，基本性能，必達のユーザニーズなどを配置します。医療機器は製品群としての寿命が非常に長く，後継機種開発の際に前機種で実現できている基本性能・基本機能を実現する要求はすでにあるものとして関係者の間で忘れられがちです。それとは対照的に，付加価値として付け加えるソフトウェア機能の部分ばかりに注目が集まりがちですが，「その医療機器の意図する使用（Intended Use）が何か」を十分に認識した上で，医療機器の基礎安全や基本機能，基本性能を担う要求事項をソフトウェア要求事項とすることが重要です。

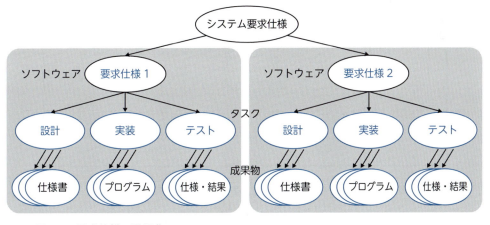

Point 図5-3　**要求仕様の階層化**

等で，それぞれの要求が実現できているかどうかの試験を確立できるような表現で記述する必要があります。

図5-3に示すように，システム要求事項およびソフトウェア要求事項の分析のアクティビティは現実には繰り返し行い，システムアーキテクチャ設計やソフトウェアアーキテクチャ設計を考えて実現の可能性を探りながら，システム要求事項分析やソフトウェア要求事項分析を実施することもあります。また，図5-4に示すように調査試作を実現可能性調査（Feasibility Study）として実施し，その後，正式な医療機器開発の設計プロセスをスタートさせる（組織承認された正式文書としてつくり上げる）こともあるでしょう。

ソフトウェア要求事項として策定した項目は，医療機器のV&V（Verification & Validation）において確実に実現できていることの確認が求められるということを，常に意識しておくことが重要です。

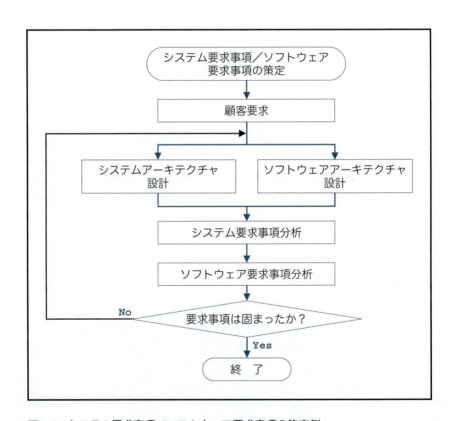

図5-3　システム要求事項／ソフトウェア要求事項の策定例

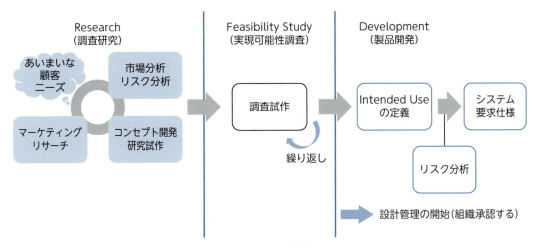

**図5-4** Research（調査研究）から Development（製品開発）まで

## 5.2.1 システム要求事項からのソフトウェア要求事項の定義及び文書化（クラスA, B, C）

　IEC 62304の外部の活動で作成されたシステム要求事項からソフトウェア要求事項を定義し，ソフトウェア要求仕様書に文書化し，組織の承認を得ます。ソフトウェアシステムが単独医療機器ソフトウェアである場合は，ソフトウェアシステム要求事項とシステム要求事項に差異がない場合もあります。

5.2.1　システム要求事項からのソフトウェア要求事項の定義及び文書化

| 要求内容の概要 | 実現する手段（例） |
|---|---|
| 医療機器のソフトウェアシステムごとにシステムレベルの要求事項からソフトウェア要求事項を定義して文書化する。 | ソフトウェア要求仕様書に規格が求める内容を含めてソフトウェア要求事項を記載し，組織の承認を得ます。 |

　ソフトウェア要求事項の内容は，ソフトウェア安全クラスに応じて，5.2.2項以降の要求を満たすようにします。

## 5.2.2 ソフトウェア要求事項の内容（クラスA, B, C）

　IEC 62304 Amd 1では，ソフトウェア要求事項の内容について，次のa）～l）のような事項を「医療機器ソフトウェアの要求事項に必要な場合は適宜含める」として，求めています。すなわち，ユーザニーズおよび設計インプットに適合するためにソフトウェアが果たすべき役割を正式に文書化したものとして，ソフトウェア要求事項を抽出し，必要に応じて5.2.2項の要求事項の内容をソフトウェア要求仕様書等に記載します。

　したがって，ソフトウェア要求事項は書き方によってはかなりのボリュームとなるため，書き方

### 5.2.2 ソフトウェア要求事項の内容

| 要求内容の概要 | 実現する手段（例） |
|---|---|
| 医療機器ソフトウェアの要求事項に必要な場合は，次の事項を適宜含めます。 ||
| a) 機能及び能力についての要求事項 | たとえば，次のような要求事項をソフトウェア要求仕様書に記載します。<br>―― 性能（ソフトウェアの目的，タイミング要求事項など）<br>―― 物理的特性（コード言語，プラットフォーム，オペレーティングシステムなど）<br>―― ソフトウェアの実行環境（ハードウェア，メモリサイズ，処理ユニット，タイムゾーンの設定，ネットワークインフラストラクチャなど）<br>―― アップグレード，複数のSOUPまたは他機器との互換性の必要性 |
| b) ソフトウェアシステムのインプット及びアウトプット | 次のような要求事項をソフトウェア要求仕様書に記載します。<br>例）データの型（数字，英数字，フォーマット），範囲，制限，既定値 |
| c) ソフトウェアシステムと他のシステムとの間のインタフェース | ソフトウェアシステムが他のシステムと接続できる場合，その間のインタフェースに関する要求事項をソフトウェア要求仕様書に記載します。 |
| d) ソフトウェアによる警報，警告及び操作者へのメッセージ | ソフトウェアによる警報，警告，操作者へのメッセージに対する要求事項をソフトウェア要求仕様書に記載します。 |
| e) セキュリティ要求事項 | 次のようなセキュリティ要求事項をソフトウェア要求仕様書に記載します。<br>例）機密情報の漏洩に関連する事項，認証，認可，監査証跡（Audit Trail），システムセキュリティ・マルウェアからの保護<br>医療機器に対するセキュリティ要求が各国・地域によって規制要件となっている場合は，その要件を記載します。 |
| f) ソフトウェアで実装するユーザインタフェースの要求事項 | 次のようなユーザインタフェース要求事項をソフトウェア要求仕様書に記載します。<br>例）手動操作の支援，人間と機器との相互作用，人員についての制約，人間の注意を集中する必要がある領域<br>なお，ユーザビリティエンジニアリング要求事項については，必要に応じてIEC 62366-1やIEC 60601-1-6に規定されているため，これらも参照します。 |
| g) データ定義及びデータベース要求事項 | データ定義およびデータベース要求事項に対する要求事項をソフトウェア要求仕様書に記載します。<br>例）形式，整合性，機能 |

| | | |
|---|---|---|
| h) | 納入した医療機器ソフトウェアの，操作現場及び保守現場におけるインストール及び受入れの要求事項 | 医療機器ソフトウェアの納入場所において，汎用・専用プラットフォームへのインストールや受入作業が想定される場合，インストールや受入れの要求事項をソフトウェア要求仕様書に記載します。 |
| i) | 操作及び保守の方法に関わる要求事項 | 医療機器の操作や保守を実現するソフトウェアに関しての要求事項をソフトウェア要求仕様書に記載します。 |
| j) | ITネットワークに関連する要求事項 | 医療機器および医療機器ソフトウェアをITネットワークに接続する場合のITネットワークに関する要求事項を，ソフトウェア要求仕様書に記載します。 |
| k) | ユーザ保守要求事項 | ユーザ保守について，ソフトウェアで実現する内容の要求事項をソフトウェア要求仕様書に記載します。 |
| l) | 規制要求事項 | 医療機器ソフトウェアに対する規制要求事項を記載します。 |

には工夫が必要です。Point 図5-5に示すように要求仕様を階層化し，後工程で要求が実現できているかどうかをトレースしやすくするために，階層化された要求にタグ（例：SRS-1，SRS-1.1）を打って管理する方法もあります。

「a) 機能及び能力についての要求事項」：
　医療機器の意図する使用を達成するために必要な機能や能力を要求事項とします。IEC 60601-2-xの個別規格で，基本性能（Essential Performance）をソフトウェアで実現する部分があれば，それは要求事項に含めます。ソフトウェア要求事項で策定した項目は検証結果までトレースすることを考え，安全や基本機能，基本性能にかかわる部分から要求事項を抽出していくとよいでしょう。

「b) ソフトウェアシステムのインプット及びアウトプット」：
　ソフトウェアシステムへのインプット，アウトプットに関して必達の要求事項を策定します。そのインプットやアウトプットがなければ，意図する使用を達成できない項目から順に抽出します。

「c) ソフトウェアシステムと他のシステムとの間のインタフェース」：
　ソフトウェアシステムが他のシステムと接続する場合，必ずそこにはインタフェース仕様があるはずです。外部とのやりとりを実現するためにはインタフェース仕様を満たす必要がありますから，インタフェース仕様はソフトウェア要求事項とします。

「d) ソフトウェアによる警報，警告及び操作者へのメッセージ」：
　医療従事者などの医療機器の操作者や患者に対してソフトウェアが発する警報，警告，メッセージに対する要求事項（どのような状況で，どのようなメッセージを発出するのか）を記載します。また，想定する操作者の対応を記載しておくとよいでしょう。

「e) セキュリティ要求事項」：
　セキュリティに関するリスク分析を実施した上で，セキュリティに関するソフトウェア要求事項

を記載します。医療機器のセキュリティに関しては各国で規制要件となりつつあり，対象となる医療機器について，特に情報セキュリティのリスク（サイバーリスク）について分析をし，必要なソフトウェア要求事項を記載します。患者安全に影響をおよぼす可能性のある情報セキュリティリスクへの対策はもちろんのこと，個人情報の漏洩や不正ソフトウェアからの保護等についても考慮し，要求事項とします。

「f) ソフトウェアで実装するユーザインタフェースの要求事項」：
　ユーザインタフェースを考慮しなければ意図した使用を達成できない，また，安全が確保できないような場合で，ソフトウェアによって対応が必要な要求についてソフトウェア要求事項とします。たとえば，ソフトウェアによる画像やメッセージで医療機器の操作を誘導する必要がある場合などは，その要求をソフトウェア要求事項とします。

「g) データ定義及びデータベース要求事項」：
　医療機器の意図する使用を達成するために使用するデータ（患者情報，計測データ等）の定義や，使用するデータベースの要求事項を記載します。

「h) 納入した医療機器ソフトウェアの，操作現場及び保守現場におけるインストール及び受入れの要求事項」：
　特に単独医療機器ソフトウェアを操作現場や保守現場でインストールする場合，インストール方法や，受入可能となる条件などの要求事項があれば記載します。

「i) 操作及び保守の方法に関わる要求事項」：
　医療機器を医療従事者等が操作および保守する際に必要な操作方法や手順があり，その操作方法や手順をソフトウェアが実現または補助する必要がある場合，ソフトウェア要求事項とします。

「j) ITネットワークに関連する要求事項」：
　医療機器をITネットワークに接続する場合，意図する情報伝達，相互通信を可能とするために必要な要求事項（ネットワークの通信容量や応答時間の制限など）を記載します。

「k) ユーザ保守要求事項」：
　医療機器の基本機能，基本性能を維持する際にユーザが保守作業を行う必要があり，そこにソフトウェアの役割がある場合，それをソフトウェア要求事項として記載します。

「l) 規制要求事項」：
　医療機器ソフトウェアに関して規制要求事項（付録参照）がある場合は，それをソフトウェア要求として記載します。

### 5.2.3　リスクコントロール手段のソフトウェア要求事項への包含（クラスB, C）

　リスク分析の結果，ソフトウェアに実装することが必要なリスクコントロール手段に対する要求仕様をソフトウェア要求仕様書に記載します。なお，リスクコントロール手段の要求事項はソフトウェアの開発初期には確定できない場合もあるため，ソフトウェアの設計を進めていく過程でリスクコントロール手段の追加定義を行うこともあります。

　たとえば，リスク分析の結果，医療機器からの出力を異常監視し，出力が許容範囲を超えていた

ときに出力を停止するようなリスクコントロールを行い，その監視と制御にソフトウェアがかかわっている場合，ソフトウェアとしてのリスクコントロールの要求事項をソフトウェア要求事項に含めます。このように一度，ソフトウェア要求事項として定義されたリスクコントロール手段は，要求どおりに正しく実装され，検証が完了するところまでトレースをとることになります。

5.2.3　リスクコントロール手段のソフトウェア要求事項への包含

| 要求内容の概要 | 実現する手段（例） |
|---|---|
| ソフトウェアに実装するリスクコントロール手段を医療機器ソフトウェアの要求事項に含める。 | ソフトウェアに実装するリスクコントロール手段の要求事項をソフトウェア要求仕様書に記載します。 |

## 5.2.4　医療機器のリスク分析の再評価（クラスA，B，C）

　ソフトウェア要求事項が確定すると，医療機器におけるソフトウェアが果たすべき役割が明確になります。その上で，ソフトウェアが障害を起こした場合等に発生する可能性のある危害を想定し，リスク分析を再評価します。

5.2.4　医療機器のリスク分析の再評価

| 要求内容の概要 | 実現する手段（例） |
|---|---|
| ソフトウェア要求事項が確定した時点で医療機器のリスク分析を再評価し，更新する。 | ソフトウェア要求事項が確定した時点で，ソフトウェア要求事項をインプットとして，特にソフトウェアに起因する危害に着目して医療機器のリスク分析を再評価し，リスク分析を更新します。 |

## 5.2.5　要求事項の更新（クラスA，B，C）

　ソフトウェア要求事項分析が終了すると，ソフトウェア要求事項分析のインプットとして使用したシステム要求事項（システム要求仕様書）や関連する他のソフトウェア要求事項（ソフトウェア要求仕様書）を各要求事項の間に矛盾がないかなど再評価，修正する必要がある場合があります。

5.2.5　要求事項の更新

| 要求内容の概要 | 実現する手段（例） |
|---|---|
| ソフトウェア要求事項分析アクティビティの結果を受けて，システム要求事項を含む既存の要求事項の再評価及び更新を実施する。 | ソフトウェア要求事項分析の結果をインプットとし，システム要求事項（システム要求仕様書）や既存の要求事項（関連する他のソフトウェア要求仕様書）等の再評価を行い，必要があれば更新します。 |

また，ソフトウェア要求仕様書も従来機種で作成したものを継承している場合は，今回の開発で追加，修正したソフトウェア要求事項に関連して，関係する他の要求事項の見直しを行います。

特に保守プロセスにおいて，このアクティビティを必要に応じて組み込んでおきましょう。

### 5.2.6 ソフトウェア要求事項の検証（クラスA, B, C）

ソフトウェア要求事項が定まったら，ソフトウェア要求事項の内容について次のa)～f)の内容を検証し，検証結果を文書化します。

ここではシステム要求事項のうち，ソフトウェアで実現するソフトウェア要求事項やソフトウェアに実装するリスクコントロール手段の要求事項がもれなく記載されていることを確認します。また，「相互に矛盾しない」，「あいまいさを回避した用語で表現している」，「試験が実施できる表現で記載している」，「一意に識別できる」といった条件はすべて，ソフトウェア要求事項としてあげられた項目がテストを含む検証によって確実に実現できていることを確認するために必要です。た

**5.2.6　ソフトウェア要求事項の検証**

| 要求内容の概要 | 実現する手段（例） |
|---|---|
| ソフトウェア要求事項について次の点を検証し，文書化します。 ||
| a) システム要求事項（リスクコントロールに関わるものを含む）を実装している。 | システム要求事項のうち，ソフトウェアで実現する要求事項がソフトウェア要求仕様書に記載されていることを確認し，検証結果をソフトウェア要求事項検証報告書等に文書化します。システム要求事項で要求されているリスクコントロールをソフトウェアで実現する場合，その内容がソフトウェア要求事項に含まれていることを確認します。 |
| b) 相互に矛盾しない。 | ソフトウェア要求事項のそれぞれが相互に矛盾していないことを検証し，検証結果をソフトウェア要求事項検証報告書等に文書化します。 |
| c) あいまいさを回避した用語で表現している。 | ソフトウェア要求事項の内容があいまいさを回避した用語で表現されていることを検証し，検証結果をソフトウェア要求事項検証報告書等に文書化します。 |
| d) 試験基準を確立して，試験が実施できる表現で記載している。 | ソフトウェア要求事項の内容について試験が実施できるような表現で記載していることを検証し，検証結果をソフトウェア要求事項検証報告書等に文書化します。 |
| e) 一意に識別できる。 | ソフトウェア要求事項の内容が一意に識別できることを確認し，検証結果をソフトウェア要求事項検証報告書等に文書化します。 |
| f) システム要求事項又は他の要求事項を追跡できる。 | ソフトウェア要求事項とシステム要求事項，他の要求事項の関係がトレースできるようにします。<br>例）各要求事項にタグを打ち，トレーサビリティマトリクスをつくる。<br>※ なお，IEC 62304は形式仕様記述言語（フォーマルメソッド）の使用は要求していません。 |

とえば，「使いやすいボタン」や「視認しやすい表示」といった要求仕様では，試験基準を確立することができません。ソフトウェア要求事項を決定するためには，なぜ使いやすくする必要があるのか，視認できないとどのようなリスクがあるのかといった要求事項の根拠が明確になっていないといけません。

　つまり，ソフトウェア要求事項の検証要求は，「ソフトウェア要求事項を，医療機器のV&V（Verification & Validation）をするための重要な要素として使用できるかどうか」をチェックするための要求ということができます。

「a）システム要求事項（リスクコントロールに関わるものを含む）を実装している。」：
　システム要求事項を点検し，システム要求事項のうち，ソフトウェアで実現するもの（リスクコントロールに関するものを含む）がもれなく，ソフトウェア要求事項となっていることを確認します。

「b）相互に矛盾しない。」：
　ソフトウェア要求事項が増えてくると，要求事項同士が矛盾していることがあります。たとえば，「アラームメッセージはすべて10秒間，表示する」という要求があるのに，特定のアラームメッセージの表示時間が5秒となっているなど。このような相互矛盾がないかどうかを点検します。

「c）あいまいさを回避した用語で表現している。」：
　ソフトウェア要求事項は，実現できているかどうか確認できなければ，ソフトウェアをリリースすることができません。そのため，「使いやすい」や「わかりやすい」といった，あいまいさを含んだ言葉は使わないようにしなければなりません。

「d）試験基準を確立して，試験が実施できる表現で記載している。」：
　ソフトウェア要求事項が正しく実装されているかどうか試験をするために，試験基準を確立する必要があります。そのため，ソフトウェア要求事項は，試験が実施できる表現で記載されている必要があります。次の×のような表現は不適切で，○のような表現にする必要があります。

　　×：操作者が視認しやすいボタンとする。
　　○：成人の操作者が3 m離れた位置から視認できるように，黒地に赤色で2 $cm^2$以上の面積のボタンとする。

「e）一意に識別できる。」：
　ソフトウェア要求事項はトレーサビリティを確保するため，一意に識別できるようにする必要があります。その方法としては，タグ（記号 + 番号）などを付与して管理します。

「f）システム要求事項又は他の要求事項を追跡できる。」：
　システム要求事項とソフトウェア要求事項，リスクコントロール手段とソフトウェア要求事項など，追跡を要求されている関連する要求事項同士が相互に追跡できるようにします。これにはトレーサビリティツールを使用することもできます。

## 5.3 ソフトウェアアーキテクチャの設計

ソフトウェアアーキテクチャの設計では，ソフトウェアの主要構造コンポーネント（アイテム）を定義し，コンポーネントの重要な役割，外部に現れるコンポーネントの特性およびその間の関係について，特定することを要求しています。あるコンポーネントの動作が他のコンポーネントに影響を与える可能性がある場合は，その動作をアーキテクチャで説明することが望ましいでしょう。

本節の「ソフトウェアアーキテクチャの設計」と7章の「ソフトウェアリスクマネジメントプロセス」の間には深い関係があります。ソフトウェアリスクマネジメントプロセスでは，危険状態の一因となるソフトウェアアイテムを特定し，そう判断した潜在的原因を特定します。これはソフトウェアアーキテクチャ設計にて分割したソフトウェアアイテムのソフトウェア安全クラスがなぜ，Aなのか，Bなのか，Cなのかを説明するための根拠となります。

また，ソフトウェアに実装するリスクコントロール手段がある場合，リスクコントロール対象のリスクレベルによって，リスクコントロール手段に関係するソフトウェアアイテムのソフトウェア安全クラスが決定されます。たとえば，あるソフトウェアアイテムが外部のリスクコントロール手段によってソフトウェア安全クラスがCからAに低減されている場合，リスクコントロール手段を実現するソフトウェアアイテムのソフトウェア安全クラスはCになります。

5.3 ソフトウェアアーキテクチャの設計（○：要求〔該当する〕，●：Amd 1で追加要求〔該当する〕）

| アクティビティ・タスク | 安全クラス | | |
|---|---|---|---|
| | A | B | C |
| 5.3.1 ソフトウェア要求事項のアーキテクチャへの変換 | | ○ | ○ |
| 5.3.2 ソフトウェアアイテムのインタフェース用アーキテクチャの開発 | | ○ | ○ |
| 5.3.3 SOUPアイテムの機能及び性能要求事項の指定 | | ○ | ○ |
| 5.3.4 SOUPアイテムが要求するシステムハードウェア及びシステムソフトウェアの指定 | | ○ | ○ |
| 5.3.5 リスクコントロールに必要な分離の特定 | | | ○ |
| 5.3.6 ソフトウェアアーキテクチャの検証 | | ○ | ○ |

プロセスにおけるアクティビティとインプット・アウトプットの関係（例）

ソフトウェア開発計画書 → 5.3 ソフトウェアアーキテクチャの設計
ソフトウェア要求仕様書 → 5.3 ソフトウェアアーキテクチャの設計 → ソフトウェアアーキテクチャ設計書

## Point 5-6

### 現実にはきれいな階層構造ではないソフトウェアアーキテクチャ

　IEC 62304 Amd 1の図B.1では，Point 図5-4の（a）のようにソフトウェアアイテムの分割例が示されています。

　しかし，実際のソフトウェアシステムのアーキテクチャ（静的構造）はアイテムとアイテムが1対1になるような単純な階層構造ではなく，（b）のように各ソフトウェアアイテム同士が複雑な依存関係になったりします。

　また，ソフトウェアのアーキテクチャを表す方法にはUML（Unified Modeling Language）で静的な構造を示すほか，データフローダイアグラムや，特に表記法の決まっていないブロック図により表現する場合もあります。

　実際のところ，死亡または重傷を引き起こす可能性のある危険状態の要因となるソフトウェアアイテム（ソフトウェア安全クラスC）を他のソフトウェアアイテムから分離し，結合を疎にして，そのソフトウェアアイテムの信頼性を高めれば，医療機器ソフトウェアシステムとしてのリスクを低下させることができます。別のいい方をすれば，ソフトウェア安全クラスの低いソフトウェアアイテムに障害が起こっても，ソフトウェア安全クラスCのソフトウェアアイテムに影響を与えないようなアーキテクチャになっていれば死亡または重傷を引き起こすことはありません。

　したがって，ソフトウェアアーキテクチャを設計する際には，ソフトウェア安全クラスCやBのソフトウェアアイテムの分離とソフトウェアアイテム間の依存関係の分析が重要となります。

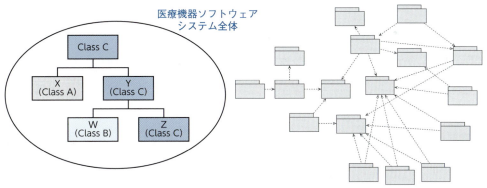

（a）IEC 62304 Amd 1の図B.1に示されている分割例　　（b）実際のソフトウェアシステムのアーキテクチャ（静的構造）

Point 図5-4　IEC 62304 Amd 1の図B.1に示されている分割例と実際のソフトウェアシステムのアーキテクチャ（静的構造）（図中のモジュールはそれぞれソフトウェアアイテムを表す）

ソフトウェアアーキテクチャのアクティビティで，ソフトウェアアイテムのソフトウェア安全クラス分類を定義し，アーキテクチャ設計に続くアクティビティで実施するアクティビティ・タスクを選択する基準にします。したがって，ソフトウェア安全クラス分類の記録はリスクマネジメントファイルの一部として変更管理を行います。

### 5.3.1　ソフトウェア要求事項のアーキテクチャへの変換（クラスB, C）

ソフトウェア要求事項をアーキテクチャに変換します。構成するソフトウェアアイテムの特定と，ソフトウェアアイテムの構造，ソフトウェアアイテム同士の依存関係を表します。

個々のソフトウェアアイテムの責務（役割）が明確になり，ソフトウェアアイテム同士の関連がわかれば，ソフトウェア要求事項の1つひとつを実現するためにはどのソフトウェアアイテムを利用する必要があるかがわかるようになります。また，このアクティビティではソフトウェアで実装するリスクコントロール手段がどのソフトウェアアイテムに割り当てられ，どのソフトウェアアイテムと関連を持っているのかを明確にします。

5.3.1　ソフトウェア要求事項のアーキテクチャへの変換

| 要求内容の概要 | 実現する手段（例） |
| --- | --- |
| 医療機器ソフトウェアの要求事項を文書化したアーキテクチャ（ソフトウェアの構造の説明及びソフトウェアアイテムの特定をしているもの）に変換する。 | ソフトウェア要求事項をアーキテクチャに変換し，ソフトウェアアイテムの特定とソフトウェアアイテムの構造をソフトウェアアーキテクチャ設計書に記載します。<br>例）UMLのパッケージ図にてソフトウェアアイテムの特定とソフトウェアアイテム間の依存関係を示します。 |

### 5.3.2　ソフトウェアアイテムのインタフェース用アーキテクチャの開発（クラスB, C）

ソフトウェアアイテムと外部のコンポーネント，およびソフトウェアアイテム間のインタフェースのアーキテクチャを開発します。

医療機器が外部機器と何らかの通信を行っている場合，そこにはソフトウェアが介在しているはずです。このとき，医療機器ソフトウェア内部のソフトウェアアイテムと外部のソフトウェアの間

5.3.2　ソフトウェアアイテムのインタフェース用アーキテクチャの開発

| 要求内容の概要 | 実現する手段（例） |
| --- | --- |
| ソフトウェアアイテムとソフトウェアアイテム外部のコンポーネント（ソフトウェア及びハードウェア）との間，及びソフトウェアアイテム間のインタフェースについてアーキテクチャを開発し文書化する。 | ソフトウェアアイテム間およびソフトウェアアイテムと外部のコンポーネント間のインタフェースについて，ソフトウェアアーキテクチャ設計書に記載します。 |

## Point 5-7

**ソフトウェアアイテムと外部コンポーネントのインタフェースアーキテクチャの例**

　Point 図5-5は，医療機器ソフトウェアと外部のコンポーネント間のインタフェースの関係性をUMLの配置図で示した例です。医療機器システムとデータベースサーバーはTCP/IPインタフェースで，バーコードリーダとはUSBで接続していることを表しています。

　ソフトウェアシステムの内部がプロセッサを分けるなど物理的に分割されている場合はPoint 図5-5のような配置図での表現が可能ですが，ソフトウェアアイテム間のインタフェースの表現は難しいかもしれません。UMLを使う場合は，入れ物としてのパッケージを使って大きなくくりに分けていき，パッケージ間の依存関係を示してインタフェースを表すこともできるでしょう。

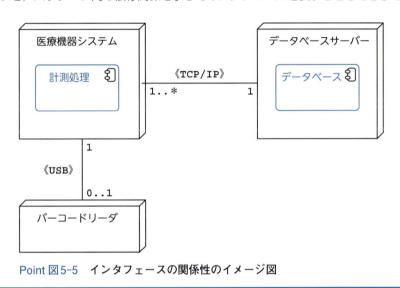

Point 図5-5　インタフェースの関係性のイメージ図

にあるインタフェースの関係性をアーキテクチャとして表します。同じように，ソフトウェアシステム内部のソフトウェアアイテム間のインタフェースも表します。

### 5.3.3　SOUPアイテムの機能及び性能要求事項の指定（クラスB, C）

　ソフトウェアアイテムとしてSOUPを特定している場合，SOUPアイテムに求められる機能・性能要求事項を明確にします。ただし，SOUPアイテムは医療機器への搭載を意図していない場合もあるため，医療機器が意図する使用を実現するために必須となるSOUPの持つ機能・性能を明確にします。

　そのためには，ソフトウェア要求事項を実現するための機能・性能条件と，SOUPが持つ機能・性能要件が明確になっている必要があります。汎用に開発されているSOUPの「どの機能や性能がないと，医療機器ソフトウェアの要求を実現することができないのか」を分析し，ソフトウェアアーキテクチャ設計書に記載します。また，SOUPの制限・制約を明確にしておくことも大切です。

#### 5.3.3 SOUPアイテムの機能及び性能要求事項の指定

| 要求内容の概要 | 実現する手段（例） |
| --- | --- |
| ソフトウェアアイテムをSOUPと特定している場合，SOUPアイテムについてその意図する使用に必要な機能性能要求事項を明確にする。 | SOUPを医療機器ソフトウェアシステムの中で使用する際に，意図する使用に必要な機能性能要求事項を明確にし，アーキテクチャ設計書に記載します。<br>たとえば，リアルタイムOSのサービスコール（システムコール）のうち当該システムで使用するものを明確化するなどをします。 |

### 5.3.4 SOUPアイテムが要求するシステムハードウェア及びシステムソフトウェアの指定（クラスB, C）

　医療機器ソフトウェアシステムの中で，SOUPアイテムを正常動作させるために必要なシステムハードウェア要件（CPUのグレード，CPUクロック，メモリ，ハードディスクなど）やシステムソフトウェア（ミドルウェア，ライブラリ，アプリケーションなど）を明確にします。また，前提となるOS（Operating System）のパッチなど動作環境の制限・制約を明確にしておくことも大切です。

#### 5.3.4 SOUPアイテムが要求するシステムハードウェア及びシステムソフトウェアの指定

| 要求内容の概要 | 実現する手段（例） |
| --- | --- |
| ソフトウェアアイテムをSOUPと特定している場合，SOUPアイテムの正常な動作に必要なシステムハードウェア及びシステムソフトウェアを明確にする。 | SOUPアイテムを正常動作させるために必要なシステムハードウェア，およびシステムソフトウェアを明確にし，ソフトウェアアーキテクチャ設計書に記載します。 |

### 5.3.5 リスクコントロールに必要な分離の特定（クラスC）

　リスクコントロールに必要であり，そのソフトウェアアイテムが障害を起こすと死亡または重傷の可能性があるソフトウェアアイテムは，そのソフトウェアアイテムの分離が有効であることを示す必要があります。

　たとえば，医療機器システムの異常を監視するソフトウェアアイテムをメインプロセッサとは別のプロセッサに搭載したり，ソフトウェアアーキテクチャ設計として当該ソフトウェアアイテムが他のソフトウェアアイテムから分離されたりしていることを示します。なお，ソフトウェアアーキテクチャにより分離されていることを示すには，他のソフトウェアアイテムとの依存関係が疎結合であることを明確にします。そして，ソフトウェアの変更時には，設計時に意図したアーキテクチャがくずれていないことを確認する必要があります。

5.3.5 リスクコントロールに必要な分離の特定

| 要求内容の概要 | 実現する手段（例） |
|---|---|
| リスクコントロールに必要なソフトウェアアイテム間の分離を特定し，分離が有効であることを確実にする方法について明示する。 | リスクコントロールに必要なソフトウェアアイテム間の分離を特定し，分離が有効であることを確実にする方法について，ソフトウェアアーキテクチャ設計書に記載します。 |

## Point 5-8

### ソフトウェアアイテムの分離の有効性

　ソフトウェアアイテムが同一のプロセッサ上に存在し，それらの分離を示す際の事例を示します。Point 図5-6の①の対象ソフトウェアアイテムは呼出元から呼出しを受け，返答を返すだけの受動的なソフトウェアアイテム（オブジェクト指向設計ではパッシブオブジェクトという）です。この場合，対象のソフトウェアアイテムは独立性が高く，他のオブジェクトから分離されていることが説明しやすいといえます。

　②や③の例では，対象のソフトウェアアイテムと他のソフトウェアアイテムの間に依存関係があるため，分離を示すには依存関係を改善するか，パッシブオブジェクトとなるようにソフトウェアアイテムの範囲を見直します。

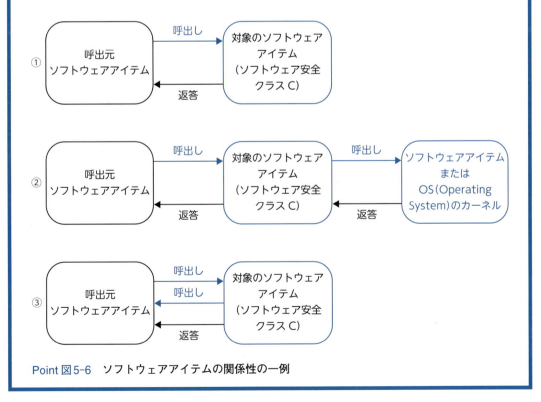

Point 図5-6　ソフトウェアアイテムの関係性の一例

## 5.3.6 ソフトウェアアーキテクチャの検証（クラスB, C）

設計したソフトウェアアーキテクチャを，次のa)〜c）の視点で検証します。特にリスクコントロールをソフトウェアで実現する場合は，「ソフトウェアアーキテクチャがリスクコントロールにかかわる要求を含んでいるか，実現できるような構造となっているか」どうかを確認します。

5.3.6 ソフトウェアアーキテクチャの検証

| 要求内容の概要 | 実現する手段（例） |
|---|---|
| 次の事項を検証し，文書化します。 | |
| a) ソフトウェアのアーキテクチャが，リスクコントロールに関わる要求を含む，システム及びソフトウェアの要求事項を実装している。 | ソフトウェアアーキテクチャがリスクコントロールにかかわる要求を含むシステム，およびソフトウェア要求事項を実装していることを検証し，ソフトウェアアーキテクチャ設計検証報告書等に検証結果を記載します。 |
| b) ソフトウェアのアーキテクチャが，ソフトウェアアイテム間及びソフトウェアアイテムとハードウェアとの間のインタフェースを支援できる。 | ソフトウェアアイテム間，およびソフトウェアとハードウェア間のインタフェースが，設計したソフトウェアアーキテクチャによって実現できることを検証し，ソフトウェアアーキテクチャ設計検証報告書等に検証結果を記載します。 |
| c) 医療機器アーキテクチャが，全てのSOUPアイテムの正常な動作を支援している。 | すべてのSOUPアイテムが，設計したソフトウェアアーキテクチャによって正常に動作できる構成になっていることを検証し，ソフトウェアアーキテクチャ設計検証報告書等に検証結果を記載します。 |

「a) ソフトウェアのアーキテクチャが，リスクコントロールに関わる要求を含む，システム及びソフトウェアの要求事項を実装している。」：

　ソフトウェアアーキテクチャ上でリスクコントロール要求事項が実装できていることを検証します。たとえば，リスクコントロール手段の1つとして異常状態の監視を行うならアーキテクチャ（UMLを使うならクラス図など）上で，異常監視のソフトウェアアイテムが独立しており，他のソフトウェアアイテムとどのような関係性を持っているのかをアーキテクチャで確認します。

「b) ソフトウェアのアーキテクチャが，ソフトウェアアイテム間及びソフトウェアアイテムとハードウェアとの間のインタフェースを支援できる。」：

　ソフトウェアアイテム同士やソフトウェアアイテムとハードウェア間のインタフェースがソフトウェアアーキテクチャ上で表現できているかどうかを確認します。

「c) 医療機器アーキテクチャが，すべてのSOUPアイテムの正常な動作を支援している。」：

　SOUPアイテム（たとえばOS）が正常動作するための条件として，アーキテクチャ上の制約条件がある場合，その条件をアーキテクチャが満たしているかどうか，SOUPアイテムのイレギュラーな使い方を想定していないかどうか確認します。

## 5.4 ソフトウェア詳細設計

ソフトウェア詳細設計のアクティビティは，アーキテクチャで設計・定義したソフトウェアアイテムやアイテム間インタフェース，内部・外部ソフトウェアアイテムインタフェースを詳細設計し，ソフトウェアユニットを設計することです。

ソフトウェアユニットは単一の関数やモジュール（C言語における関数やオブジェクト指向言語におけるクラス）として考えることが多いと思いますが，その考え方が常に適切であるとは限りません。

ソフトウェアユニットは他のアイテムに分割できないソフトウェアアイテムと定義され，その粒度は製造業者が定義することになっています。

ソフトウェアアイテムを分割したソフトウェアユニットが元のソフトウェアアイテムよりも安全クラスが低い場合は，ソフトウェアユニットのソフトウェア安全クラスを，ソフトウェアアイテムのソフトウェア安全クラスより下位に分類することができます（ソフトウェアアイテムと同じクラスのソフトウェアユニットは必ず1つ以上存在します）。その際，下位に分類した決定事項とその根拠をリスクマネジメントファイルに文書化する必要があります。また，分割されたソフトウェアユニットが関連するソフトウェアアイテムと分離されていることを示す必要があります。ソフトウェアユニット間の結合度の状況もその根拠の1つになります（Point 5-9参照）。

5.4 ソフトウェア詳細設計（○：要求〔該当する〕，●：Amd 1で追加要求〔該当する〕）

| アクティビティ・タスク | 安全クラス | | |
|---|---|---|---|
| | A | B | C |
| 5.4.1 ソフトウェアのソフトウェアユニットへの分解 | | ○ | ○ |
| 5.4.2 ソフトウェアユニットごとの詳細設計の開発 | | | ○ |
| 5.4.3 インタフェース用詳細設計の開発 | | | ○ |
| 5.4.4 詳細設計の検証 | | | ○ |
| プロセスにおけるアクティビティとインプット・アウトプットの関係（例） | | | |

ソフトウェア要求仕様書，ソフトウェアアーキテクチャ設計書，ソフトウェア開発計画書 → 5.4 ソフトウェア詳細設計 → ソフトウェア詳細設計書

## Point 5-9

**ソフトウェアユニットテストがしやすいユニット分割とは**

　ソフトウェアユニットの試験はユニット単独で実行できることが理想ですが，現実にはそう簡単ではありません．

　ソフトウェアの構造化設計におけるモジュールの結合度の基準では，6つのモジュール間結合のタイプが示されています（Point 図5-7の（a））．最も結合度の小さい①のデータ結合であれば，ソフトウェアユニットは対象のソフトウェアユニットに対して必要なデータを受け渡して，その結果としての応答を確認することでユニットテストを実施することができます（c）．

　しかし，モジュールの結合度が強い⑤の共有結合のソフトウェアユニットでは，引数の設定以外に，共有しているグローバル変数の設定をしなければ，応答が適切であるかどうかを確認できません（d）．また，ソフトウェアユニットが他のソフトウェアユニットを呼び出していたり，ハードウェアからの応答を必要としていたりする場合は，その応答結果を準備しておかなければ，対象のソフトウェアユニットのテストができません．

　このようにソフトウェアユニットテストのしやすさは，ソフトウェアユニットの設計の仕方，特にモジュール間の結合をいかに小さくできるかにかかっているといえます．さらに，医療機器ソフトウェアがターゲットプラットフォーム上でリアルタイムOSを使用している場合，対象のソフトウェアユニットがリアルタイムOSのサービスコール（システムコール）を呼んでいると，開発環境上では当該ソフトウェアユニットのテストを簡単に行うことができません（リアルタイムOSの動作を開発環境のPC上でシミュレートしなければならない）．

　したがって，ソフトウェア詳細設計でソフトウェアアイテムをソフトウェアユニットに分解する際には，ユニットテストがしやすいようにモジュール間結合を疎にし，受け身で呼ばれたら返答を返すだけの受動的なソフトウェアユニットをいかに増やせるかどうかがポイントとなります．

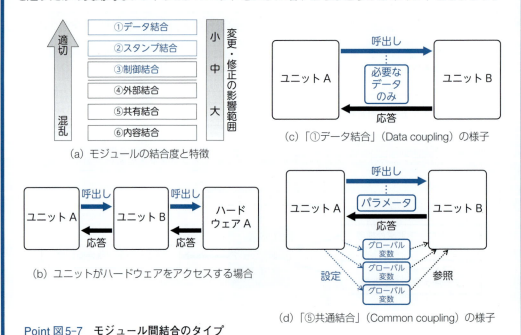

Point 図5-7　モジュール間結合のタイプ

## 5.4.1 ソフトウェアのソフトウェアユニットへの分解（クラスB, C）

ソフトウェアアーキテクチャ設計書で定義されたソフトウェアアイテムをソフトウェアユニットに分解し，ソフトウェア詳細設計書に記載します。ソフトウェアシステムによっては，ソフトウェアアイテムがそれ以上分解できないことがあります。ソフトウェアユニットの粒度は製造業者が提示します。

5.4.1 ソフトウェアのソフトウェアユニットへの分解

| 要求内容の概要 | 実現する手段（例） |
|---|---|
| ソフトウェアをソフトウェアユニットに分解する。 | ソフトウェアアイテムをソフトウェアユニットに分解します。 |

## 5.4.2 ソフトウェアユニットごとの詳細設計の開発（クラスC）

ここではソフトウェアユニットごとの詳細設計を開発します。特に，ソフトウェア安全クラスC（死亡または重傷の可能性のある障害が想定される）のソフトウェアユニットに対して，ソフトウェアユニットを正しく実装するために必要な詳細設計情報をソフトウェア詳細設計書に記載します。

死亡または重傷に至る障害が発生しないように，十分に詳細な設計情報（ユニットへのインプット，アウトプット，役割，動作など）を文書化します。

5.4.2 ソフトウェアユニットごとの詳細設計の開発

| 要求内容の概要 | 実現する手段（例） |
|---|---|
| それぞれのソフトウェアユニットを正しく実装するために十分詳細に設計を文書化する。 | ソフトウェアユニットを実装するために必要な詳細設計情報を，ソフトウェア詳細設計書に記載します。<br>例） 関数やクラスの設計を行います。 |

## 5.4.3 インタフェース用詳細設計の開発（クラスC）

ソフトウェアユニットのインタフェース用の詳細設計を開発します。特にソフトウェア安全クラスC（死亡または重傷の可能性のある障害が想定される）のソフトウェアユニットに対して，ソフトウェアユニット間，または，ソフトウェアユニットと外部コンポーネント間のインタフェースを設計し，文書化します。

死亡または重傷に至る障害が発生しないように，十分に詳細なインタフェース設計情報を文書化します。

### 5.4.3 インタフェース用詳細設計の開発

| 要求内容の概要 | 実現する手段（例） |
|---|---|
| ソフトウェアユニットと外部コンポーネント（ハードウェア又はソフトウェア）との間，及びソフトウェアユニット間の全てのインタフェースについて設計を文書化する。この文書化は各ソフトウェアユニット及びそのインタフェースを正しく実装するために十分詳細なものとする。 | ソフトウェアユニット間，および，ソフトウェアユニットと外部コンポーネント間のインタフェースを設計し，ソフトウェア詳細設計書に記載します。 |

## 5.4.4 詳細設計の検証（クラスC）

　ソフトウェア詳細設計が正しく実施されたのかどうかを，アクティビティのインプット情報であるアーキテクチャ設計と比較して検証します。

　ソフトウェア詳細設計がソフトウェアアーキテクチャを正しく実装しているかどうかについては，ソフトウェアアーキテクチャ設計で定義したソフトウェアアイテムとソフトウェアユニット間のトレーサビリティを分析し，その結果を残すことで示すことができます。

### 5.4.4 詳細設計の検証

| 要求内容の概要 | 実現する手段（例） |
|---|---|
| ソフトウェアの詳細設計が次によることを検証し，文書化します。 ||
| a) ソフトウェアアーキテクチャを実装している。 | ソフトウェア詳細設計の内容がソフトウェアアーキテクチャを正しく実装していることを確認し，ソフトウェア詳細設計検証報告書等に検証結果を記載します。<br>ソフトウェア詳細設計に対するアーキテクチャのトレーサビリティ分析を実施して，この要求を満たすこともできます。 |
| b) ソフトウェアアーキテクチャとの矛盾がない。 | ソフトウェア詳細設計の内容がソフトウェアアーキテクチャと矛盾していないことを確認し，ソフトウェア詳細設計検証報告書等に検証結果を記載します。 |

## 5.5 ソフトウェアユニットの実装

　ソフトウェアユニットの実装のアクティビティは，ソフトウェアユニットのコードを生成し，検証することです。ソフトウェア詳細設計書の内容をインプットにしてソースコードが生成されます。

　コード特性を一貫して実現するためには，コーディング規約において，適切なコーディングスタイルを規定することが望ましいといえます。

5.5　ソフトウェアユニットの実装（○：要求〔該当する〕，●：Amd 1で追加要求〔該当する〕）

| アクティビティ・タスク | 安全クラス A | B | C |
|---|:---:|:---:|:---:|
| 5.5.1　各ソフトウェアユニットの実装 | ○ | ○ | ○ |
| 5.5.2　ソフトウェアユニット検証プロセスの確立 | | ○ | ○ |
| 5.5.3　ソフトウェアユニットの合否判定基準 | | ○ | ○ |
| 5.5.4　追加のソフトウェアユニット合否判定基準 | | | ○ |
| 5.5.5　ソフトウェアユニットの検証 | | ○ | ○ |

プロセスにおけるアクティビティとインプット・アウトプットの関係（例）

インプット：ソフトウェア開発計画書，ソフトウェアアーキテクチャ設計書，ソフトウェア詳細設計書
→ 5.5 ソフトウェアユニットの実装 →
アウトプット：ソフトウェア検証ユニットテスト計画書／報告書，ソースコード，ソフトウェアユニット検証報告書

### 5.5.1　各ソフトウェアユニットの実装（クラスA, B, C）

　ソフトウェア詳細設計書にもとづきソフトウェアユニットを実装します。実装したソフトウェアユニットはソフトウェア開発計画にもとづき，ソフトウェア構成管理を行います。

5.5.1　各ソフトウェアユニットの実装

| 要求内容の概要 | 実現する手段（例） |
|---|---|
| 各ソフトウェアユニットを実装する。 | 詳細設計で開発した設計情報をソフトウェアユニットに実装します。 |

### 5.5.2　ソフトウェアユニット検証プロセスの確立（クラスB, C）

　ここではソフトウェア安全クラスB，Cのソフトウェアユニットについて，ソフトウェアユニットを検証するための方針，方法および手順を確立します。
　その方法，手順は試験（テスト）以外の方法で計画することも可能ですが，検証を試験によって実施する場合は，試験手順の適切性について評価し，評価結果を記録します。

5.5.2　ソフトウェアユニット検証プロセスの確立

| 要求内容の概要 | 実現する手段（例） |
|---|---|
| ソフトウェアユニットを検証するための方針，方法及び手順を確立する。検証を試験によって実施する場合は，その試験手順の適切性について評価する。 | ソフトウェアユニットを検証するための方針，方法および手順を確立し，ソフトウェアユニットテスト計画書に記載します。検証を試験（テスト）によって実施する場合は，試験手順の適切性について評価し，ソフトウェアユニットテスト報告書に評価結果を記載します。 |

### 5.5.3　ソフトウェアユニットの合否判定基準（クラスB, C）

　ソフトウェア安全クラスB，Cのソフトウェアユニットについて，ソフトウェアユニットをソフトウェアアイテムに結合する前に，必要に応じてソフトウェアユニットの合否判定基準を確立します。また，このソフトウェアユニットはソフトウェアユニット検証において検証され，ここで確立した合否判定基準に適合するようにします。

5.5.3　ソフトウェアユニットの合否判定基準

| 要求内容の概要 | 実現する手段（例） |
|---|---|
| より大きなソフトウェアアイテムに結合する前に，必要に応じてソフトウェアユニットの合否判定基準を確立し，ソフトウェアユニットが合否判定基準を確実に適合するようにする。 | ソフトウェアユニットの合否判定基準を確立し，ソフトウェアユニットテスト計画書に記載します。<br>合否判定基準の例としては次のようなものがあります。<br>・　ソフトウェアコードがリスクコントロール手段を含む要求事項を実装しているか<br>・　ソフトウェアコードがソフトウェアユニットのインタフェース設計と矛盾していないか<br>・　ソフトウェアコードがプログラミング手順，またはコーディング標準にしたがっているか |

### 5.5.4　追加のソフトウェアユニット合否判定基準（クラスC）

ソフトウェア安全クラスCのソフトウェアユニットについて，必要に応じて，次のa)～h) の事項を追加の合否判定基準に含めます。

たとえば，当該ソフトウェアユニットを呼び出す際に想定するイベントの発生に順番がある場合などは，正しいイベントシーケンスの順番をソフトウェアユニットの合否判定基準に加えて，テストケースを検証計画に加えます。

本要求は「5.1.12　既知のソフトウェア欠陥の特定及び回避」と重複する可能性もあります。その場合はその旨を記載するか，5.1.12項で分類した欠陥以外について，検査する基準を追加します。

5.5.4　追加のソフトウェアユニット合否判定基準

| 要求内容の概要 | 実現する手段（例） |
|---|---|
| 設計にあたって，必要に応じて次の事項について，追加の合否判定基準を含めます。 ||
| a)　適正なイベントシーケンス<br>b)　データ及び制御フロー<br>c)　計画したリソース配分<br>d)　異常処理（エラーの定義，特定及び復帰）<br>e)　変数の初期化<br>f)　自己診断<br>g)　メモリ管理及びメモリオーバーフロー<br>h)　境界条件 | ソフトウェア安全クラスCのソフトウェアユニットの合否判定基準には，左記のa)～h) の内容を参考にして適宜，合否判定基準を追加し，ソフトウェアユニットテスト計画書に記載します。 |

### 5.5.5　ソフトウェアユニットの検証（クラスB, C）

ソフトウェア安全クラスB，Cのソフトウェアユニットについて，ソフトウェアユニットの検証をソフトウェアユニット検証計画にもとづいて実行し，その結果を文書化します。

5.5.5　ソフトウェアユニットの検証

| 要求内容の概要 | 実現する手段（例） |
|---|---|
| ソフトウェアユニットの検証を実行し，結果を文書化する。 | ソフトウェアユニットテスト計画書に記載した内容を実行して，実行結果を検証し，ソフトウェア報告書に記載します。 |

## Point 5-10

**コーディング規約・コーディングスタイル**

　プログラミング言語による言語記述のルールがない組織（企業等）では，プロジェクト独自のコーディング規約（ルール）やコーディングスタイルを定義し，プロジェクト全体の規範とすることは，ソフトウェア開発の設計管理の重要な要素です。

　しかし，コーディング規約やコーディングスタイルは，ただ単に策定してプロジェクトメンバに示しただけでは効果は薄く，組織（企業等）やプロジェクト内でコンセンサスを得た上で，コードレビューにより規約に沿ったコーディングがされているかどうかをチェックし，逸脱がみつかればその逸脱を是正する活動が継続されなければ形骸化します。

　また，組織やプロジェクト内で発生した不具合の再発防止策として設計の規範をコーディング規約やコーディングスタイルに反映することは特に重要で，その組織・プロジェクトに特有の環境や習慣からくる失敗を未然に防ぐことに役立ちます。

　ソースコード上に各ソフトウェアユニットの機能や入出力の変数の仕様や範囲を記載したり，作成年月日や作成者，修正履歴等を記載したりするといったコーディングスタイルをプロジェクト全体で徹底すると，ソフトウェアに不具合が発生したとき，ソースコードの作成者本人でなくともバグの原因をみつけやすくなります。

　近年ではソースコードの静的解析ツールが多数開発されたことで，あらかじめツールで設定したルールに逸脱しているソースコードを抽出することが容易になりましたが，静的解析ツールだけに頼ることなく，組織やプロジェクト独自のコーディング規約やコーディングスタイルを持つことも重要です。

　なお，独立行政法人 情報処理推進機構（IPA）から下記のようなコーディング作法ガイドが公開されているのでこれらを参考にすることができます。

- 【改訂版】組込みソフトウェア開発向けコーディング作法ガイド［C言語版］Ver. 2.0
- 組込みソフトウェア開発向けコーディング作法ガイド［C＋＋言語版］

　いずれもURLはhttps://www.ipa.go.jp/sec/reports/20150410.html（2016年6月現在）。

## Point 5-11

### 医療機器ソフトウェア開発にアジャイルソフトウェア開発は使えないのか

　アジャイルをどのように定義するかにもよりますが，アジャイルソフトウェア開発宣言（http://agilemanifesto.org/iso/ja/principles.html）の内容を十分に理解せず，試行錯誤でつくったソフトウェアをテストすればよいなどと考えていると，IEC 62304の要求にも適合できず，アジャイルソフトウェア開発も取り入れることはできないでしょう。

　理論的には，IEC 62304でソフトウェア安全クラスAと定義されたソフトウェアユニットには，アジャイルソフトウェア開発の手法は問題なく使えます。ただし，リスクベースアプローチで考えれば，医療機器ソフトウェアの上流工程のプロセス（ソフトウェア開発計画，ソフトウェア要求事項分析，ソフトウェアアーキテクチャ設計）はアジャイルプロセスで進めるのは難しいでしょう（インクリメンタル，または反復型のプロセスを回すことは可能）。なぜなら，リスクベースアプローチでは，医療機器の基本性能，リスクコントロール手段が確実に実現できていることを設計・開発の中で一貫して求めており，アジャイルプロセスを無制限に回している間に，基本性能，リスクコントロール手段への影響を排除することが難しいからです。それを可能にするには，顧客要求や規格要求を実現するための要求仕様を分析し，リスクコントロール手段を含めたアーキテクチャ設計を固め，ソフトウェア安全クラスの高いソフトウェアアイテムと低いアイテムの分離を確実にした上で，その後のソフトウェア設計や変更によって安全に関係するアーキテクチャがくずれない仕組みを準備した上でアジャイルソフトウェア開発を進める必要があります。

　逆に，ソフトウェアアーキテクチャ設計で，たとえば顧客要求の変化に合わせてすばやい修正が求められるユーザインタフェース部分のソフトウェアをソフトウェア安全クラスの高いソフトウェアアイテムと切り離して，その部分についてアジャイルソフトウェア開発を行うようなアプローチは可能です（その際，ユーザインタフェースを含むリスクコントロール，たとえばアラームメッセージの表示等は結合試験やシステム試験で検証します）。

　すなわち，医療機器ソフトウェア開発にアジャイルソフトウェア開発を取り入れたい場合は，アーキテクチャ設計にて，基本性能，安全に関係するリスクコントロール手段を実現するソフトウェアアイテムを明確にできるかどうかが鍵となります。

## 5.6 ソフトウェア結合及び結合試験

　ここでは，ソフトウェアユニットをソフトウェアアイテムの集合体に結合したり，ソフトウェアアイテムを上位の集合体であるソフトウェアアイテムに結合したりすることを計画し，実施し，結合したソフトウェアアイテムを検証します。

　ソフトウェアシステム試験ではソフトウェアの要求事項が正しく実装されていることを検証するにあたり，ブラックボックステストによって機能試験が集中的に行われることが多いと思います。しかし，ブラックボックステストによる機能試験では，プログラム上で通らない経路が残る可能性があります。そのため，ソフトウェア結合試験ではソフトウェア安全クラスの高いソフトウェアアイテムやソフトウェアユニットについて，より直接的，徹底的かつ詳細な試験を実施することで，システム試験と結合試験を合わせてテストの網羅性を高めることが望ましいといえます。

　たとえば，装置に対して通常では発生しない異常入力，異常出力や異常状態を検出して発動する機能も多いため，試験ではそれらの通常では発生しない状態を擬似的につくり出さなければならない場合もあります。このようなテストケースではソフトウェア結合試験のホワイトボックステスト

5.6　ソフトウェア結合及び結合試験（○：要求〔該当する〕，●：Amd 1で追加要求〔該当する〕）

| アクティビティ・タスク | 安全クラス | | |
|---|---|---|---|
| | A | B | C |
| 5.6.1　ソフトウェアユニットの結合 | | ○ | ○ |
| 5.6.2　ソフトウェア結合の検証 | | ○ | ○ |
| 5.6.3　ソフトウェア結合試験 | | ○ | ○ |
| 5.6.4　ソフトウェア結合試験の内容 | | ○ | ○ |
| 5.6.5　ソフトウェア結合試験手順の評価 | | ○ | ○ |
| 5.6.6　回帰テストの実施 | | ○ | ○ |
| 5.6.7　結合試験記録の内容 | | ○ | ○ |
| 5.6.8　ソフトウェア問題解決プロセスの使用 | | ○ | ○ |

プロセスにおけるアクティビティとインプット・アウトプットの関係（例）

インプット：ソフトウェアアーキテクチャ設計書，ソフトウェア詳細設計書，ソースコード，ソフトウェア開発計画書
→ 5.6 ソフトウェア結合及び結合試験 →
アウトプット：ソフトウェア結合試験計画書／報告書，ソフトウェア結合試験報告書

において，さまざまな内部条件を設定した上で，意図した出力となるかどうかを確認します。

すなわち，表5-2にあるようにホワイトボックステスト，ブラックボックステストにはそれぞれ特徴があり，ソフトウェア結合試験ではその両方を組み合わせて試験を計画することが必要になります。このようなソフトウェア結合試験は，シミュレーション環境，実際のターゲットハードウェア，または医療機器自体のいずれで実施してもかまいません。しかし，最終動作環境との差分を留意することが必要です。

表5-2　ホワイトボックステストとブラックボックステストの特徴の違い

| テスト種別 | 特徴 |
|---|---|
| ホワイトボックステスト | ・試験対象のソフトウェアアイテムの内部動作についての十分な知識を使用して，試験データを選択する試験方法<br>・ソフトウェアアイテムについての特定の知識を用いてアウトプットを調べる試験<br>・試験者がソフトウェアアイテムの使用目的，あるいは／または実装を知っている場合にだけ，正確な試験となる<br>・試験者は，ソフトウェアアイテムが意図した目的から逸脱していないかを確認できる<br>・ソフトウェアアイテムの実装の試験が中心であるため，完全な仕様が実装されていることを保証するとは限らない<br>・実装を確認するための試験であり，実装の一部に誤りがあることを示すことで，動作の不具合を検出する |
| ブラックボックステスト | ・動作，機能，不透明ボックス，クローズドボックス試験としても知られ，機能仕様の試験が中心であるため，実装のあらゆる部分について試験済みであることを保証するとは限らない<br>・仕様を確認するための試験であり，仕様の一部が適合していないことを示すことで，仕様もれによる不具合を検出する |

## 5.6.1　ソフトウェアユニットの結合（クラスB, C）

ソフトウェア開発計画で計画した結合計画にしたがって，複数のソフトウェアユニットをソフトウェアアイテムとして結合します。

5.6.1　ソフトウェアユニットの結合

| 要求内容の概要 | 実現する手段（例） |
|---|---|
| 結合計画に従ってソフトウェアユニットを結合する。 | ソフトウェア開発計画で計画した結合計画にしたがって，ソフトウェアユニット（ソフトウェアアイテム）を結合します。 |

## Point 5-12

**テスト計画／報告，テスト仕様／結果（成績）の関係**

テストにおいて，テスト計画とテスト報告が，テスト仕様とテスト結果（成績）がそれぞれ対の関係になります。テスト計画とテスト報告は通常，文書化され組織承認を得ます。

テスト仕様とテスト結果は再現性が求められるものの，ツール等を使ってテストの自動化や繰り返し実施ができるようにすることもあります。ただし，ツール等を使ったテストの自動化を行う場合であっても，それぞれのテストは構成管理するなどしてテスト結果が必ず再現できるようにしなければなりません。

そして，テストを行った際に発生した異常をテスト報告に記録し，それらの異常が受容できるかどうかを確認して承認を得るようにします。

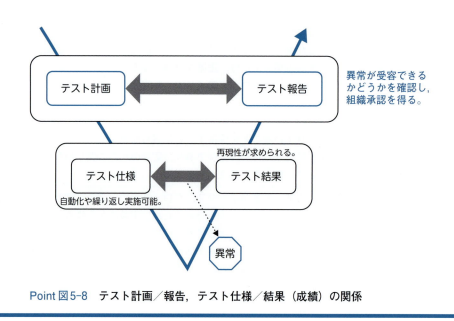

Point 図5-8　テスト計画／報告，テスト仕様／結果（成績）の関係

### 5.6.2　ソフトウェア結合の検証（クラスB, C）

ソフトウェアユニットがソフトウェアアイテムやソフトウェアシステムに結合されていることをソフトウェア開発計画書で計画した結合計画にしたがって検証し，検証結果を記録します。

ここでは，結合が計画にしたがって実施されているかを検証します。結合したソフトウェアアイテムの試験は5.6.3項で実施します。

### 5.6.2 ソフトウェア結合の検証

| 要求内容の概要 | 実現する手段（例） |
|---|---|
| ソフトウェアユニットがソフトウェアアイテムやソフトウェアシステムに結合されていることを結合計画に従って検証し，検証を行った証拠を記録として保存する。 | ソフトウェアユニットがソフトウェアアイテムやソフトウェアシステムに結合されていることをソフトウェア開発計画書で計画した結合計画にしたがって検証し，検証を行った証拠をソフトウェア結合試験報告書に記載します。 |

## 5.6.3 ソフトウェア結合試験（クラスB，C）

ソフトウェア開発計画書で計画した結合計画にしたがって，また，必要に応じてソフトウェア結合試験計画書等を作成し，結合したソフトウェアアイテムを試験し，試験結果を文書化します。

### 5.6.3 ソフトウェア結合試験

| 要求内容の概要 | 実現する手段（例） |
|---|---|
| 結合計画に従って，結合したソフトウェアアイテムを試験し，試験結果を文書化する。 | ソフトウェア開発計画書で計画した結合計画にしたがって，結合したソフトウェアアイテムを試験し，試験結果をソフトウェア結合試験報告書に記載します。 |

## 5.6.4 ソフトウェア結合試験の内容（クラスB，C）

ソフトウェア結合試験では，結合した次のような事項を考慮してソフトウェアアイテムが意図したとおりに機能するかどうかを明確にし，必要に応じてソフトウェア結合試験計画書等にテスト環境，テストケース，および合否判定基準を記載します。

### 5.6.4 ソフトウェア結合試験の内容

| 要求内容の概要 | 実現する手段（例） |
|---|---|
| ソフトウェア結合試験では，結合したソフトウェアアイテムが意図したとおりに機能するかを明確にする。 | ソフトウェア結合試験では，結合したソフトウェアアイテムが意図したとおりに機能するかどうか，次のような事項を考慮して明確にし，ソフトウェア結合試験計画書に記載します。<br>・ ソフトウェアに要求している機能<br>・ リスクコントロール手段の実装<br>・ 指定したタイミングおよびその他の動作<br>・ 内部および外部インタフェースの指定した機能<br>・ 予見可能な誤使用を含む異常な条件下での試験 |

## 5.6.5 ソフトウェア結合試験手順の評価（クラスB, C）

ソフトウェア結合試験の手順を評価します。どの試験の実施者であっても当該ソフトウェア結合試験が再現できる手順となっていることを確認します。

5.6.5 ソフトウェア結合試験手順の評価

| 要求内容の概要 | 実現する手段（例） |
|---|---|
| 結合試験手順の適切性を評価する。 | ソフトウェア結合試験の手順を評価し，ソフトウェア結合試験計画書に評価結果を記載します。 |

## 5.6.6 回帰テストの実施（クラスB, C）

ソフトウェアアイテムを既存の結合済みソフトウェアに結合する場合，回帰テストを適宜実施して，結合前にはなかった欠陥が新たに生じていないことを実証します。

回帰テストの実施範囲は，対象となるソフトウェアアイテムと結合するソフトウェアアイテムとの依存関係を分析して決定します。

5.6.6 回帰テストの実施

| 要求内容の概要 | 実現する手段（例） |
|---|---|
| ソフトウェアアイテムを既存の結合済みソフトウェアに結合する場合，回帰テストを適宜実施して，結合前にはなかった欠陥が新たに生じていないことを実証する。 | ソフトウェアアイテムを既存の結合済みソフトウェアに結合する場合，回帰テストを適宜実施して，結合前にはなかった欠陥が新たに生じていないことを実証して，ソフトウェア結合試験報告書等に実証結果を記載します。 |

## 5.6.7 結合試験記録の内容（クラスB, C）

ソフトウェア結合試験報告書（成績書と報告書を分離して作成する場合もあります）を作成するにあたり，次のa)～c)を記載します。

ソフトウェア結合試験では，後でソフトウェア変更を行った際や不具合が発見された際に同じ試験を実施することがあるため，一度行った試験が再現できるように必要な情報を保持しておくことが重要です。

また，試験の作成者と試験の実施者が同一人物になっていると，テストケースや合否判定基準があいまいな表現となることもあるため，第三者がレビューして試験の再現性を確認することが重要です。

### 5.6.7 結合試験記録の内容

| 要求内容の概要 | 実現する手段（例） |
|---|---|
| 結合試験の記録に際し，次の事項を実施します。 ||
| a) 試験結果（合否及び異常箇所のリスト）を文書化する。 | ソフトウェア結合試験計画書にもとづいて実施した試験の合否結果，および，異常箇所のリストを文書化して，ソフトウェア結合試験報告書に記載します。<br>結果として数値が得られる場合は，合否だけではなく数値も記載します。画面表示やその変化が結果であれば，画面のハードコピー（スナップショット）等を記録として添付するようにします。 |
| b) 試験を再現できるように，十分な記録を保存する。 | ソフトウェア結合試験が再現できるように，補足すべき情報等をソフトウェア結合試験報告書に記載します。 |
| c) 試験者を明示する。 | ソフトウェア結合試験報告書にて試験実施者を明示します。 |

## 5.6.8 ソフトウェア問題解決プロセスの使用（クラスB, C）

ソフトウェア結合試験を実施してみると，不具合ではないのに想定した結果と一致しなかったり，あるいはテストケースや合否判定基準に誤りがあることがわかったりして，複数の「異常」がみつかることがあります。

このような場合でも，試験実施者の判断でテスト仕様や結果をその場で修正してしまうのではなく，あらかじめ作成しておいたソフトウェア問題解決プロセスの手順にしたがって処理を行います。

なお，このような作業を効率よく行うためには，テスト設計からテストの実施，テスト結果の記録までを効率よく自動で行う仕組みを構築しておくことが有効です。合わせて，テスト関連の仕様や記録も構成管理システムで管理するようにし，テスト環境をいつでも再現できるようにしておくとよいでしょう。

### 5.6.8 ソフトウェア問題解決プロセスの使用

| 要求内容の概要 | 実現する手段（例） |
|---|---|
| ソフトウェア結合及び結合試験中に発見した異常を，ソフトウェア問題解決プロセスで処理する。 | ソフトウェア結合および結合試験中に異常が発見された場合は，あらかじめ作成しておいたソフトウェア問題解決の手順にしたがって処理します。 |

## 5.7 ソフトウェアシステム試験

　ソフトウェアシステム試験のアクティビティでは，医療機器ソフトウェアに対する要求事項が正しく実装されているかどうかを検証することが求められています．したがって，ソフトウェアシステム試験では定義した機能が存在することを実証し，ソフトウェア要求事項にしたがって構築したソフトウェアの機能性および性能を検証します．

　なお，ソフトウェアシステム試験は，シミュレーション環境，実際のターゲットハードウェア上，または医療機器全体のいずれにおいて実施してもかまいませんが，最終製品との違いに留意することが必要です．医療機器そのもので検証を行う場合には，ブラックボックステストとしての機能試験が集中的に行われることになります．さらにブラックボックステストだけでソフトウェア要求事項の検証を網羅しきれない場合は，ソフトウェア結合試験と合わせて網羅性の高い検証を行います．

　ソフトウェアシステムを変更する場合，たとえどんな小さな変更であっても，ソフトウェアシステム試験をすべてやり直すかどうかを判断する必要があります．すなわち，小さな変更であっても，意図しない副作用が発生しないことを確実にするために，回帰テストの範囲を決めて，回帰テストの範囲の適切性とその根拠について文書化することが望ましいでしょう．

　また，ソフトウェア要求事項とソフトウェアアイテム・ソフトウェアユニットとソフトウェア試験（結合試験またはシステム試験）の項目との間のトレーサビリティが正確にとれていれば，変更

5.7　ソフトウェアシステム試験（○：要求〔該当する〕，●：Amd 1で追加要求〔該当する〕）

| アクティビティ・タスク | 安全クラス | | |
|---|---|---|---|
| | A | B | C |
| 5.7.1　ソフトウェア要求事項についての試験の確立 | ● | ○ | ○ |
| 5.7.2　ソフトウェア問題解決プロセスの使用 | ● | ○ | ○ |
| 5.7.3　変更後の再試験 | ● | ○ | ○ |
| 5.7.4　ソフトウェアシステム試験の評価 | ● | ○ | ○ |
| 5.7.5　ソフトウェアシステム試験記録の内容 | ● | ○ | ○ |

プロセスにおけるアクティビティとインプット・アウトプットの関係（例）

インプット：ソフトウェア開発計画書，ソフトウェア要求仕様書，ソフトウェアシステム
↓
5.7 ソフトウェアシステム試験
↓
アウトプット：ソフトウェアシステム試験計画書／報告書，トレーサビリティマトリクス

## Point 5-13

**ソフトウェア変更時にどこまで検証が必要か**

「ソフトウェア変更時の回帰テストの範囲は、トレーサビリティの結果を用いれば特定できる」と本文に書きましたが、現実にはそう簡単ではありません。

ソフトウェアアイテムやソフトウェアユニット間の関係（関数やクラスの呼出し関係や変数の共有状況）や、ソフトウェアシステムが共通に使用しているソフトウェアの利用状況によっては、回帰テストの範囲がしぼりきれない場合もあります。変更することになった関数や変数が呼び出す／呼び出される関数について、構造分析ツールを使って分析すると、膨大な数にのぼることもあります。また、ソフトウェアシステム試験をすべて実施したときのソースコード全体に対するステートメントカバレッジ（C0カバレッジ）は、100％に届いていないこともあるでしょう（Point 5-15〔141ページ〕参照）。

したがって、回帰テストの範囲を決める際には、ソフトウェアの変更が医療機器の基本性能、リスクコントロール手段に影響をおよぼす可能性があるかどうかを分析し、影響がある場合はそれらに関係する部分の検証を集中的に回帰テストの範囲に含めます。

回帰テストの効率を高めるためには、各ソフトウェアアイテムが高凝集（責務分担が明確で集中している状態についてはPoint 5-3〔95ページ〕を参照。）になっており、他のソフトウェアアイテムとの関係が疎結合であることが重要です。ソフトウェアアイテムが高凝集でアイテム同士が疎結合であれば、修正要求もしくは修正箇所の内容から、それに関係するソフトウェアアイテムの抽出が容易であり、かつ、その数は最小限となるからです。逆にいえば、低凝集、密結合のソフトウェアシステムに変更を加えようとすると、影響範囲がしぼり込めないだけでなく、想定外の箇所でソフトウェアが予期せぬ動作をする場合があります。

このように回帰テストの範囲は、ソフトウェアアーキテクチャ設計のよし悪しが影響します。

---

のあった要求仕様、またはソフトウェアアイテム・ソフトウェアユニットと関連付けされているソフトウェア試験を、回帰テストの最低限の範囲とすることもできます。

ソフトウェアシステム試験は分散させることが可能で、異なる場所または異なる組織が分担して実施することが可能です。しかし、試験のタスクの実行組織、実行場所、契約関係、コンポーネントの出所、または開発環境にかかわらず、医療機器製造業者にはソフトウェアが意図する使用に対して適切に機能することを確認する最終責任があります。

なお、ソフトウェアシステム試験中に発見された異常がなかなか再現しない、もしくはどこに原因があるのかわからないという場合もあるかもしれません。そういったケースでソフトウェアの修正をしないと決定する場合は、この異常をリスク分析と関連付けて評価し、その異常が機器の安全性に影響しないことを検証する必要があります。また、異常の原因と兆候を分析して、修正しない根拠を文書化します。

## 5.7.1 ソフトウェア要求事項についての試験の確立（クラスA, B, C）
【Amd 1 クラス追加項目】

ソフトウェア要求事項を対象としてテストケース，予想結果，合否判定基準を作成し，ソフトウェア試験計画書等に記載します。ソフトウェアシステム試験は，ソフトウェア結合試験と1つの計画および一連のアクティビティに統合することもできます。また，要求事項の間に依存性が存在する場合は，要求ごとの個別試験ではなく，要求事項を組み合わせた試験も行います。

5.7.1　ソフトウェア要求事項についての試験の確立

| 要求内容の概要 | 実現する手段（例） |
|---|---|
| ソフトウェア要求事項について，ソフトウェアシステム試験を確立します。 ||
| a) ソフトウェアシステム試験の実施のために，個々のソフトウェア要求事項を対象としてインプット内容，予想する結果，合否判定基準及び手順を規定した一連の試験を確立し，実施する。 | ソフトウェア要求事項を対象としたテストケース，予想結果，合否判定基準および手順を作成し，ソフトウェアシステム試験計画書に記載します。 |
| b) 検証方針及び試験手順の適切性を評価する。 | ソフトウェアシステム試験計画書に記載された検証方針，および試験手順の適切性を評価します。 |

## 5.7.2 ソフトウェア問題解決プロセスの使用（クラスA, B, C）
【Amd 1 クラス追加項目】

ソフトウェアシステム試験を実施してみると，不具合ではないのに想定した結果と一致しなかったり，テストケースや合否判定基準が誤っていることがわかったりして，複数の「異常」がみつかることがあります。このような場合でも，試験実施者の判断でテスト仕様や結果をその場で修正してしまうのではなく，あらかじめ作成しておいたソフトウェア問題解決プロセスの手順にしたがって処理を行います。

なお，このような作業を効率よく行うためには，テスト設計からテストの実施，テスト結果の記録までを効率よく自動で行う仕組みを構築しておくことが有効です。合わせて，テスト関連の仕様や記録も構成管理システムで管理するようにし，テスト環境をいつでも再現できるようにしておくとよいでしょう。

5.7.2　ソフトウェア問題解決プロセスの使用

| 要求内容の概要 | 実現する手段（例） |
|---|---|
| ソフトウェアシステム試験中に発見した異常を，ソフトウェア問題解決プロセスで処理する。 | ソフトウェアシステム試験中に異常が発見された場合は，あらかじめ作成しておいたソフトウェア問題解決の手順にしたがって処理します。 |

## Point 5-14

**Fail（失敗）が1つもないソフトウェアシステム試験結果**

　ソフトウェアシステムの規模が大きく，複雑になればなるほど，ソフトウェアシステム試験の内容も増大します。そうなるとテストを実施した時点で，試験のテストケースの内容や合否判定基準自体に誤りがみつかることもあります。

　また，ソフトウェアを変更すればするほどテストケースも変わる可能性が高いため，ソフトウェアの完成度が高まらないとテストケースもなかなか固まらないという場合もあります。そのため，ソフトウェア結合試験やソフトウェアシステム試験の仕様書を確定させずに，プレ試験を繰り返し，すべての試験項目に合格することが確認できた時点で，試験の仕様書を承認し，その仕様書をもとに実施した試験結果を登録するということもあるようです。この場合，ソフトウェアシステム試験の結果にFail（失敗）が1つもなく，すべての試験に合格していることが試験結果となります。

　このようなFail（失敗）が1つもない試験結果のみでは，欧米の監査官，査察官には奇異に映り，本当にテストをしたのかどうかの疑いの目で見られることもあります。

　そういったことが起こらないようにするためには，試験の仕様書はある程度，上流から下流に向けて段階ごとに確定させていきます。テストケースは，要求仕様をつくったときに同時に作成してしまう癖を付けておくとよいでしょう。そして，テスト自体は繰り返し実施し，テストで発見された異常は検証の報告書でレポートするようにします（Point 5-12〔132ページ〕参照）。

　設計の上流においても下流においても，設計とテストを常にペアで考えていると，合否判定基準を意識するようになり，設計上のもれや抜けを早期に発見することにもつながります。アジャイルソフトウェア開発でテストファーストが推奨されているのも，テストケースの早期作成が検証の効率化のみならず，ソフトウェア設計にプラスの影響を与えると考えられるからです。

### 5.7.3　変更後の再試験（クラスA, B, C）【Amd 1 クラス追加項目】

　ソフトウェアシステム試験の実施中に各種ソフトウェア文書やソフトウェア自体への変更が必要になった場合，次のa)～c)の処理を行います。

　ソフトウェアシステム試験の全面的なやり直しが必要かどうか，試験の修正や追加試験の実施で対応が可能かどうかなど，変更が問題の解決にどの程度有効かを検証します。また，デグレード等の副作用やリスクコントロール手段に影響を与えていないかどうか，危険状態の一因となる潜在的原因が新たに生じていないかどうかを分析します。

### 5.7.3 変更後の再試験

| 要求内容の概要 | 実現する手段（例） |
|---|---|
| ソフトウェアシステム試験の実施中に変更があった場合，次の処理をします。 ||
| a) 必要に応じた試験のやり直し，試験の修正及び実施，追加試験の実施により，変更が問題の訂正にどの程度有効かを検証する。 | ソフトウェアシステム試験の実施中に変更を実施した内容に対して，試験のやり直しや試験の修正，追加試験の実施，変更の有効性について検証します。 |
| b) 副作用が発生しなかったことを示すための適切な試験を実施する。 | 変更によって，デグレードなどの副作用が発生しなかったことを示すための試験を実施します。 |
| c) 関連するリスクマネジメントアクティビティを実行する。 | 変更に関して下記を分析します。<br>a) 危険状態の一因となる潜在的原因が新たに生じていないか。<br>b) 新たなソフトウェアリスクコントロール手段が必要でないか。<br>c) ソフトウェアの修正が既存のリスクコントロール手段の妨げとなる危険性がないか。 |

### 5.7.4 ソフトウェアシステム試験の評価（クラスA, B, C）
【Amd 1 クラス追加項目】

ソフトウェアシステム試験の検証方針，および試験手順の適切性を次のa)〜c)に関して評価します。
ソフトウェア要求事項と試験または検証との間のトレーサビリティをトレーサビリティマトリクスに記録し，ソフトウェア要求事項がもれなく確認されていることを示します。

#### 5.7.4 ソフトウェアシステム試験の評価

| 要求内容の概要 | 実現する手段（例） |
|---|---|
| 検証方針および試験手順の適切性を評価します。 ||
| a) 全てのソフトウェア要求事項を対象に試験又は検証を実施している。 | すべてのソフトウェア要求事項を対象に，試験または検証を実施していることを評価，確認します。 |
| b) ソフトウェア要求事項と試験又は検証との間のトレーサビリティが記録されている。 | ソフトウェア要求事項と試験，または検証との間のトレーサビリティをトレーサビリティマトリクスに記録します。 |
| c) 試験結果が要求する合否判定基準に適合する。 | ソフトウェアシステム試験の試験結果が要求する合否判定基準に適合していることを確認します。 |

## Point 5-15

**テストカバレッジ**

　ソフトウェアに対して，テストがどれだけ網羅できているか，を「テストカバレッジ」と呼びます。

〔命令網羅（C0基準）：「ステートメントカバレッジ」〕

　命令（各処理）がテストでどの程度網羅するかの指標です。Point 図5-9に示す処理の場合では，分岐処理1，実行処理A，分岐処理2，実行処理Bを網羅した場合にC0カバレッジが100%になります。

〔分岐網羅（C1基準）：「ブランチカバレッジ」〕

　分岐をテストでどの程度網羅するかの指標です。Point 図5-9に示す処理の場合では，分岐処理1のTrueとFalseとの両方の条件，処理2のTrueとFalseとの両方の条件をすべて網羅した場合，C1カバレッジが100%になります。たとえば，①→②（条件1：true，条件2：true）および③→④（条件1：false，条件2：false）を実行した場合C1カバレッジが100%となります。

〔条件網羅（C2基準）：「コンディションカバレッジ」〕

　分岐条件の組合せをテストでどの程度網羅するかの指標です。Point 図5-9に示す処理の場合では，分岐処理1のTrueとFalseとの両方の条件と，処理2のTrueとFalseとの両方の条件のすべての組合せを網羅した場合，C2カバレッジが100%になります。つまり，①→②（条件1：true，条件2：true），①→④（条件1：true，条件2：false），③→②（条件1：false，条件2：true），③→④（条件1：false，条件2：false）を実行した場合にC2カバレッジが100%となります。

　ユニットテストにおいて，まずはテストカバレッジがC0基準を満たすことが基本です。ソフトウェアの検証計画においては，ソフトウェアユニットのソフトウェア安全クラスが高いほど，テストカバレッジの評価基準を高く設定するのも1つの方法です。

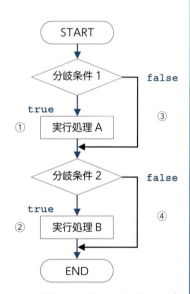

Point 図5-9　テストカバレッジの網羅率の考え方

## 5.7.5 ソフトウェアシステム試験記録の内容（クラスA, B, C）
【Amd 1 クラス追加項目】

　ソフトウェアシステム試験の結果を記録するにあたり，次のa)～g)の内容を記載します。特に，次回のソフトウェアシステム試験で再現できるように，必要な情報をもれなく記述します。

　なお，ソフトウェアシステム試験計画書／報告書で他の試験記録を引用している場合は，その引用された試験記録にはこの内容の記載が必要になります。

5.7.5　ソフトウェアシステム試験記録の内容

| 要求内容の概要 | 実現する手段（例） |
|---|---|
| 試験の再現性を図るために，次の事項を文書化します。 ||
| a) 要求される処置及び期待される結果を示すテストケース手順書への参照表記 | ソフトウェアシステム試験を実施した結果，次回の試験に際して必要な処置や，期待される結果等について，ソフトウェアシステム試験計画書を更新します。 |
| b) 試験結果（合否及び異常箇所のリスト） | 試験の合否，および異常が発見された箇所のリストをソフトウェアシステム試験報告書に記載します。 |
| c) 試験したソフトウェアのバージョン | 試験したソフトウェアのバージョンを，ソフトウェアシステム試験報告書に記載します。 |
| d) 関連するハードウェア及びソフトウェアテスト構成 | ソフトウェアシステム試験に関連するハードウェア，およびソフトウェアテスト構成をソフトウェアシステム試験報告書に記載します。 |
| e) 関連試験ツール | 関連試験ツールをソフトウェアシステム試験報告書に記載します。 |
| f) 試験実施日 | 試験実施日をソフトウェアシステム試験報告書に記載します。 |
| g) 試験の実施及び試験結果の記録に関わる責任者の識別 | 試験の実施，および試験結果の記録にかかわる責任者の氏名，所属，役職などの識別情報をソフトウェアシステム試験報告書に記載します。 |

### Point 5-16

**ソフトウェアシステム試験中に発生した問題**

　ソフトウェアシステム試験を実施するとさまざまな状況が発生します。次回のソフトウェアシステム試験をスムーズに実施するために，次回の試験に際して必要な処置や，期待される結果等について，ソフトウェアシステム試験計画書を更新します。

　なお，試験の最中に試験手順等の変更が必要となった場合は，①試験を継続する。または，②試験を中断し，ソフトウェアシステム試験計画書を変更する，のケースがあります。

　①，②のどちらにするかは変更の重大性に応じて判断します。試験を継続した場合は変更内容を記録し，ソフトウェアシステム試験報告書の中でその趣旨を説明します。

## 5.8　システムレベルで使用するためのソフトウェアリリース

　システムレベルで使用するためのソフトウェアリリースのアクティビティでは，リリースする医療機器ソフトウェアのバージョンを文書化し，どのように製造したのかを明確にするとともに，そのソフトウェアのリリースにあたり，適切な手順を踏むことを要求しています。

　ここで，開発プロセスを用いて開発したソフトウェアが，リリースするソフトウェアと同一であることを証明できるようにします。また，ソフトウェアの開発および生成する環境を再現できるように，開発で使用したツール類を保管します。

　ソフトウェアリリースは，医療機器の出荷前だけとは限りません。ソフトウェアシステムをバリデーションするため，ハードウェアに組み込んで電気安全やEMCの試験をするため，臨床評価に使うためなど，さまざまなケースがあります。そのためIEC 62304では，「システムレベルで使用するためのソフトウェアリリース」と明示して，その際の要求事項を記載しています。

5.8　システムレベルで使用するためのソフトウェアリリース（○：要求〔該当する〕，●：Amd 1で追加要求〔該当する〕）

| アクティビティ・タスク | 安全クラス A | B | C |
|---|---|---|---|
| 5.8.1　ソフトウェア検証の完了確認 | ● | ○ | ○ |
| 5.8.2　既知の残留異常の文書化 | ● | ○ | ○ |
| 5.8.3　既知の残留異常の評価 |  | ○ | ○ |
| 5.8.4　リリースするバージョンの文書化 | ○ | ○ | ○ |
| 5.8.5　リリースするソフトウェアの作成方法の文書化 |  | ○ | ○ |
| 5.8.6　アクティビティ及びタスクの完了確認 |  | ○ | ○ |
| 5.8.7　ソフトウェアのアーカイブ | ● | ○ | ○ |
| 5.8.8　ソフトウェアリリースの信頼性の確保 | ● | ○ | ○ |

プロセスにおけるアクティビティとインプット・アウトプットの関係（例）

［アクティビティ・タスクの完了を確認する文書類］＋［ソフトウェア開発計画書］→ 5.8 システムレベルで使用するためのソフトウェアリリース →［ソフトウェアリリース報告書］／［ソフトウェアマスタ仕様書］／［ソフトウェアマスタ］／［トレーサビリティマトリクス］

> **Point 5-17**
>
> **外部向けのバージョンと内部管理するバージョン**
>
> 「5.8.4 リリースするバージョンの文書化」で求められるバージョンは，外部に対して公開する可能性があるバージョンです。一方で，ソフトウェア構成管理時に付与するバージョンは，内部管理するバージョンとなります。
>
> これらは共通にすることもできますし，また別々に管理することも可能です。別々にした場合は，外部向けのバージョンとプロジェクト内部で管理するバージョンとの関係が明確になるように管理することが求められます。

### 5.8.1 ソフトウェア検証の完了確認（クラスA, B, C）
### 【Amd 1 クラス追加項目】

すべてのソフトウェア検証アクティビティが完了し，結果を評価したことをソフトウェアリリース前に確認します。検証の確認にはトレーサビリティマトリクスを使うことができます。

5.8.1 ソフトウェア検証の完了確認

| 要求内容の概要 | 実現する手段（例） |
|---|---|
| 全てのソフトウェア検証アクティビティが完了し，結果を評価したことを，ソフトウェアリリース前に確認する。 | すべてのソフトウェア検証アクティビティが完了し，結果を評価したことを，ソフトウェアリリース前に確認し，ソフトウェアリリース報告書に記録します。 |

### 5.8.2 既知の残留異常の文書化（クラスA, B, C）
### 【Amd 1 クラス追加項目】

ソフトウェアをリリースする時点で既知となっている残留異常をすべて文書化します。

異常（Anomaly）は，明確に動作不良の原因となることがわかっているバグだけでなく，再現しない現象や，再現するが原因がわからない現象，不具合の原因として疑われる，または静的解析ツールが警告表示したソースコード等も含みます。静的解析ツールの警告表示については，すべてが実際に対処すべきものではないことがわかっています。対処しない警告についてはその評価結果に理由を添えて文書化しておきましょう。

また，異常は発見された時点で情報（フォールト分類，発生工程，原因，重大度，現象，再現手順，バージョン，起票者，起票日，対応期限）をデータベース等に記録して，対応（原因，対策内容，対策バージョン，対策完了日，対策工数，確認者，確認工数，確認バージョンなど）が完了するまで管理し，プロジェクト内で情報共有できるようにしておくとよいでしょう。

##### 5.8.2　既知の残留異常の文書化

| 要求内容の概要 | 実現する手段（例） |
| --- | --- |
| 残留している既知の異常を全て文書化する。 | 残留している既知の異常をすべて文書化し，ソフトウェアリリース報告書に記載します。 |

### 5.8.3　既知の残留異常の評価（クラスB, C）

　残留している既知の異常が受容できないリスクの原因にならないことを評価します。100万行規模のソフトウェアを新規につくり上げて，ソフトウェアリリースの時点で異常がまったくないということはまれでしょう。既知の残存異常はもれなく記録し，それぞれの異常を評価します。

　重要なのは，残留異常が受容できないリスクの原因になっていないことを確実に評価することです。

　残留異常が受容できないリスクの原因になっている，またはなっていそうな場合は，その原因を究明し異常を解消するか，リスクコントロール手段を追加するなどの施策によってリスクを受容できるようにしない限り，ソフトウェアをリリースすることはできません。

##### 5.8.3　既知の残留異常の評価

| 要求内容の概要 | 実現する手段（例） |
| --- | --- |
| 残留している既知の異常を全て評価したことを確認し，受容できないリスクの原因にならないことを確実にする。 | 残留している既知の異常をすべて評価したことを確認し，受容できないリスクの原因にならないことを確実にして，ソフトウェアリリース報告書に評価結果を記載します。 |

### 5.8.4　リリースするバージョンの文書化（クラスA, B, C）

　ここでは，リリースする医療機器ソフトウェアのバージョンを文書化します。

　規模の大きいソフトウェアの場合，ソフトウェアアイテムごとにバージョンが付与されている場合もあります。この場合は，ソフトウェア構成管理のアクティビティと合わせて，ソフトウェアの構成アイテムのバージョンと，リリースする医療機器ソフトウェアのトータルバージョンとの関係が一意に識別できるようにします。リリースするソフトウェアのトータルバージョンを特定すれば，構成するソフトウェアアイテムのバージョンが一意に特定できるようになっていることが必要です。

　もし構成アイテムのバージョンが変わっているのに，医療機器ソフトウェアのバージョンが変わっていないという状態がありうると，医療機器ソフトウェアをリコールする際に対象をしぼり込めなくなる危険があります。

### 5.8.4　リリースするバージョンの文書化

| 要求内容の概要 | 実現する手段（例） |
|---|---|
| リリースする医療機器ソフトウェアのバージョンを文書化する。 | リリースする医療機器ソフトウェアのバージョンを，ソフトウェアマスタ仕様書に文書化します。 |

### 5.8.5　リリースするソフトウェアの作成方法の文書化（クラスB, C）

リリースするソフトウェアの作成手順，および作成環境を文書化します。すなわち，ビルド手順，ビルドに使用するソフトウェアおよびそのバージョン，必要なハードウェアなどの開発環境をもれなく記載します。

重要なのは，製品のライフサイクルの間は販売後安全管理の観点から，市場の事故調査などにも備え，過去にリリースしたソフトウェアを完全に再現できることです。

#### 5.8.5　リリースするソフトウェアの作成方法の文書化

| 要求内容の概要 | 実現する手段（例） |
|---|---|
| リリースするソフトウェアの作成手順及び作成環境を文書化する。 | リリースするソフトウェアの作成手順書，および作成環境をソフトウェアマスタ仕様書に文書化します。 |

### 5.8.6　アクティビティ及びタスクの完了確認（クラスB, C）

ソフトウェア開発計画（または保守計画）で計画したすべてのアクティビティ，およびタスクが，作成を計画した文書とともに完了していることを確認します。

#### 5.8.6　アクティビティ及びタスクの完了確認

| 要求内容の概要 | 実現する手段（例） |
|---|---|
| ソフトウェア開発計画（又は保守計画）の全てのアクティビティ及びタスクが，関連する文書とともに完了していることを確認する。 | ソフトウェア開発計画（または保守計画）の全てのアクティビティ，およびタスクが関連する文書とともに完了していることを確認し，ソフトウェアリリース報告書に結果を記載します。 |

### 5.8.7　ソフトウェアのアーカイブ（クラスA, B, C）
　　　　【Amd 1 クラス追加項目】

医療機器ソフトウェア（マスタ），構成アイテム，および関連文書を，医療機器ソフトウェアの耐用期間，または関連する規制要求事項が規定する期間のいずれか長いほうよりも長く保管します。

#### 5.8.7 ソフトウェアのアーカイブ

| 要求内容の概要 | 実現する手段（例） |
|---|---|
| 次について，製造業者自身が決定した医療機器ソフトウェアの耐用期間，または関連する規制要求事項が規定する期間のいずれか長いほうを最低保管期間として保管します。 ||
| a) 医療機器ソフトウェア及び構成アイテム | 医療機器ソフトウェア（マスタ）および構成アイテムを，医療機器ソフトウェアの耐用期間，または関連する規制要求事項が規定する期間よりも長く保管します。 |
| b) 文書 | 関連する文書も同様に保管します。 |

保管には，文書管理システムや製品情報管理システム，構成管理システム等を使用することができます。

### 5.8.8 ソフトウェアリリースの信頼性の確保（クラスA，B，C）【Amd 1 クラス追加項目】

リリースする医療機器ソフトウェアが，変造または無断で変更されることなく，使用する場所に確実に納品されるようにするための手順を確立します。

専用ハードウェアに組み込む形のソフトウェアの場合は，生産時に正しくソフトウェアマスタが複製されるような手順を，医療現場の汎用プラットフォームにインストールする形の，そのものが医療機器となるソフトウェアの場合は，ソフトウェア納入手順書等に媒体のラベリングや梱包，保護，保管，納品などの手順を記載します。

#### 5.8.8 ソフトウェアリリースの信頼性の確保

| 要求内容の概要 | 実現する手段（例） |
|---|---|
| リリースする医療機器ソフトウェアが，変造又は無断で変更されることなく使用する場所に確実に納品されるようにするための手順を確立する。具体的には医療機器ソフトウェアを納品した媒体の製造及び取扱いについての手順であり，必要に応じて次のものを含める。<br>―― 複製，媒体のラベリング，梱包，保護，保管，納品 | リリースする医療機器ソフトウェアが，変造または無断で変更されることなく使用する場所に確実に納品されるようにするための手順を確立し，ソフトウェアマスタ仕様書やソフトウェア納入手順書等に記載します。<br>手順書には，複製方法，媒体のラベリング，梱包，保護，保管，納品などについて記載します。 |

# 第6章

## ソフトウェア保守プロセス

ソフトウェア保守プロセスでは，緊急の問題に対処して早急に変更を実装するために，完全な形のソフトウェア開発プロセスより小規模のプロセスを用いることが許されています。

また，製造業者は，現場から問題データを収集するために市販後監視の仕組みを構築し，問題についてユーザ，および規制当局と連絡をとることによって法規制に適合します。

6 ソフトウェア保守プロセス（○：要求〔該当する〕，●：Amd 1 で追加要求〔該当する〕）

| アクティビティ・タスク | 安全クラス | | |
|---|---|---|---|
| | A | B | C |
| 6.1　ソフトウェア保守計画の確立 | ○ | ○ | ○ |
| 6.2　問題及び修正の分析 | | | |
| 　6.2.1　フィードバックの文書化及び評価 | | | |
| 　　6.2.1.1　フィードバックの監視 | ○ | ○ | ○ |
| 　　6.2.1.2　フィードバックの文書化及び評価 | ○ | ○ | ○ |
| 　　6.2.1.3　安全性に影響する問題報告の評価 | ○ | ○ | ○ |
| 　6.2.2　ソフトウェア問題解決プロセスの使用 | ○ | ○ | ○ |
| 　6.2.3　変更要求の分析 | ● | ○ | ○ |
| 　6.2.4　変更要求の承認 | ○ | ○ | ○ |
| 　6.2.5　ユーザ及び規制当局への通知 | ○ | ○ | ○ |
| 6.3　修正の実装 | | | |
| 　6.3.1　確立したプロセスを使用した修正の実装 | ○ | ○ | ○ |
| 　6.3.2　修正ソフトウェアシステムの再リリース | ○ | ○ | ○ |

プロセスにおけるアクティビティとインプット・アウトプットの関係（例）

インプット：ソフトウェア保守計画書，フィードバック情報，トレーサビリティマトリクス
→ 6 ソフトウェア保守プロセス →
アウトプット：ソフトウェア保守計画書※，ソフトウェア問題報告書，ソフトウェア変更要求票，修正したソフトウェア，トレーサビリティマトリクス

※　ソフトウェア保守計画書は，初回作成後に保守プロセスのインプットとなる。

## 6.1 ソフトウェア保守計画の確立（クラスA, B, C）

リリースした医療機器ソフトウェアに対して発生した情報を管理して，問題があるかどうかを判断し，問題があればリスク分析を行い，問題を解決するための問題解決プロセスを使用する手順を

6.1 ソフトウェア保守計画の確立

| 要求内容の概要 | 実現する手段（例） |
|---|---|
| 保守プロセスのアクティビティ，およびタスクを実行するためのソフトウェア保守計画を確立します。 | |
| a) 医療機器ソフトウェアのリリース後に発生する情報をフィードバックするための次の手順<br>　　—— 取得，文書化，評価，解決，追跡 | 医療機器ソフトウェアのリリース後に発生する情報の「取得」，「文書化」，「評価」，「解決」，「追跡」の手順をソフトウェア保守計画書に記載し，運用手順を定めます。 |
| b) フィードバックした情報に問題があるかを判断するための基準 | フィードバックした情報に問題があるかを判断する基準を，ソフトウェア保守計画書に記載し，運用手順を定めます。 |
| c) ソフトウェアリスクマネジメントプロセスの使用 | フィードバックした情報が危険状態を引き起こすかどうか，ISO 14971に規定した医療機器のリスク分析を行い，危険状態および危険状態を引き起こす可能性のあるソフトウェアアイテムを特定し，潜在的原因を特定する手順をソフトウェア保守計画書に記載し，運用手順を定めます。 |
| d) 医療機器ソフトウェアのリリース後に発生した問題を分析，及び解決するためのソフトウェア問題解決プロセスの使用 | 医療機器ソフトウェアリリース後に発生した問題を分析，解決するためにソフトウェア問題解決プロセスを使用することを，ソフトウェア保守計画書に記載し，運用手順を定めます。<br>問題解決プロセスの内容にあたってはソフトウェア問題解決報告書を参照することができます。 |
| e) 既存ソフトウェアシステムの修正を管理するためのソフトウェア構成管理プロセスの使用 | 既存ソフトウェアシステムの修正を管理するために，ソフトウェア構成管理プロセスを使用することをソフトウェア保守計画書に記載し，運用手順を定めます。<br>ソフトウェア構成管理プロセスの内容にあたってはソフトウェア構成管理表を参照することができます。 |
| f) SOUPについて次の事項を評価し実行する手順<br>　　—— アップグレード，バグ修正，パッチ，陳腐化の確認 | SOUPのアップグレード，バグ修正，パッチ，陳腐化の確認（保守の期限切れなど）を評価し，実行する手順をソフトウェア保守計画書に記載し，運用手順を定めます。 |

確立します。

　ソフトウェアを修正する必要が生じた場合はソフトウェア構成管理プロセスを使用します。また，SOUPのアップグレード，バグ修正，パッチ，陳腐化（保守の期限切れ）などを評価し，実行する手順もソフトウェア保守計画として確立します。

　このソフトウェア保守プロセスでは，リリースした医療機器ソフトウェアの完全性を維持しながら修正を実行するために，ソフトウェア開発プロセスの一部を使用します。

## 6.2　問題及び修正の分析

　「問題及び修正の分析」のアクティビティでは，市場や開発現場から得たフィードバックの影響について分析し，報告された問題を検証して，修正の方法について検討し，承認を得ることを要求しています。

　このような問題およびその他の変更要求は，医療機器の性能，安全性，または法律上の許認可に影響する可能性がありますから，その問題報告によって何らかの影響があるか，または問題を是正したり変更要求内容を実装したりするための修正によって影響が生じるかどうかを判断するための分析が必要です。また，**ソフトウェアの変更によって，機器に組み込まれたリスクコントロール手段が誤った形で変更または修正されないことをトレーサビリティ分析や回帰テストを通じて検証すること**が求められます。

　**修正前には危険状態を引き起こすことのなかったソフトウェアについて，修正が原因で危険状態を引き起こすことがないことを検証することも重要**です。ソフトウェアの修正で危険状態が生じたり，逆にリスクが軽減されたりする場合は，ソフトウェアアイテムのソフトウェア安全クラス分類が変わっている可能性があります。ソフトウェア保守プロセスでは次の事項を徹底する必要があります。

① 安全に関連する問題報告について対応し，担当の規制当局，および影響を受けるユーザに対して報告します。
② 医療機器ソフトウェアは，問題の是正および，さらなる問題の回避を確実にするために，正式な管理の下で修正した後，再確認して再リリースします。
③ 製造業者は，他のどの医療機器ソフトウェアが影響を受けうるかを考慮し，適切な処置をします。ソフトウェア問題解決において焦点となるのは，次のような包括的マネジメントシステムの運用です。
　・ 問題報告を分析し，問題が示唆する事柄すべてを明確にします。
　・ 変更の数を決定し，変更によるすべての副作用を明確にします。
　・ リスクマネジメントファイルを含むソフトウェア構成アイテムの一貫性を維持した上で，変更を実装します。
　・ 変更の実装を検証します。

ソフトウェア保守プロセスでは，ソフトウェア問題解決プロセスを使用します。さらにソフトウェア保守プロセスでは，問題報告についての上層部での決定（問題が存在するか，問題が安全性に重大な影響を与えるか，どのような変更が必要か，および変更をいつ実装するか）を扱うとともに，ソフトウェア問題解決プロセスを用いて問題報告の分析を行い，引き起こされると思われる内容をすべて検出し，変更を要するすべての構成アイテム，および必要なすべての検証工程を明確にして実行可能な変更要求を作成します。

## 6.2.1 フィードバックの文書化及び評価

市場や開発現場から得たフィードバックは，文書化した上で，リリースした医療機器ソフトウェアに問題があるかどうか評価することが求められます。どんなフィードバックであっても，重大な影響をおよぼす可能性があることからすべてのソフトウェア安全クラスに対して，フィードバックの文書化および評価が要求されています。

### 6.2.1.1 フィードバックの監視（クラスA，B，C）

医療機器ソフトウェアに対して発生した問題情報や，変更要求等のフィードバックを組織手順にもとづき監視します。

6.2.1.1 フィードバックの監視

| 要求内容の概要 | 実現する手段（例） |
| --- | --- |
| 意図する使用のためにリリースした医療機器ソフトウェアについてのフィードバックを監視する。 | ソフトウェア保守計画書に記載された手順にもとづき，医療機器ソフトウェアについてのフィードバックを監視します。 |

### 6.2.1.2 フィードバックの文書化及び評価（クラスA，B，C）

発生したフィードバックは文書化（データベースでの管理も可能）し，リリースした医療機器ソフトウェアに問題となるかどうかを判断します。問題があると判断された場合には，悪影響をおよぼす可能性や想定される事象，仕様から逸脱した事象などを問題報告に含めます。問題報告の内容はその後の問題報告の評価や，原因，ソフトウェアの修正内容と関連付けて管理します。

6.2.1.2 フィードバックの文書化及び評価

| 要求内容の概要 | 実現する手段（例） |
| --- | --- |
| フィードバックを文書化するとともにそれを評価し，リリースした医療機器ソフトウェアに問題がないかを判断する。問題があった場合は，問題報告として記録する。問題報告には，実際に悪影響を及ぼす又はその可能性がある事象，及び仕様から逸脱した事象を含める。 | ソフトウェア保守計画書の手順にもとづき，フィードバックを文書化（またはデータベース化）し，リリースした医療機器ソフトウェアに問題がないかどうかを判断します。問題があった場合は，問題報告としてソフトウェア問題報告書に記録します。 |

### 6.2.1.3　安全性に影響する問題報告の評価（クラスA, B, C）

問題報告を評価し，ソフトウェアの安全性にどのような影響があるかを判断して，問題に対処するためにソフトウェアに変更を加える必要があるかを判断します。

6.2.1.3　**安全性に影響する問題報告の評価**

| 要求内容の概要 | 実現する手段（例） |
|---|---|
| 問題報告は，個々に評価を実施し，意図する使用のためにリリースした医療機器ソフトウェアの安全性にどのような影響があるかを判断するとともに，問題に対処するためにソフトウェアに変更を加える必要があるかを判断する。 | ソフトウェア保守計画書の手順にもとづき，問題報告がリリースした医療機器ソフトウェアの安全性にどのような影響があるかを判断するとともに，問題に対処するために，ソフトウェアに変更を加える必要があるかを判断します。 |

### Point 6-1

#### 問題解決プロセスの使用を要求する理由

　ソフトウェア問題解決プロセスの使用について「なぜ，ソフトウェア問題解決プロセスの手順を踏まなければいけないのか」，「早く直してリリースしたほうが顧客満足を高める」と思うかもしれません。

　確かに，ソフトウェア開発プロジェクトのメンバの入れ替わりがほとんど起こらず，プロジェクトメンバ全員が医療機器ソフトウェアの使用環境を熟知しており，どの部分のソフトウェアを修正すると安全や基本性能に影響があるかがわかっているなら，そう思うのも不思議ではありません。

　しかし，大規模なソフトウェアプロジェクトで人の入れ替わりが激しく，自分がかかわっているソフトウェアアイテムが医療機器全体に対してどのような役割を持っているか十分に把握していないメンバが存在するプロジェクトでは，問題解決プロセスの手順を踏んで，リスク分析や変更作業を進めていかないと，デグレードやそれまで効いていたリスクコントロールを無効化してしまう危険性があります。

　IEC 62304が問題解決プロセスの使用を要求している背景には，対象となるソフトウェアが医療機器ソフトウェアであり，医療機器ソフトウェアの変更がきっかけになって，新たな医療機器ソフトウェアの不具合が生み出されている現実が数多くあるからだといえます。

### 6.2.2 ソフトウェア問題解決プロセスの使用（クラスA, B, C）

　問題の対処にあたっては，ソフトウェア問題解決プロセスを使用し，問題報告の分析，変更による副作用の明確化，変更の実装，変更の検証等を確実に実施します。

6.2.2　ソフトウェア問題解決プロセスの使用

| 要求内容の概要 | 実現する手段（例） |
|---|---|
| 問題の対処に当たり，ソフトウェア問題解決プロセスを使用する。 | ソフトウェア保守計画書の手順にもとづき，問題対処にあたり，ソフトウェア問題解決プロセスを使用します。<br>ソフトウェア問題解決プロセスにあたっては，あらかじめ作成したソフトウェア問題解決手順書を参照することができます。 |

### 6.2.3 変更要求の分析（クラスA, B, C）
### 　　　【Amd 1 クラス追加項目】

　ここでは，変更要求が医療機関および医療機器ソフトウェア，連携するシステムにおよぼす影響について分析します。特に，現在の医療機器ではネットワークを通じて他の医療機器と連携することが多くなっているため，ソフトウェアの変更が，連携する他のシステムに影響を与えないかどうかを慎重に分析します。

　変更するソフトウェアアイテムが扱うデータを使用するソフトウェアアイテムがほかにもあるか，また，変更対象となるデータがどこに流れていくのかを分析することで，影響範囲を分析します。

6.2.3　変更要求の分析

| 要求内容の概要 | 実現する手段（例） |
|---|---|
| 問題解決プロセスで要求している分析を実施する，各変更要求が，組織，意図する使用のためにリリースした医療機器ソフトウェア及び連携するシステムに及ぼす影響について分析を行う。 | 問題解決プロセスで要求している分析（問題報告の作成，重大性の記述，問題の原因，問題の安全性へのかかわりの評価など）を実施し，問題の是正に必要な処置のための変更要求が，医療機器システムや連携するシステムにおよぼす影響について分析を行い，ソフトウェア変更要求票（用紙またはデータベース）に分析結果を記載します。 |

## 6.2.4 変更要求の承認（クラスA, B, C）

医療機器ソフトウェアを修正する変更要求を評価し，組織で承認します。

リリースした医療機器ソフトウェアの修正には変更要求を評価した上での承認が必要です。問題現象を確認するために実験的なソフトウェアの変更を行うことはできますが，承認されていないソフトウェア変更要求を修正実行してリリースすることはできません。

なお，実験的なソフトウェアの変更の際にはソフトウェア構成管理プロセスやツールを使うことによって，実験を行う前の段階に確実に戻れるようにしておきます。

6.2.4 変更要求の承認

| 要求内容の概要 | 実現する手段（例） |
| --- | --- |
| リリースした医療機器ソフトウェアに修正が生じる変更要求を評価し，承認する。 | 「6.2.3 変更要求の分析」で起票したソフトウェア変更要求票（用紙またはデータベース）の内容を評価し，承認します。 |

## 6.2.5 ユーザ及び規制当局への通知（クラスA, B, C）

地域の法令の要求に応じて「リリースした医療機器ソフトウェアの問題を変更せずに継続使用した場合の結果」や「変更する内容（原因や現象など），変更の入手方法，インストール方法」をユーザや規制当局に通知します。

6.2.5 ユーザ及び規制当局への通知

| 要求内容の概要 | 実現する手段（例） |
| --- | --- |
| リリースした医療機器ソフトウェアに影響がある承認済みの変更要求を明らかにします。地域の法令の要求に応じて，製造業者はユーザおよび規制当局に対して次の事項を通知します。 ||
| a) リリースした医療機器ソフトウェアについて全ての問題及び変更せずに継続使用した場合の結果。 | リリースした医療機器ソフトウェアに影響を与える組織承認済みの変更要求を，変更せずに継続使用した場合の結果を，地域の法令の要求に応じてユーザおよび規制当局に通知します。 |
| b) リリースした医療機器ソフトウェアに対して利用可能な変更の本質（nature）並びにそれらの変更の入手及びインストールの方法。 | 変更する内容（原因や現象など），変更入手方法，インストール方法を，地域の法令の要求に応じてユーザ，および規制当局に通知します。 |

## 6.3　修正の実装

　修正の実装のアクティビティでは修正を実施するにあたり，確立したプロセスを使用することを要求しています。組織によっては，特別に保守プロセスを定義しないで，保守プロセスを開発プロセスを用いて実施すると定義して，アクティビティやタスクを使って修正を実行することができます。

　なお，製造業者は修正によって当該医療機器ソフトウェアの他の部分に副作用が生じないことを確実にすることが求められます。そのためには，回帰的分析や回帰テストを実施します。

　回帰的分析では，関連する文書（ソフトウェア要求仕様書，ソフトウェア設計仕様書，ソースコード，試験計画書，テストケース，テスト手順，トレーサビリティマトリクスなど）のレビューにもとづいて，変更のもたらす影響を判定し，実施するべき回帰テストを特定します。

　また，回帰テストでは，ソフトウェアがこれまで正しく動作することを確認してきたテストケースを再確認し，現在の結果を以前の結果と比較して，ソフトウェアの変更がもたらす意図しない影響がないことを確認します。医療機器ソフトウェアの修正対象外の部分が，修正前と同じように機能するかどうかを回帰テストで確認しますが，そのテストの内容については決定の根拠が必要です。

### 6.3.1　確立したプロセスを使用した修正の実装（クラスA, B, C）

　修正の実装に際して，ソフトウェア開発プロセスの中で再度実施する必要のあるアクティビティを特定して実施します。

　ソフトウェアの変更内容を分析して，危険状態の一因となる潜在的原因が新たに生じていないか，新たなリスクコントロール手段が必要となっていないか，ソフトウェアの修正が既存のリスクコントロール手段の妨げとなる危険性がないかを確認します。

6.3.1　確立したプロセスを使用した修正の実装

| 要求内容の概要 | 実現する手段（例） |
|---|---|
| 修正を行った結果，再度実施する必要性があるソフトウェア開発プロセスのアクティビティを特定し，実施する。 | 修正を行った結果，ソフトウェア開発プロセスの中で再度実施する必要のあるアクティビティを特定して，実施します。 |

### 6.3.2　修正ソフトウェアシステムの再リリース（クラスA, B, C）

　修正したソフトウェアをリリースします。修正版は，ソフトウェアシステムの再リリース版とすることや，修正キットとしてリリースすることもできます。

6.3.2 修正ソフトウェアシステムの再リリース

| 要求内容の概要 | 実現する手段（例） |
|---|---|
| 「5.8　システムレベルで使用するためのソフトウェアリリース」に従って，修正した修正版をリリースする。 | 修正版のソフトウェアをリリースします。<br>下記を必要に応じて実施します。<br>・「5.8.1　ソフトウェア検証の完了確認」<br>・「5.8.2　既知の残留異常の文書化」<br>・「5.8.3　既知の残留異常の評価」<br>・「5.8.4　リリースするバージョンの文書化」<br>・「5.8.5　リリースするソフトウェアの作成方法の文書化」<br>・「5.8.6　アクティビティ及びタスクの完了確認」<br>・「5.8.7　ソフトウェアのアーカイブ」<br>・「5.8.8　ソフトウェアリリースの信頼性の確保」 |

# 第7章

## ソフトウェア
## リスクマネジメントプロセス

## 7 ソフトウェアリスクマネジメントプロセス（○：要求〔該当する〕，●：Amd 1で追加要求〔該当する〕）

| アクティビティ・タスク | 安全クラス A | 安全クラス B | 安全クラス C |
|---|---|---|---|
| 7.1　危険状態を引き起こすソフトウェアの分析 | | | |
| 　7.1.1　危険状態の一因となるソフトウェアアイテムの特定 | | ○ | ○ |
| 　7.1.2　危険状態の一因となるソフトウェアアイテムの潜在的原因の特定 | | ○ | ○ |
| 　7.1.3　公開されたSOUP異常リストの評価 | | ○ | ○ |
| 　7.1.4　潜在的原因の文書化 | | ○ | ○ |
| 　7.1.5　Amd 1で削除 | | | |
| 7.2　リスクコントロール手段 | | | |
| 　7.2.1　リスクコントロール手段の選択 | | ○ | ○ |
| 　7.2.2　ソフトウェアに実装するリスクコントロール手段 | | ○ | ○ |
| 7.3　リスクコントロール手段の検証 | | | |
| 　7.3.1　リスクコントロール手段の実施の検証 | | ○ | ○ |
| 　7.3.2　Amd 1で削除 | | | |
| 　7.3.3　トレーサビリティの文書化 | | ○ | ○ |
| 7.4　ソフトウェア変更のリスクマネジメント | | | |
| 　7.4.1　医療機器ソフトウェアの安全性に関わる変更の分析 | ○ | ○ | ○ |
| 　7.4.2　ソフトウェア変更が既存のリスクコントロール手段に与える影響の分析 | | ○ | ○ |
| 　7.4.3　分析に基づくリスクマネジメントアクティビティの実行 | | ○ | ○ |

### プロセスにおけるアクティビティとインプット・アウトプットの関係（例）

インプット：
- 医療機器のリスク分析結果
- ソフトウェアアーキテクチャ設計書
- 公開されたSOUPの異常リスト
- ソフトウェアの変更仕様

↓

7　ソフトウェアリスクマネジメントプロセス

↓

アウトプット：
- リスクマネジメントファイル
  - （ソフトウェア）リスク分析表
  - トレーサビリティマトリクス
  - ソフトウェア変更リスク分析書

ソフトウェアリスクマネジメントは，医療機器リスクマネジメント全体の一部であり，これらを分離して扱うことは難しいと考えられます。IEC 62304ではISO 14971を引用規格とし，ISO 14971に適合するリスクマネジメントプロセスを使用することを要求しています。

　IEC 62304が，ISO 14971を引用しながら，ソフトウェアリスクマネジメントプロセスを独自に要求している理由は以下の2つがあります。

① IEC 62304を遂行する者は，医療機器ソフトウェアを開発する責任領域において，医療機器のリスクコントロール手段に対するソフトウェア面での要求事項を理解する必要がある。
② ISO 14971は，ソフトウェアのリスクコントロールおよびソフトウェア開発ライフサイクルへのリスクコントロール導入について明確に述べていないため，IEC 62304でこれらを補足する必要がある。

　なお，ソフトウェアリスクマネジメントは医療機器リスクマネジメント全体の一部であり，ソフトウェアリスクマネジメントアクティビティで要求する計画書，手順書および資料は，一連のリスクマネジメント文書の一部でも単独の文書でもよく，この規格の要求事項すべてに適合できれば，医療機器リスクマネジメントのアクティビティおよび資料と統合させてもかまいません。

## 7.1 危険状態を引き起こすソフトウェアの分析

　医療機器に対するリスク分析によって危険状態，および危険状態に対応するリスクコントロール手段が明確化され，危険状態の確率や危害の重大さが分析されます。このとき，ソフトウェアにリスクコントロール手段の実装が要求されることもあります。

　しかし，ソフトウェアアーキテクチャ設計の完了までに，すべての危険状態を確定することはできません。ソフトウェアアーキテクチャ設計時点では，ソフトウェアが機能を果たすために，どのように個々のソフトウェアアイテムを割り当てるか設計し，ソフトウェア機能に割り当てたリスクコントロール手段の実用性を評価します。その後，個々のソフトウェアアイテムの役割，責務が明らかになれば，個々のソフトウェアアイテムが故障したり意図しない動作をした場合に危険状態や危険状態を引き起こしたりする可能性があるのかどうかがより明確になってきます。また，個々のソフトウェアアイテムが他のソフトウェアアイテムとどのような依存関係になっているのかがわかれば，当該ソフトウェアアイテムの不具合の影響がどこまでおよぶのかがわかります。

　リスクコントロール手段の実用性の評価時点で
- 改訂された危険状態
- 改訂されたリスクコントロール手段やソフトウェア要求事項
- 人的要因に関係した危険状態など，ソフトウェアから生じる新たな危険状態

がないかどうかをチェックして，医療機器のリスク分析を見直すとよいでしょう。

### 7.1.1　危険状態の一因となるソフトウェアアイテムの特定（クラスB, C）

　ここでは医療機器のリスク分析結果を用いて危険状態，および危険状態を引き起こす可能性のあるソフトウェアアイテムを特定します。すなわち，当該ソフトウェアアイテムが期待していない動作を起こした場合，危険状態を引き起こす可能性があるかどうかを分析し，可能性があればそのソフトウェアアイテムを特定します。そのソフトウェアアイテムはソフトウェア安全クラスBかCになります。

　逆にいえば，ソフトウェア安全クラスBかCに指定されているソフトウェアアイテムは，そのソフトウェアアイテムが故障すれば危険状態を引き起こす可能性があるということを示しています。

7.1.1　危険状態の一因となるソフトウェアアイテムの特定

| 要求内容の概要 | 実現する手段（例） |
|---|---|
| ISO 14971に規定した医療機器のリスク分析を行い，危険状態及び危険状態を引き起こす可能性のあるソフトウェアアイテムを特定する。 | 医療機器のリスク分析を行い危険状態，および危険状態を引き起こす可能性のあるソフトウェアアイテムを特定し，ソフトウェアリスク分析表やソフトウェアアーキテクチャ設計書に結果を記録します。 |

## 7.1.2 危険状態の一因となるソフトウェアアイテムの潜在的原因の特定（クラスB, C）

7.1.1項で特定した危険状態の一因となるソフトウェアアイテムの潜在的原因として，次のa)〜e)にあげるような要因を検討します。

分析を容易にするためには，ソフトウェアアイテムの役割や責務と他のソフトウェアアイテムとの関係性が明確になっていることが求められます。

「a) 誤った又は不完全な機能仕様」：

ソフトウェアアイテムに誤った機能仕様または不完全な機能仕様があった場合，それが危険状態の一因となるのであれば，その要因を潜在的原因として特定します。

「b) 特定したソフトウェアアイテムの機能におけるソフトウェア不具合」：

ソフトウェアアイテムの機能が意図したとおりに動かないことが危険状態の一因となるのであれば，その要因を潜在的原因として特定します。

「c) SOUPに起因する故障又は予期せぬ結果」：

SOUPに起因する故障，または予期せぬ結果が危険状態の一因となるのであれば，その要因を潜在的原因として特定します。たとえばOS（Operating System）の故障が危険状態の一因となるのであれば，その要因を潜在的原因として特定します。

「d) 予測できないソフトウェア動作を引き起こす可能性のあるハードウェア故障又は他のソフトウェアの欠陥」：

ハードウェアの故障や当該ソフトウェアアイテム以外のソフトウェアの欠陥が，当該ソフトウェアアイテムの危険状態の一因となるのであれば，その要因を潜在的原因として特定します。

「e) 合理的に予見可能な誤使用」：

医療機器使用者の合理的に予見可能な誤使用が，当該ソフトウェアアイテムの危険状態の一因と

### 7.1.2 危険状態の一因となるソフトウェアアイテムの潜在的原因の特定

| 要求内容の概要 | 実現する手段（例） |
|---|---|
| 「7.1.1 危険状態の一因となるソフトウェアアイテムの特定」で特定した危険状態の一因となるソフトウェアアイテムの潜在的原因を特定します。 ||
| a) 誤った又は不完全な機能仕様 | 危険状態の一因となるソフトウェアアイテムの潜在的原因として，左記のa)〜e)の要因があれば，ソフトウェアリスク分析表等に記載します。a)〜e)以外の潜在的原因があれば，それをソフトウェアリスク分析表等に記載します。 |
| b) 特定したソフトウェアアイテムの機能におけるソフトウェア不具合 | |
| c) SOUPに起因する故障又は予期せぬ結果 | |
| d) 予測できないソフトウェア動作を引き起こす可能性のある，ハードウェアの故障又は他のソフトウェアの欠陥 | |
| e) 合理的に予見可能な誤使用 | |

> **Point 7-1**
>
> **SOUP異常リスト受取り**
>
> 　SOUP，特にOTSソフトウェアを，医療機器ソフトウェアの中でソフトウェア安全クラスをBかCと判断した場合，そのSOUPは危険状態の一因となる可能性があるため，公開されたSOUPの異常リストを評価する必要があります。
>
> 　そのため，OTSソフトウェアを購入する際に保守契約を結ぶなどして，OTSソフトウェアの供給者が把握したOTSの異常についての情報を速やかに伝達してもらうようにしておく必要があります。オープンソースソフトウェアの場合，公開された異常に関する情報をウォッチし，発見された異常について評価します。
>
> 　OTSソフトウェアの異常に関して，利用する側にとってシステムに影響があるかどうか判断するための十分な情報を提供してくれないような供給者のOTSソフトウェアは，ソフトウェア安全クラスBやCのソフトウェアアイテムとしては使用することが難しいでしょう。

なるのであれば，その要因を潜在的原因として特定します。

### 7.1.3　公開されたSOUP異常リストの評価（クラスB, C）

　OS（Operating System）などのSOUPアイテムに起因する故障や，予期せぬ結果が危険状態の潜在的原因となっている場合，SOUPアイテムの供給者が公開している異常リストを最低限として評価し，既知の異常が危険状態の原因となる一連の事象を生じさせるかどうかを判断します。

　SOUPの異常が危険状態の原因となる一連の事象を生じさせると判断された場合は，SOUPの異常を修正するか，リスク低減策を実施します。

7.1.3　公開されたSOUP異常リストの評価

| 要求内容の概要 | 実現する手段（例） |
| --- | --- |
| SOUPに起因する故障又は予期せぬ結果が，危険状態の一因となるソフトウェアアイテムの潜在的原因になっている場合，当該医療機器に使用しているSOUPアイテムのバージョンに関係するSOUPアイテムの供給者が公開している異常リストを最低限として評価し，既知の異常のいずれかによって危険状態の原因となる可能性がある一連の事象が生じるかを判断する。 | SOUPに起因する故障，または予期せぬ結果が，危険状態の一因となるソフトウェアアイテムの潜在的原因になっている場合，SOUPアイテムの供給者が公開している異常リストを最低限として評価し，既知の異常のいずれかによって危険状態の原因となる可能性がある一連の事象が生じるかを判断して，SOUPアイテムの評価報告書にSOUPのバージョンとともに記載します。 |

### 7.1.4 潜在的原因の文書化（クラスB, C）

7.1.2項のa)〜e)で特定した危険状態の一因となるソフトウェアアイテムの潜在的原因を，ソフトウェアリスク分析表のようなリスクマネジメントファイルに文書化します。

7.1.4 潜在的原因の文書化

| 要求内容の概要 | 実現する手段（例） |
|---|---|
| 危険状態の一因となるソフトウェアアイテムの潜在的原因をリスクマネジメントファイルに文書化する。 | 危険状態の一因となるソフトウェアアイテムの潜在的原因をソフトウェアリスク分析表に記載します。 |

### 7.1.5 （Amd 1で削除）

「7.1.5　イベントシーケンスの文書化要求」はAmd 1で削除されました。

## 7.2　リスクコントロール手段

### 7.2.1　リスクコントロール手段の選択（クラスB, C）

ソフトウェアアイテムが危険状態の一因となる場合，危険状態を引き起こさないようにするためのリスクコントロール手段を選択して文書化します。

ソフトウェア安全クラスがBまたはCということは，そのソフトウェアアイテムが危険状態の一因となる可能性があるということです。そのため，それぞれのケースについてリスクコントロール手段が必要になります。

7.2.1　リスクコントロール手段の選択

| 要求内容の概要 | 実現する手段（例） |
|---|---|
| リスクマネジメントファイルに文書化したソフトウェアアイテムが危険状態の一因となるケースのそれぞれについてISO 14971に従ってリスクコントロール手段を選択し文書化する。 | ソフトウェアアイテムが危険状態の一因となる場合，ISO 14971にしたがってリスクコントロール手段を選択して，リスク分析表やソフトウェア要求仕様書に記載します。 |

### 7.2.2　ソフトウェアに実装するリスクコントロール手段（クラスB, C）

リスク分析の結果，リスクコントロール手段をソフトウェアアイテムの機能の一部として実装する場合，リスクコントロール手段の要求をソフトウェア要求事項に含めます。

また，リスクコントロール手段によってコントロールしているリスクの評価（危害の重大度や発

## Point 7-2

**リスクマネジメントファイルとは**

　リスクマネジメントファイルは，JIS T 14971：2012では「リスクマネジメントによって作成した記録及び他の文書のまとまり。」と定義されています。リスクマネジメントファイルというと，物理的に文書が綴じられたファイルを想像するかもしれませんが，ここでいうリスクマネジメントファイルとは，リスクマネジメントのために必要な文書として指定するという意味であり，必ずしも物理的なファイルとは限りません。たとえば，データベース上で，リスクマネジメントファイルとして各文書の管理番号がリストされているかもしれません。重要なのは，リスクマネジメントファイルの提示を求められたときや，リスクマネジメントが必要なときに，リスクマネジメントファイルとしてリスト化されている文書をすばやく取り出せるようにしておくことです。

　なお，リスクマネジメントファイル等を文書管理するソフトウェアは，ISO 13485：2016の要求により，バリデーションが必要となります。

---

生確率）にもとづいて，関連するソフトウェアアイテムのソフトウェア安全クラスを判定するとともに，分類したソフトウェア安全クラスに求められるソフトウェア開発プロセスのアクティビティやタスクを実行します。

　ソフトウェア要求仕様書のレビューアは，リスクコントロール手段の要求がソフトウェア要求仕様として抽出されていることを確認します。

### 7.2.2　ソフトウェアに実装するリスクコントロール手段

| 要求内容の概要 | 実現する手段（例） |
|---|---|
| リスクコントロール手段を，ソフトウェアアイテムの機能の一部として実装する場合，次の事項を実施します。 ||
| a) リスクコントロール手段をソフトウェア要求事項に含める。 | リスクコントロール手段をソフトウェアアイテムに実装する場合，リスクコントロール手段の要求をソフトウェア要求仕様書に含めます。 |
| b) リスクコントロール手段の実施に寄与する各ソフトウェアアイテムに対して，そのリスクコントロール手段によってコントロールしているリスクに基づいてソフトウェア安全クラスの分類を行う。 | リスクコントロール手段によってコントロールしているリスクの評価（危害の重大度や発生確率）にもとづいて，関連するソフトウェアアイテムのソフトウェアクラス分類を判定し，ソフトウェアリスク分析表やソフトウェアアーキテクチャ設計書等に記述する。 |
| c) 箇条5のソフトウェア開発プロセスに従ってソフトウェアアイテムを開発する。 | 分類したソフトウェア安全クラスにもとづき，箇条5のソフトウェア開発プロセスのアクティビティやタスクを選択し，ソフトウェアアイテムを開発する。 |

## 7.3 リスクコントロール手段の検証

### 7.3.1 リスクコントロール手段の実施の検証(クラスB, C)

「7.2 リスクコントロール手段」で文書化したリスクコントロール手段がすべて実施できていることを検証し,その検証結果を文書化します。また,それぞれのリスクコントロール手段をレビューし,それによって新たな危険状態に至ることがないかどうかを判断します。

リスクコントロール手段を追加することによって新たな危険状態に至ることがあります。たとえば,異常監視のリスクコントロール手段を実装した際に,異常のセンシングの正確性が低いため,正常状態でも異常であるとシステムが判断し,それによりシステムが使用できない期間が生まれたり,一度異常状態であると判定すると,特殊な操作をしなければ復帰できなかったりするような例です。

7.3.1 リスクコントロール手段の実施の検証

| 要求内容の概要 | 実現する手段(例) |
| --- | --- |
| 「7.2 リスクコントロール手段」で文書化したリスクコントロール手段を全て実施していることを検証し,その検証結果を文書化する。リスクコントロール手段をレビューし,それによって新たな危険状態に至ることがないか判断する。 | リスクコントロール手段をすべて実装していることを検証し,その検証結果をトレーサビリティアナリシスなどに文書化します。<br>また,リスクコントロール手段をレビューし,それによって新たな危険状態に至ることがないかを判断し,リスク分析表などに結果を記載します。 |

### 7.3.2 (Amd 1で削除)

「7.3.2 新しいイベントシーケンスの文書化」はAmd 1で削除されました。

### 7.3.3 トレーサビリティの文書化(クラスB, C)

「危険状態」―「ソフトウェアアイテム」―「潜在的原因」―「リスクコントロール手段」―「リスクコントロール手段の検証」のトレーサビリティ関係を文書化します(例:表7-1)。

### 7.3.3 トレーサビリティの文書化

| 要求内容の概要 | 実現する手段（例） |
|---|---|
| 次のソフトウェアに関連するハザードのトレーサビリティについて適宜，文書化します。 ||
| a) 危険状態からソフトウェアアイテムまで | ソフトウェアリスク分析で分析された危険状態と関連するソフトウェアアイテムのトレーサビリティ関係を，トレーサビリティマトリクスに記載します。 |
| b) ソフトウェアアイテムから特定のソフトウェアの原因まで | ソフトウェアアイテムと特定したソフトウェアアイテムの潜在的原因とのトレーサビリティ関係を，トレーサビリティマトリクスに記載します。 |
| c) ソフトウェアの原因からリスクコントロール手段まで | ソフトウェアアイテムの潜在的原因とリスクコントロール手段までのトレーサビリティ関係を，トレーサビリティマトリクスに記載します。 |
| d) リスクコントロール手段からリスクコントロール手段の検証まで | リスクコントロール手段からリスクコントロール手段の検証までのトレーサビリティ関係を，トレーサビリティマトリクスに記載します。 |

表7-1　ハザードのトレーサビリティマトリクスの例

| 危険状態 | ソフトウェアアイテム | 潜在的原因 | リスクコントロール手段 | リスクコントロール手段の検証 |
|---|---|---|---|---|
| The Hazardous Situation | The Software Item | The Software Cause | The Risk Control Measure | Verification of the Risk Control Measure |
| HS001 | SI002 | SC005 | RC008 | VR008 |
|  |  | SC006 | RC009 | VR009 |
| HS002 | SI101 | SC090 | RC010 | VR010 |
|  | SI023 | SC010 | RC011 | VR011 |
|  | SI034 | SC020 | RC012 | VR012 |
| ⋮ | ⋮ | ⋮ | ⋮ | ⋮ |
| ⋮ | ⋮ | ⋮ | ⋮ | ⋮ |

※　付与されたタグ（記号 + 番号）に対する説明文書は別途参照できるようにします。

## 7.4 ソフトウェア変更のリスクマネジメント

### 7.4.1 医療機器ソフトウェアの安全性に関わる変更の分析（クラスA, B, C）

医療機器ソフトウェアの変更内容を分析して，その変更によって危険状態の一因となる潜在的原因が新たに生じていないかどうか，その変更によって新たなソフトウェアリスクコントロール手段が必要でないかどうかを判断します。

また，SOUPを変更する際にも同様の分析を行います。

7.4.1 医療機器ソフトウェアの安全性に関わる変更の分析

| 要求内容の概要 | 実現する手段（例） |
|---|---|
| 医療機器ソフトウェア（SOUPを含む）の変更内容を分析して次を確認します。 ||
| a) 危険状態の一因となる潜在的原因が新たに生じていないか。 | 医療機器ソフトウェアを変更する場合，その変更によって危険状態の一因となる潜在的原因が新たに生じていないかどうかを確認して，結果をソフトウェア変更リスク分析書等に記載します。 |
| b) 新たなソフトウェアリスクコントロール手段が必要でないか。 | 同様に，その変更によって新たなソフトウェアリスクコントロール手段が必要でないかどうかを判断し，結果をソフトウェア変更リスク分析書等に記載します。 |

### 7.4.2 ソフトウェア変更が既存のリスクコントロール手段に与える影響の分析（クラスB, C）

ソフトウェアの変更（SOUPの変更を含む）を分析して，ソフトウェアの修正が，既存のリスクコントロール手段の妨げとなる危険性がないかを確定します。

7.4.2 ソフトウェア変更が既存のリスクコントロール手段に与える影響の分析

| 要求内容の概要 | 実現する手段（例） |
|---|---|
| ソフトウェアの変更（SOUPの変更を含む）を分析して，ソフトウェアの修正が既存のリスクコントロール手段の妨げとなる危険性がないかを確定する。 | ソフトウェアの変更を分析して，修正が既存のリスクコントロール手段の妨げとなる危険性がないかどうかを確定し，ソフトウェア変更リスク分析書などに記載します。 |

### 7.4.3 分析に基づくリスクマネジメントアクティビティの実行（クラスB, C）

ソフトウェアリスクマネジメントプロセスで実施したリスク分析にもとづき，リスクコントロール手段を立案し，リスクコントロール手段の検証を行うリスクマネジメントアクティビティを実行します。

### 7.4.3 分析に基づくリスクマネジメントアクティビティの実行

| 要求内容の概要 | 実現する手段（例） |
| --- | --- |
| ソフトウェアリスク分析に基づき「7.1 危険状態を引き起こすソフトウェアの分析」「7.2 リスクコントロール手段」「7.3 リスクコントロール手段の検証」で定義した当該リスクマネジメントアクティビティを実行する。 | ソフトウェアリスクマネジメントプロセスのリスク分析にもとづき，「危険状態を引き起こすソフトウェアの分析」，「リスクコントロール手段の特定」，「リスクコントロール手段の検証」のリスクマネジメントアクティビティを実行して，トレーサビリティマトリクスに結果を記載します。 |

# 第8章

## ソフトウェア構成管理プロセス

# 第8章 ソフトウェア構成管理プロセス

　ソフトウェア構成管理プロセスは，ソフトウェアライフサイクル全般にわたって管理手順および技術的手順を適用するプロセスであり，文書を含むシステムにおける構成アイテムの識別および定義，アイテムの修正およびリリースの管理，アイテムおよび変更要求の状況の文書化や報告を行います。

　また，ソフトウェア構成管理は，構成アイテムの再設計時や，実施した変更履歴の提供が必要な際にも使います。

8　ソフトウェア構成管理プロセス（○：要求〔該当する〕，●：Amd 1で追加要求〔該当する〕）

| アクティビティ・タスク | 安全クラス | | |
|---|---|---|---|
| | A | B | C |
| 8.1　構成識別 | | | |
| 　8.1.1　構成アイテム識別手段の確立 | ○ | ○ | ○ |
| 　8.1.2　SOUPの特定 | ○ | ○ | ○ |
| 　8.1.3　システム構成文書の特定 | ○ | ○ | ○ |
| 8.2　変更管理 | | | |
| 　8.2.1　変更要求の承認 | ○ | ○ | ○ |
| 　8.2.2　変更の実装 | ○ | ○ | ○ |
| 　8.2.3　変更の検証 | ○ | ○ | ○ |
| 　8.2.4　変更のトレーサビリティを実現する手段の提示 | ○ | ○ | ○ |
| 8.3　構成状態の記録 | ○ | ○ | ○ |

プロセスにおけるアクティビティとインプット・アウトプットの関係（例）

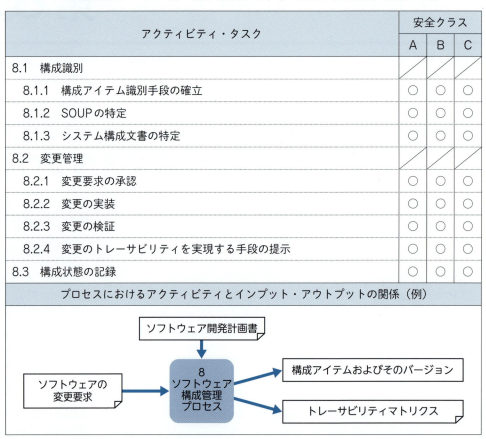

## 8.1 構成識別

構成識別のアクティビティでは，ソフトウェア構成管理アイテムおよびそのバージョンを一意に識別することを要求しています。これらは，医療機器ソフトウェアに含まれるソフトウェア構成アイテム，およびバージョンの識別に必要です。

### 8.1.1 構成アイテム識別手段の確立（クラスA, B, C）

ソフトウェア構成アイテムとバージョンを一意に識別するための仕組みを確立します。
　なお，構成管理ツールを導入する場合であっても，ツールの運用手順やバージョンの付与方法等のソフトウェア構成管理の手順も定め文書化しておかないと，実質的に本要求を満たすことはできません。

8.1.1　構成アイテム識別手段の確立

| 要求内容の概要 | 実現する手段（例） |
| --- | --- |
| 「5.1　ソフトウェア開発計画」に規定した開発及び構成管理計画に従って管理すべき構成アイテム及びそのバージョンを一意に識別するための仕組みを確立する。 | ソフトウェアの構成アイテムとそのバージョンを一意に識別するための仕組みを確立し，ソフトウェア構成管理表に記載します。<br>※　ソフトウェア構成管理ツールを使用する場合は，ツールの運用手順やバージョンの付与方法をソフトウェア構成管理手順書に記載します。 |

### 8.1.2 SOUPの特定（クラスA, B, C）

ここでは，SOUP構成アイテムの情報を文書化します。
　SOUPには医療機器に使用することを目的として開発されていないOTSソフトウェアも含まれ

8.1.2　SOUPの特定

| 要求内容の概要 | 実現する手段（例） |
| --- | --- |
| 現在使用中のSOUP構成アイテム（標準ライブラリを含む）のそれぞれについて，次を文書化する。<br>a)　名称<br>b)　製造業者<br>c)　SOUPを特定する識別子 | SOUP構成アイテムの<br>a)　名称<br>b)　製造業者<br>c)　SOUPを特定する識別子（例：バージョン，リリース年月日，パッチ番号，アップグレードの識別子など）<br>をソフトウェア構成管理で管理する文書（SOUP報告書等）に記載し，指定した医療機器ソフトウェアのバージョンから呼び出せるようにします。 |

## Point 8-1

**構成管理とベースライン**

　ソフトウェア開発において，ソースコードを含め関連するドキュメントは頻繁に変更がかかるため，構成管理が求められます。
　それらのドキュメント類には相互に関連があるので，**ある時点での構成要素のセットを特定できるようにしておく**必要があります。
　実際のところソフトウェアのソースコードは開発の中で頻繁に修正が加えられることでしょう。Point 表8-1は，変更要求1と変更要求2に対して，要求仕様，ソースコード，テスト仕様，テスト結果のアイテムの変更頻度をみています。

① 要求仕様1に対応するためにソースコード1を作成し，テスト仕様1を実施したがパスせず，ソースコード2に修正してテスト仕様1に合格し，要求仕様1が確認済みとなった。
② 次に，要求仕様2が発生して，ソースコード3に修正したが，テスト仕様2がパスせず，ソースコード4の修正でテスト仕様2が確認済みとなった。

　この流れの中で，「要求仕様1と要求仕様2が確認済みとなった」のはプロジェクトの進行2回目と4回目の構成アイテムのセットです。そしてこの構成要素群が，構成管理のベースラインの候補となります。
　このように，システムのある時点での重要な構成セットのことを「ベースライン」と呼びます。検証に合格した際の構成セットは，その後の変更によって不具合が発生したり，デグレードして原因がわからない状態におちいったりしたときなどに，いったん正しかった状態に戻すという意味で重要な基点となります。

Point 表8-1　アイテムの変更頻度リストの例

| プロジェクトの進行 | 変更要求 | ソースコード | テスト仕様 | テスト結果 | イベント |
|---|---|---|---|---|---|
| 1回目 | 要求仕様1 | ソースコード1 | テスト仕様1 | テスト結果1 | |
| 2回目 | 要求仕様1 | ソースコード2 | テスト仕様1 | テスト結果2 | 仕様1確認済み |
| 3回目 | 要求仕様2 | ソースコード3 | テスト仕様2 | テスト結果3 | |
| 4回目 | 要求仕様2 | ソースコード4 | テスト仕様2 | テスト結果4 | 仕様2確認済み |
| 変更頻度 | 低 | 高 | 低 | 高 | |
| 損失被害 | 特大 | 大 | 中 | 小 | |
| 構成管理重要度 | ○ | ◎ | △ | △ | |

ています。このため，SOUPアイテムの提供者から発信された障害情報が，そのSOUPを使用している医療機器ソフトウェアに対して受容できないリスクとなる場合があるかもしれません。

そのようなときには，SOUPを特定する識別子（SOUPのバージョン，リリース年月日，パッチ番号など）から，対象となるSOUPを使用している医療機器ソフトウェアと対象バージョンを抽出して，SOUPアイテムのアップデート等の対策を検討します。

そのためにも，医療機器ソフトウェアに使用しているSOUPアイテムを特定できるようにしておくことが必要です。

### 8.1.3　システム構成文書の特定（クラスA, B, C）

ここでは医療機器ソフトウェアの構成アイテムとバージョンを特定できるようにします。

たとえば，医療機器ソフトウェアの検証の一部，またはすべてが合格となったときやソフトウェアをリリースするときなど，重要なソフトウェア構成管理上のベースラインのソフトウェア構成アイテムと付与したバージョンの組合せは特に重要であり，文書化して記録しておく必要があります。

また，そのバージョンを特定すれば，関係するソフトウェア構成管理アイテムすべてを再現できるようにし，その時点での開発環境に戻すことができるようにしておきます。

ソフトウェアを変更したことによってデグレードしたり，原因が簡単にはわからない障害状態が発生したりすることがあります。このようなときは直近のベースラインの状態に構成アイテムを戻し，その状態からもう一度，1つひとつ見直しをかけていきます。

そのためにも，ソフトウェアシステムの構成アイテムを，バージョンから特定して抽出できるようにしておくことが重要です。

#### 8.1.3　システム構成文書の特定

| 要求内容の概要 | 実現する手段（例） |
| --- | --- |
| ソフトウェアシステムの構成要素である構成アイテム及びそのバージョン一式を文書化する。 | 医療機器ソフトウェアの構成要素である構成アイテム，およびそのバージョン一式を文書化し，ソフトウェア構成管理の仕組みからバージョンを指定することで呼び出せるようにします。 |

## 8.2 変更管理

変更管理のアクティビティでは，ソフトウェア構成アイテムの変更を管理するとともに，変更要求を明確にし，変更要求に関係する情報を文書化するように要求しています。

変更管理は，ソフトウェア構成管理アイテムに許可していない変更，または，意図しない変更を加えることがなく，承認した変更要求を完全に実装し，検証することを確実にするために必要です。変更要求は，変更管理委員会，またはマネージャや技術リーダーなど責任と権限を持った者が，ソフトウェア構成管理手順やソフトウェア変更管理手順にもとづいて承認できます。また，承認した変更要求はソフトウェアの実際の修正および検証に対して追跡可能にすることが求められます。

ここでの要求事項では，実際の変更それぞれが変更要求と関連付けられ，変更要求が承認されたことを示す文書が存在することが必要です。この文書は変更管理会議の議事録，承認署名，またはデータベース上の記録でも可能です。

### 8.2.1 変更要求の承認（クラスA, B, C）

規格要求では「承認した変更要求に限り，8.1で識別した構成アイテムを変更する」となっています。

実際には，ソフトウェア開発計画の中でソフトウェア構成管理プロセスを適用する時期を決定するため，その時期以降に発生した変更要求に適用します。

8.2.1 変更要求の承認

| 要求内容の概要 | 実現する手段（例） |
|---|---|
| 承認した変更要求に応じる場合に限り，「8.1 構成識別」に従って識別する構成アイテムを変更する。 | 承認した変更要求に応じる場合に限り，構成識別にしたがって識別する構成アイテムを変更します。<br>※ 変更要求の承認の決定が変更管理プロセス，または他のプロセスの一部に不可欠となる場合もあります。ここで要求されているのは，変更の実装の前に変更の承認が必要であるということだけです。 |

## Point 8-2

**変更要求を検討するためのソフトウェアの変更**

「変更要求が実現可能かどうか」を検討するための実験が必要な場合があります。この場合も，実験の前の承認が必要なのでしょうか。

重要なのは派生ブランチの作成，派生ブランチでの変更，変更のためのチェックアウト（修正を可能にすること）方法や排他的ロックなどの構成管理・変更管理のルールを事前に組織として規定しておくことです。

その上で，メインブランチを変更するまでには組織的な承認を条件とする必要があります。

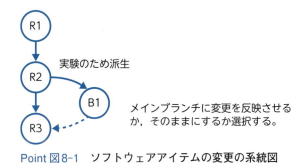

Point 図8-1　ソフトウェアアイテムの変更の系統図

### 8.2.2　変更の実装（クラスA，B，C）

変更要求にもとづき，必要な開発プロセスまたは保守プロセスのアクティビティを特定し，変更を実装します。

8.2.2　変更の実装

| 要求内容の概要 | 実現する手段（例） |
|---|---|
| 変更要求で指定されているとおりに変更を実装する。変更の結果やり直しが必要な全てのアクティビティ（ソフトウェアシステム及びソフトウェアアイテムのソフトウェア安全クラス分類の変更を含む）を特定し実装する。 | 変更要求で指定されているように変更を実装します。変更の結果，やり直しが必要な開発プロセスまたは保守プロセスのアクティビティを特定し，実施します。 |

### 8.2.3　変更の検証（クラスA，B，C）

変更後の再試験やソフトウェア問題解決プロセスの検証のアクティビティを考慮し，必要な検証のやり直しを行います。

#### 8.2.3 変更の検証

| 要求内容の概要 | 実現する手段（例） |
|---|---|
| 「5.7.3 変更後の再試験」及び「9.7 ソフトウェア問題解決の検証」を考慮しながら，変更によって無効になった検証のやり直しも含めて変更を検証する。 | 変更後の再試験やソフトウェア問題解決の検証を考慮しながら，変更によって必要になった再検証項目を開発プロセス，または保守プロセスから抽出し，検証します。 |

### 8.2.4　変更のトレーサビリティを実現する手段の提示（クラスA, B, C）

　次の，a）変更要求，b）当該問題報告，c）変更要求の承認の間の関連性と依存関係を記録して，後から検索できるようにしておきます。

#### 8.2.4　変更のトレーサビリティを実現する手段の提示

| 要求内容の概要 | 実現する手段（例） |
|---|---|
| 次の事項の間の関連性，および依存関係の記録を維持します。<br>a）　変更要求<br>b）　当該問題報告<br>c）　変更要求の承認 | a）変更要求，b）当該問題報告，c）変更要求の承認の関連性，および依存関係の記録を維持します。<br>※　変更管理のデータベースを使う場合は，構成管理ツールで付与した構成情報とバージョン，変更管理情報間のトレースもとれるようにしておきます。 |

## Point 8-3

**構成管理と変更管理は分ける必要があるか**

　ソフトウェアの構成管理と変更管理は，マネジメントとしては別と考えたほうがよいでしょう。

　ソフトウェアの構成管理では，構成管理の対象となるアイテムの変更を逐次保持し，記録したベースラインにいつでも戻せるようにすることが重要な役割となり，特に変更の頻度の高いソースコードの維持管理に注力する必要があります。

　一方，変更管理では変更要求の内容を起票し，原因やリスク分析結果，検証状況，確認状況を記録し，変更要求の承認ワークフローを回すような仕組みが必要です。

　どちらもツールを使うことができ，構成管理と変更管理の機能を合わせ持ったツールもありますが，それぞれに特徴的な管理に特化したツールを使用し，変更管理のIDと構成管理のバージョンをひも付けることで関連性を維持し，トレースすることもできます。

　また，変更管理の内容は後の品質管理の状況把握や品質向上の施策として集計分析することもあるため，リレーショナルデータベース等に記録してあると分析がしやすいでしょう。

## 8.3 構成状態の記録（クラスA, B, C）

構成状態の記録のアクティビティは，ソフトウェア構成アイテムの履歴を保持することを要求しています。このアクティビティは変更が，いつ，なぜ行われたかを判断するために必要です。
　この情報の入手は，ソフトウェア構成アイテムが許可された修正だけを含むことを確実にするために必要となります。

8.3　構成状態の記録

| 要求内容の概要 | 実現する手段（例） |
|---|---|
| システム構成を含む，管理している構成アイテムについて，検索可能な履歴記録を保存する。 | システム構成を含む管理している構成アイテムについて，検索可能な構成記録を，構成管理ツールなどを使って保存します。 |

### Point 8-4

**不具合の発生と構成アイテムのトレース**

　市場で医療機器に不具合が発生し，その原因がソフトウェアにあったとします。
　たとえば，構成要素のソフトウェアアイテム「ABCSystem.c」は3つに派生しA仕様で製品Aに，B仕様で製品Bに，C仕様で製品Cに使用されていたとします。不具合はバージョンA.01からA.02に修正したときに誤りがつくり込まれたことが原因であるとわかりました。
　この場合，リコールの対象となるのはA.02，A.03とC.02，C.03です。また，B.01はリコールの対象外です。
　このように，ソフトウェアアイテムが派生している，または複数の製品で再利用している場合は，ソフトウェアの障害発生時にソフトウェア構成管理の状況をトレースして，リコールが必要なバージョンの製品をすばやく特定することが求められます。

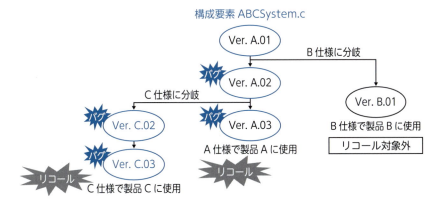

Point 図8-2　不具合の発生時の構成アイテムのトレース例

# 第9章

## ソフトウェア問題解決プロセス

ソフトウェア問題解決プロセスは問題の性質および原因にかかわらず問題を分析し，解決するプロセスであり，ここで問題には，開発だけでなく保守プロセス，または他のプロセスの実行時に発見したものも含まれます。

問題解決プロセスを適用する目的は，責任を伴う文書化した手段によって適時，発見された問題を分析・解決し，その問題の傾向を認識することにあります。このプロセスは，ソフトウェアエンジニアリングの文献では「欠陥追跡」と呼ばれることもあります。

ソフトウェア問題解決プロセスのアクティビティでは，問題または不適合が特定されたときに，製造業者がソフトウェア問題解決プロセスを使用することを要求しています。このアクティビティは，発見された問題と安全性の関係性について確実に分析および評価するために必要です（ISO 14971の要求）。

発見された問題または不適合について，どのタイミングでソフトウェア問題解決プロセスを使用するかをソフトウェア開発計画の中に記載します。

9 ソフトウェア問題解決プロセス（○：要求〔該当する〕，●：Amd 1で追加要求〔該当する〕）

| アクティビティ・タスク | 安全クラス | | |
| --- | --- | --- | --- |
| | A | B | C |
| 9.1 問題報告の作成 | ○ | ○ | ○ |
| 9.2 問題の調査 | ○ | ○ | ○ |
| 9.3 関係者への通知 | ○ | ○ | ○ |
| 9.4 変更管理プロセスの使用 | ○ | ○ | ○ |
| 9.5 記録の保持 | ○ | ○ | ○ |
| 9.6 問題の傾向分析 | ○ | ○ | ○ |
| 9.7 ソフトウェア問題解決の検証 | ○ | ○ | ○ |
| 9.8 試験文書の内容 | ○ | ○ | ○ |

プロセスにおけるアクティビティとインプット・アウトプットの関係（例）

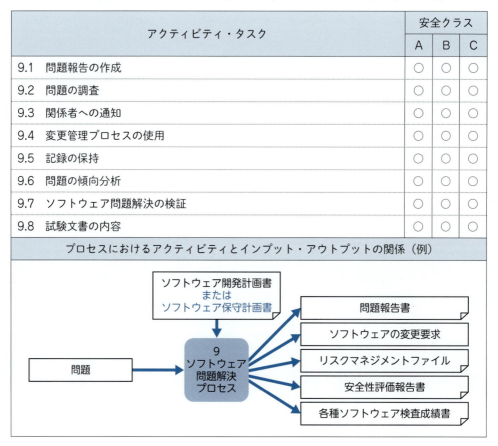

## 9.1 問題報告の作成(クラスA, B, C)

医療機器ソフトウェアで発見された問題に対して問題報告を作成します。
ここで問題報告には性能や安全,セキュリティ等の重大性に関する記載や,問題解決に役立つ情報を含めます。

9.1 問題報告の作成

| 要求内容の概要 | 実現する手段(例) |
| --- | --- |
| 発見した医療機器ソフトウェアの問題ごとに問題報告を作成する。問題報告には重大性に関する記載(例えば,性能,安全又はセキュリティへの影響)のほか,問題解決に役立ちそうな他の情報(例えば,影響を受ける機器,影響を受けるサポート対象附属品)を含める。 | 医療機器ソフトウェアで発見された問題1つひとつに対して問題報告を作成し,問題報告書等に起票します。<br>問題報告には,医療機器の性能や安全またはセキュリティへの影響等,重大性に関する記載のほか,影響を受ける機器や影響を受けるサポート対象付属品などの問題解決に役立ちそうな情報を含めます。 |

## 9.2 問題の調査(クラスA, B, C)

問題の調査に関して次のa)~d)を実施します。
なお,問題が安全性に関連がないことがわかっている場合は,必ずしもソフトウェア問題解決プロセスのすべてにしたがって問題を解決する必要はありません。
ただし,その場合でも問題が安全性に関連がないことを調査し,分析,評価した結果は文書化する必要があります。

### 9.2 問題の調査

| 要求内容の概要 | 実現する手段(例) |
|---|---|
| 問題の調査に関して次を実施します。 | |
| a) 問題を調査し，可能であれば原因を特定する。 | 問題を調査し，可能であれば原因を特定します。問題が発見された状況や条件，画面表示などの写真などは原因を特定するのに役立ちます。 |
| b) ソフトウェアリスクマネジメントプロセスを用いて，その問題の安全性への関わりを評価する。 | その問題に関して，想定される一連の事象や危険状態，危害等を分析し，リスクを評価します。評価には7章の「ソフトウェアリスクマネジメントプロセス」を使用します。 |
| c) 調査及び評価の結果を文書化する。 | 調査および評価の結果を文書化し，問題報告書等に起票します。処置を行わない場合は，その正当な根拠を問題報告書または安全性評価報告書等に記載します。 |
| d) 問題の是正に必要な処置のための変更要求を作成する，又は処置を行わない場合の正当な根拠を文書化する。 | 問題の是正に必要な処置のための変更要求を作成し，変更要求を起票します。 |

## 9.3 関係者への通知(クラスA, B, C)

発見した問題の存在を関係者(問題部分のソフトウェアアイテムの作成にかかわった担当者，協力会社など)に適宜，通知します。

### 9.3 関係者への通知

| 要求内容の概要 | 実現する手段(例) |
|---|---|
| 問題の存在を関係者に適宜通知する。 | 医療機器製造業者は問題の存在を関係者に通知します。問題は組織内外を問わず発見される可能性があり，状況に応じて通知先関係者を決定します。 |

## 9.4 変更管理プロセスの使用(クラスA, B, C)

問題解決に際して8.2「変更管理プロセス」(承認，実装，検証，トレーサビリティ)を使用します。

9.4 変更管理プロセスの使用

| 要求内容の概要 | 実現する手段(例) |
|---|---|
| 変更管理プロセスの要求事項を順守した上で,全ての変更要求を承認し,実行する。 | 「8.2 変更管理プロセス」の要求事項にしたがい,すべての変更要求を承認し,実行します。 |

## 9.5 記録の保持(クラスA, B, C)

問題に関する記録を保持し,必要に応じてリスクマネジメントファイルを更新します。

9.5 記録の保持

| 要求内容の概要 | 実現する手段(例) |
|---|---|
| 問題報告の記録及びその検証も含めた解決について,記録を保持し,リスクマネジメントファイルを適宜更新する。 | 問題報告および検証も含めた解決に関する記録を問題報告書等に保持し,必要に応じてリスクマネジメントファイルを更新します。 |

## 9.6 問題の傾向分析(クラスA, B, C)

問題を分析してその傾向を把握します。たとえば,問題が発生した工程や問題のタイプ分類,原因の分類などを集計分析し,今後の再発防止に役立てます。

問題の傾向を分析するためには,問題を起票する際にあらかじめ分類項目を選択できるようにしておくとよいでしょう。

9.6 問題の傾向分析

| 要求内容の概要 | 実現する手段(例) |
|---|---|
| 問題報告を分析してその傾向を把握する。 | 問題報告を分析してその傾向を把握します。<br>たとえば,販売後であれば過去数年の間に同様の問題が継続的に発生している等の状況分析をした結果得られる傾向のことです。1つの開発プロジェクトの中においても,問題が発生した工程や,フォールトの分類(要求仕様誤り,機能不良,制御不良,データ定義・データアクセス不良,コーディングミス・規約違反,システム結合不良,SOUP不良,テストの設計と実行不良等)など原因の傾向を分析することでプロセス不良等の系統的不良を発見できます。 |

## 9.7 ソフトウェア問題解決の検証（クラスA, B, C）

解決した問題に対して次のa）〜d）の項目を検証します。

9.7 ソフトウェア問題解決の検証

| 要求内容の概要 | 実現する手段（例） |
|---|---|
| 問題の解決を検証し，次の事項を判断します。 | |
| a） 問題を解決し，問題報告を完了した。 | 問題解決について左記のa）〜d）をチェックし，問題報告書や安全性評価報告書等に検証結果を記載します。 |
| b） 好ましくない傾向を改善した。 | |
| c） 変更要求を適切な医療機器ソフトウェア及びアクティビティに実装した。 | |
| d） 新たな問題が発生していない。 | |

## 9.8 試験文書の内容（クラスA, B, C）

変更後に実施する試験文書に次のa）〜g）を含めます。

9.8 試験文書の内容

| 要求内容の概要 | 実現する手段（例） |
|---|---|
| 変更の後に実施するソフトウェアアイテムおよびシステムの試験，再試験，または回帰テストにあたって試験文書の中に次を含めます。 | |
| a） 試験結果 | 左記のa）〜g）の項目をソフトウェアアイテムおよびシステム試験，再試験または回帰テストの試験文書の中に含めます。 |
| b） 発見した異常 | |
| c） 試験したソフトウェアのバージョン | |
| d） 関連するハードウェア及びソフトウェアテスト構成 | |
| e） 関連試験ツール | |
| f） 試験実施日 | |
| g） 試験者の識別 | |

# 第10章

## 医療機器のソフトウェア規制

## 10.1 医療機器の各国規制について

医療機器は，それぞれの国の法令，および関連規則で規制されています。表10-1に日本，米国，EU，中国の医療機器規制の項目を示します。

それぞれの国や地域で差異はありますが，医療機器が人体に影響を与えるリスクに応じてクラス分類をして，クラス別に医療機器製造業者に対する要求内容を変えている点は同じです。各国とも医療機器製造業者に対して，品質システムや医用電気機器の安全通則，ソフトウェアやユーザビリティの要求を課しており，その多くはISOやIECの国際規格を参照しています。

また，医療機器を製造販売するためには，日本，米国，中国では製品ごとに規制当局に市販前申請を行い，その許可を得なければなりません。EUでは，製品群ごとに医療機器指令（Medical Device Directive：MDD）や体外診断用医療機器指令（In Vitro Diagnostic medical Device Directive：IVDD）等への適合性についてノーティファイドボディ（Notified Body：NB）と呼ばれる第三者認証機関の審査を受け，EC認証（EC Certificate）を取得し，CEマーキング（CE Marking）を貼付する必要があります（Point 10-1）[※1]。

日本とEUは医療機器を規制する関連法令・規則の中で，「医療機器に対する基本要件」を定めています。この要件は，2012年に医療機器規制国際整合化会議（Global Harmonization Task Force：GHTF）が改定した"Essential Principles of Safety and Performance of Medical Devices"（文書番号：GHTF/SG1/N68：2012）が元になっています（表10-2）。

GHTF/SG1/N68文書には，B8項にソフトウェアを用いた医療機器および単独ソフトウェア医療機器に対する要求（B8.1とB8.2）があり，これをEUはMDDに，日本の厚生労働省は厚生労働省告示にほぼ同じ内容で使用しています。

これらの医療機器の基本要件の中で，医療機器ソフトウェアは，最新の技術に基づく開発ライフサイクル（the state of the art taking into account the principles of development lifecycle）による妥当性確認が実施されていることが要求されており，医療機器ソフトウェアの開発ライフサイクルの国際規格は現時点ではIEC 62304しか存在しないため，IEC 62304への適合が実質的に求められます[※2]。

上記のとおり，「医療機器の基本要件」を策定したのはGHTFです。GHTFは日本，米国，EU，カナダ，オーストラリアといった各国・地域の規制当局，および産業界の代表者が参加して国際的な医療機器規制の整合化と収束を促進するために1992年に創設されました。その後，GHTFは解散し，その役割は2011年に創設された国際医療機器規制当局フォーラム（International Medical

---

※1：基本要件に適合していることを示す証拠を文書化した技術文書を作成した上で，NBによる品質マネジメントシステムへの適合の審査を受けます。

※2：現在策定中のIEC 82304-1 Health Software - Part 1：General requirements for product safety（ヘルスソフトウェア―第1部：製品安全のための一般要求事項）が発行されると，単独の医療機器ソフトウェアについては，IEC 82304-1の一部も要求に含まれることになると予想されます。

表10-1　日米欧中の医療機器規制および関連規格の比較

|  | 日　本 | 米　国 | EU | 中　国 |
|---|---|---|---|---|
| 法　令 | 医薬品，医療機器等の品質，有効性及び安全性の確保等に関する法律 | Federal Food, Drug, and Cosmetic Act（連邦食品医薬品化粧品法） | MDD, IVDD, AIMDD | 医療器械監督管理条例 |
| 関連法令・規則 | 施行令・施行規則 | 21 CFR 820 | MEDDEV | 家食品薬品監督管理総局令 |
| クラス分類 | Ⅰ，Ⅱ，Ⅲ，Ⅳ | Ⅰ，Ⅱ，Ⅲ | Ⅰ，Ⅱa，Ⅱb，Ⅲ | Ⅰ，Ⅱ，Ⅲ |
| 品質マネジメントシステム | QMS省令 | QSR | EN 13485 | 医療器械生産質量管理規範 |
| 医療機器製品の認可（クラスⅡ以上） | 承認，認証 | PMA，510(k)，De novo，HDE | CEマーキング | 医療機器審査 |
| 医用電気機器安全通則 | IEC 60601-1：2005 Amd 1：2012 | | | GB 9706.1-2007（IEC 60601-1：1988＋A1：1991＋A2：1995） |
| ソフトウェア | JIS T 2304 ※平成29年11月25日より | 各種ソフトウェアガイダンス IEC 62304（認知規格） | EN 62304 | 医療機器ソフトウェア登録技術審査指導原則 |
| ユーザビリティ | IEC 62366-1，IEC 60601-1からIEC 60601-1-6を参照。現在IEC 60601-1-6はIEC 62366を参照しているが，IEC 62366-1を参照するように改訂される。 | ユーザビリティガイダンス IEC 62366-1 | EN 62366-1 MDR/IVDR | （2016年現在はなし） |

MDD : Medical Device Directive（医療機器指令）

IVDD : In Vitro Diagnostic Directive（体外診断用医療機器指令）

AIMDD : Active Implantable Medical Devices Directive（能動埋め込み医療機器指令）

> **Point 10-1**
>
> **欧州の3つの指令が2つの規制へ**
>
> 　欧州議会（European Parliament）および欧州理事会（Council of Europe）は，MDD，IVDD，埋込型能動医用機器指令（Active Implantable Medical Devices：AIMD）を医療機器規則（Medical Device Regulation：MDR）と体外診断用医療機器規則（In Vitro Diagnostics Regulation：IVDR）に改定する審議を行っており，2016年5月25日に合意に至ったという発表を行いました。同規制は2016年秋の採択が見込まれており，医療機器および体外診断用医療機器について規制適合への移行期間が設けられる予定です。※2017年5月17日発効。移行期間MDR3年，IVDR5年
>
> 　指令（Directives）が規則（Regulations）に変わることで，EU域内で統一された，より明確で具体的な法規制実施が可能になります。
>
> 　特に体外診断用医療機器については審査対象が大きく増加するとされており，また，規制で規定される医療機器の適合性を評価する第三者認証機関（NB）が，医療機器製造業者に対して通常監査に加え，通知なしの監査を実施したり，医療機器の重要な部品やソフトウェアを納入するサプライヤへの訪問を行ったりすることが検討されています。
>
> 　EUに医療機器や体外診断用医療機器を輸出している，また，今後輸出する医療機器製造業者はMDRおよびIVDRの規制内容について，今後注視していく必要があります。

Device Regulators Forum：IMDRF）に引き継がれています。

　現在，IMDRFはGHTFの参加国に新興国も加わり，オーストラリア，ブラジル，カナダ，中国，EU，日本，ロシア，米国がマネジメントコミッティ（Management Committee：MC）を組織し，図10-1にあるようにワーキンググループで活動を行っています。GHTF時代には産業界の代表も正式なメンバでしたが，IMDRFの正式なマネジメントメンバは各国，地域の規制当局の代表であるため，産業界の代表は各ワーキンググループにてドキュメント作成に参加し，その活動はマネジメントコミッティによって管理されています。

　なお，GHTFが作成した文書は現在，IMDRF事務局が文書管理を行っており，誰でもWEBサイトから取得することができます。

　IMDRFのワーキンググループでは，「医療機器としてのソフトウェア」（Software as a Medical Device：SaMD）の定義を策定したり，各国を横断する医療機器の単一監査や電子申請の仕組みを検討したりして，医療機器に関する各国の規制を整合するための活動を進めています。

　今後，IMDRFが策定した基準やルールをIMDRF参加各国の規制当局が採用する可能性もあるため，医療機器製造業者は，医療機器関連の国際規格の動向だけでなくIMDRFの活動もウォッチしておくことが必要です。対して，IMDRFによる活動の医療機器製造業者側のメリットとしては，IMDRFの規制整合活動により，各国で差があった医療機器に対する規制要件が整合され，複数の国で別々の規制に対応しなくても済むようになっていくことかもしれません（Point 10-2）。

表10-2 能動医療機器の基本要件の比較

| GHTF/SG1/N68 | MDD | 薬事法第41条第3項の規定により厚生労働大臣が定める医療機器の基準（平成26年 厚生労働省告示 第403号） |
|---|---|---|
| B8. Medical devices that incorporate software and standalone medical device software | 12. Requirements for medical devices connected to or equipped with an energy source | 第12条 プログラムを用いた医療機器に対する配慮 |
| B8.1 Devices incorporating electronic programmable systems, including software, or standalone software that are devices in themselves, should be designed to ensure repeatability, reliability and performance according to the intended use. In the event of a single fault condition, appropriate means should be adopted to eliminate or reduce as far as reasonably practicable and appropriate consequent risks. | 12.1. Devices incorporating electronic programmable systems must be designed to ensure the repeatability, reliability and performance of these systems according to the intended use. In the event of a single fault condition (in the system) appropriate means should be adopted to eliminate or reduce as far as possible consequent risks. | プログラムを用い医療機器（医療機器プログラム又はこれを記録した記録媒体たる医療機器を含む。以下同じ。）は，その使用目的に照らし，システムの再現性，信頼性及び性能が確保されるように設計されていなければならない。また，システムに一つでも故障が生じた場合，当該故障から生じる可能性がある危険性を，合理的に実行可能な限り除去又は低減できるよう，適切な手段が講じられていなければならない。 |
| B8.2 For devices which incorporate software or for standalone software that are devices in themselves, the software must be validated according to the state of the art taking into account the principles of development lifecycle, risk management, verification and validation. | 12.1a For devices which incorporate software or which are medical software in themselves, the software must be validated according to the state of the art taking into account the principles of development lifecycle, risk management, validation and verification. | 2 プログラムを用いた医療機器については，最新の技術に基づく開発のライフサイクル，リスクマネジメント並びに当該医療機器を適切に動作させるための確認及び検証の方法を考慮し，その品質及び性能についての検証が実施されていなければならない。 |

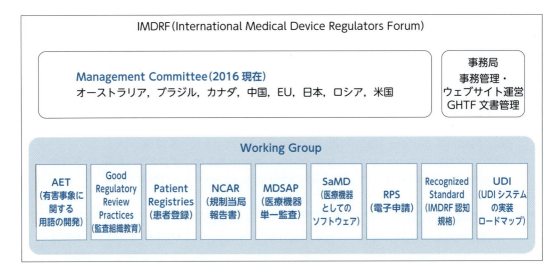

図10-1　IMDRFの組織構造とワーキンググループ（代表的なもので終了した活動も含む）

## Point 10-2

### IMDRFが進めるMDSAPについて

　IMDRFの取り組みの1つである医療機器単一調査プログラム（Medical Device Single Audit Program：MDSAP）は，MDSAP参加国が協力して品質マネジメントシステム（Quality Management System：QMS）調査機関を共同で認定・監督し，その質を一定程度に担保するとともに，MDSAP調査機関が実施したQMS調査結果（MDSAP調査報告書）をMDSAP参加各国で活用するスキームです。

　各国の法的規制からなるQMS要求がすべてMDSAPに置き換わるわけではないものの，MDSAP調査を受けることで，各国が実施していたISO 13485にもとづくQMS調査の大部分をMDSAP調査報告書に置き換えることができるようになりそうです。

　2016年5月現在，MDSAP参加国（規制当局）は米国，カナダ，オーストラリア，ブラジル，日本の5か国です。なお，カナダはMDSAPのパイロット調査が成功したことを受けて，製造業者のQMS要求事項への適合確認の手段として，2019年よりMDSAPに完全移行することを決定しました。このためカナダに医療機器を輸出する企業はMDSAP調査を受けることが必要になります。

　MDSAPでは，ISO 13485の要求事項とMDSAP参加規制当局の法規制を串刺しにした「タスク」と呼ばれる要求事項の審査計画の集まりをベースに，MDSAPにおける調査手順書にもとづいて調査が進められます（Point図10-1）。MDSAPの調査を受け入れることで，各国の規制当局のQMS調査に対する負担が軽減する一方で，調査項目や調査（監査）レベルが全体として均一化され，結果としてレベルが引き上げられることも予想されます。

　IMDRFのMDSAPの取り組みをみるとわかるように，日本の医療機器製造業者にとっても，日本国内の規制要求にしたがっているだけでなく，グローバルな規制対応が求められる時代になったということが言えます。

Point図10-1　MDSAPの調査タスクとISO 13485，および各国法規制要求との関係

## 10.2 IMDRFが定義するSaMD

IMDRFでは，SaMDワーキンググループが2013年にSaMDの定義に関する文書を発行しています（表10-3）[※3]。

IMDRFは当該文書において，一般的に医療機器ソフトウェアは

① 医療機器に組み込まれたソフトウェア（Software in a Medical Device〔sometimes referred to as "embedded" or "part of"〕）

② そのものが医療機器となるソフトウェア（Software as a Medical Device〔SaMD〕）

で構成されるとしています。そして，IMDRF SaMD WG N10に記載された定義および用語は今後，SaMDの種類や関連するリスクを確認するための共通の枠組，また，それらのリスクを最小化するための規制を提供する文書を作成するために使用されるとしています。

また，「SaMD：リスク分類に関して考えられる枠組とそれに付随する検討事項」（IMDRF/SaMD WG/N12FINAL：2014）[※4]を2014年に発行しています。本文書ではSaMDから提供される情報の重要性と，ヘルスケアが行われる場面やヘルスケア被提供者の状態によって，SaMDをⅠ～Ⅳに分類しています（表10-4）。本分類は2016年6月現在，まだ各国規制に取り入れられていませんが，今後，単独医療機器ソフトウェアの規制のために使用される可能性があります。

IMDRFのSaMDワーキンググループは，「SaMDに関する用語の定義」，「SaMDのリスク分類と対応する考察のための実行可能な枠組」のほかに，「SaMDの品質マネジメントシステムの適用」[※5]を2015年に発行し，その後，SaMDの臨床評価文書を検討しています。

「SaMDの品質マネジメントシステムの適用」ではISO 13485の要求内容をSaMDに適用しようとした場合，どのように考えればよいかを，SaMDの臨床評価規制文書ではSaMDの臨床評価に用いられる方法，手法を明確化し，表10-4に示したSaMDの分類の各タイプに対して必要な臨床評価の内容やエビデンスのレベルを規定しようとしています。

また現在，医療機器に関する国際規格と各国法規制の関係はグローバルかつ同時に連動しているとはいいがたく，IMDRFのワークアイテムに"Standards－Improving the quality of international medical device standards for regulatory use"（標準 — 規制に使用される国際医療機器規格の品質改善）[※6]が新たに提案され，IECやISOの代表も議論に参加することとなっています。本ワーキンググループのアウトプットとして，医療機器の安全と性能に関する各国規制と国際規格の関係性，連動性について，IMDRFから何らかの方針が示される可能性があります。

---

※3：Software as a Medical Device（SaMD）：Key Definitions（IMDRF/SaMD WG/N10FINAL：2013）
※4："Software as a Medical Device"：Possible Framework for Risk Categorization and Corresponding Considerations（IMDRF/SaMD WG/N12FINAL：2014）
※5：Software as a Medical Device（SaMD）：Application of Quality Management System
※6：Standards－Improving the quality of international medical device standards for regulatory use

表10-3　SaMDの定義（IMDRF/SaMD WG/N10FINAL : 2013, 5.1参考和訳）

| 5.1　Software as a Medical Device<br>　The term "Software as a Medical Device" (SaMD) is defined as software intended to be used for one or more medical purposes that perform these purposes without being part of a hardware medical device.<br>**NOTES**：<br>・SaMD is a medical device and includes in-vitro diagnostic (IVD) medical device.<br>・SaMD is capable of running on general purpose (non-medical purpose) computing platforms<br>・"without being part of" means software not necessary for a hardware medical device to achieve its intended medical purpose；<br>・Software does not meet the definition of SaMD if its intended purpose is to drive a hardware medical device.<br>・SaMD may be used in combination (e.g., as a module) with other products including medical devices；<br>・SaMD may be interfaced with other medical devices, including hardware medical devices and other SaMD software, as well as general purpose software<br>・Mobile apps that meet the definition above are considered SaMD. | 5.1　医療機器としてのソフトウェア<br>　医療機器としてのソフトウェア（SaMD）という用語は，1つまたはそれ以上の医療目的で使用するソフトウェアのうち，ハードウェア医療機器の一部としてではなく機能するものと定義する。<br>注意：<br>・SaMDは医療機器であり，体外診断用（IVD）医療機器を含む。<br>・SaMDは汎用（非医療用）コンピューティングプラットフォームでの使用が可能である。<br>　※コンピューティングプラットフォームは，ハードウェアおよびソフトウェア資源（例：ハードウェアを動かすオペレーティングシステム，記憶装置，ソフトウェアライブラリ，ディスプレイ，入力デバイス，プログラミング言語など）を含む。<br>　※SaMDが要求するオペレーティングシステムは，サーバー，ワークステーション，モバイルプラットフォーム，または，他の一般目的のハードウェアプラットフォーム上で動作するかもしれない。<br>・「一部としてではなく」とは，意図した医療目的を達成するためにハードウェア医療機器が必要でないソフトウェアのことである。<br>・ハードウェア医療機器を制御することを意図するソフトウェアはSaMDの定義から外れる。<br>・SaMDは医療機器を含む他の製品と結合して（モジュールとして）使用される場合がある。<br>・SaMDは，ハードウェア医療機器および他のSaMDソフトウェアなどの医療機器，ならびに一般用ソフトウェアとも連動する場合がある。<br>・上記の定義を満たすモバイルアプリはSaMDとみなす。 |

表10-4 SaMD分類（IMDRF/SaMD WG/N12, 7.2参照）

| State of Health-care situation or condition<br>（ヘルスケアの場面または状態） | Significance of Information Provided by SaMD to Healthcare Decision<br>（ヘルスケア行為決定へのSaMDにより提供される情報の重要性） | | |
|---|---|---|---|
| | Treat or diagnose<br>（治療または診断） | Drive clinical management<br>（クリニカルマネジメントの遂行） | Inform clinical management<br>（クリニカルマネジメントの情報提供） |
| Critical<br>（危機的な） | IV | III | II |
| Serious<br>（重大な） | III | II | I |
| Non-serious<br>（重大ではない） | II | I | I |

表10-5 IMDRF/MC/N35：2015 IEC 62304の使用に関する声明
（Statement regarding Use of IEC 62304：2006 "Medical device software – Software life cycle processes"）

| 国・地域 | 規制当局 | 説明原文 | 参考和訳 |
|---|---|---|---|
| オーストラリア | Therapeutic Goods Administration（TGA，オーストラリア政府保健省薬品医薬品行政局） | All medical devices are required to meet Australian Essential Principles (EPs). IEC 62304 – Software lifecycle process (or equivalent or better) and IEC 62366 – Usability engineering (or equivalent or better) are referenced in the supporting data form and compliance with these standards is used as evidence of compliance with the EPs. | すべての医療機器は，オーストラリア基本原則に適合することが要求されます。IEC 62304 ― ソフトウェアライフサイクルプロセス（または，同等かそれ以上）とIEC 62366 ― ユーザビリティエンジニアリング（または，同等かそれ以上）は申請書フォームで参照され，そして，これらの規格への適合は基本原則への適合の証拠として使用されます。 |
| ブラジル | National Health Surveillance Agency（ANVISA，ブラジル国家衛生監督庁） | All medical devices must meet requirements of safety and effectiveness. IES 62304/2006 may be employed in technical reports (technical dossiers). It is currently not mandatory to be certified on that standard. | すべての医療機器は安全性と有効性の要求を満たさなければなりません。IEC 62304：2006は，技術報告（技術的な関係書類）で使われるかもしれません。現在，この規格の認証は義務ではありません。<br>※ 2016年8月より，IEC 62304：2006への適合が求められるようになる。 |

（次ページへ続く）

| | | | |
|---|---|---|---|
| カナダ | Health Canada (HC, カナダ保健省) | In Canada, conformance to specific standards is not mandatory. However, evidence of conformity to recognized standards can be submitted to demonstrate that specific requirements of the Medical Devices Regulations have been met. HC publishes a list of recognized standards, and the level of evidence expected is "equivalent or better" to these recognized standards. IEC 62304 : 2006 is currently a recognized standard, and represents an accepted approach to the software development process for medical devices. | カナダでは，特定の規格への適合は義務ではありません。しかしながら，認知規格への適合の証明は医療機器規制の要求を満たしていることを示すために提出することができます。カナダ保健省は認知規格のリストを公開しており，期待される証拠のレベルはこれらの認知規格に対して「同等か，それ以上」です。IEC 62304 : 2006は現在，認知規格の1つであり，医療機器のソフトウェア開発プロセスとして受け入れられているアプローチです。 |
| 中国 | China Food and Drug Administration (CFDA, 中国食品医薬品局) | The IEC 62304 : 2006 had been translated into China industry standard : YY/T 0664-2008 equally and implement from 2009.6.1, it isn't mandatory standard, and just is recommended standard. | IEC 62304 : 2006は中国産業標準YY/T 0664-2008に翻訳されており，2009年6月1日より実行しています。この規格は強制規格ではなく推奨規格です。 |
| ヨーロッパ | European Commission (EC) | The corresponding European standard EN 62304 : 2006 is a European harmonized standard, which provides presumption of conformity with legal requirements on development lifecycle for software which are incorporated in medical devices and software which are medical devices in themselves. The use of this standard (to the extent specified in its Annex ZZ) provides one solution for compliance with the relevant legal requirements. Compliance with the legal requirements can however be ensured also by other means. | 対応する欧州規格EN 62304 : 2006は，医療機器に組み込まれるソフトウェアおよび医療機器としてのソフトウェアが，開発ライフサイクルの法的要求事項に適合しているかを判断するための欧州整合規格です。関連する法的要求への適合の1つの解決策を提供します。しかしながら，他の手段でも法的要求への適合を示すことができます。 |
| 日本 | 厚生労働省 独立行政法人 医薬品医療機器総合機構（PMDA） | IEC 62304 : 2006 is not referred to so far, but, for example, it may be used for rational explanation through a pre-market application process to satisfy the EPs that align with those defined in GHTF/SG1/N68 : 2012 Essential Principles of Safety and Performance of Medical Devices. | IEC 62304 : 2006は今のところ参照されていません。しかし，市販前申請においてGHTF/SG1/N68 : 2012医療機器の安全性と有効性の基本要件で定義されている基本要件への適合証明への根拠の説明に使用されるかもしれません。<br>※ 2017年11月25日より参照される可能性があります。 |

## 10.3 IMDRF参加各国のIEC 62304：2006に対する考え方

表10-5にIEC 62304：2006の使用に対するIMDRF参加各国の声明文書（IMDRF/MC/N35：2015）の参考和訳を示します。

この声明文を読むと，IEC 62304：2006に対する各国の規制に対する考え方の表現が少しずつ異なることがわかります。IEC 62304は医療機器規制の要求を満たしていることを示すために使用することはできるとしているものの，他の手段で法的要求への適合を示すことができることにも言及されている点に着目しておく必要があります。これは，基本要件への適合の立証のために必ずしも特定の規格の適用が求められるものではないことを示しています。

## 10.4　医療機器ソフトウェアの各国規制の状況

　医療機器ソフトウェア（医療機器に搭載されたソフトウェア，および，医療機器となるソフトウェア）に対して直接的・間接的に要求のある国際規格と，米国の規制要求の主要なものを図10-2に示します。

　日本をはじめとしてEUや諸外国の多くは，医療機器ソフトウェアの規制に国際規格を参照しています。一方で，米国は，国際規格を認知規格として認知していますが，それぞれの分野について米国FDA独自のガイダンスを用意しています。このため，米国に医療機器を輸出する企業は関係する国際規格に加えて，米国FDAガイダンスにも適合することが求められます。

　医療機器メーカーとしては，米国が全世界の医療機器の約40％の市場を持っているため，米国独自の要求を無視することはできず，米国FDAガイダンス類の要求も理解しておく必要があります。また，後述（10.8節，232ページ）のとおり，中国はこれらの要求に独自の要求を加えた「医療機器ソフトウェア登録技術審査指導原則」[※7]を発行しており，さらに中国に対応するためには中国独自の規制要件についても理解しておく必要があります。

　なお，汎用プラットフォーム上で動作する単独の医療機器ソフトウェアが，各国で「医療機器」として規制されるようになっています。しかし，医療機器か否かの判断はそのソフトウェアの使用

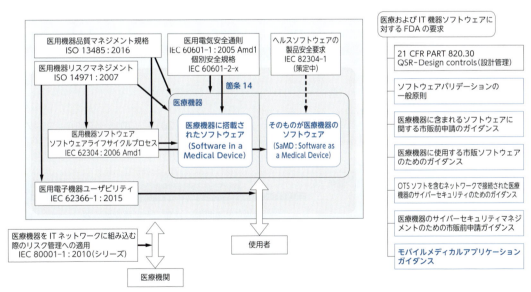

(a)医療機器ソフトウェアに求められる国際規格の概念　　(b)米国FDAが医療機器ソフトウェアに求める規制とガイダンス

図10-2　医療機器ソフトウェアに求められる国際規格および米国FDAガイダンスの概念

※7：医疗器械软件注册技术审查指导原则（2015年8月5日発布）（本書の付録5〔311ページ〕に参考訳を掲載）

者，使用環境，使用目的等によって変化し，画一的な判定とはなりにくいため，各国の規制で用いられている判断基準が統一されているとはいえません。

その一方で，オーストラリア，ブラジル，カナダ，中国，EU，日本，ロシア，米国が参加するIMDRFはSaMDを2013年に定義[※3]し，SaMDのリスク分類[※4]についても2014年に最終文書を発行したことから，今後，これらIMDRF発行文書の内容が各国の医療機器規制にどのように影響するか注視していく必要があります。

医療機器ソフトウェアに対する各国規制のタイムラインを図10-3に示します。米国FDAはIEC 62304が策定される2006年よりもずっと前の，1980年代から医療機器ソフトウェアが原因となる事故の発生を認識しており，1997年に医療機器ソフトウェアに対する複数のガイダンスを発行しています。

米国FDAは医療機器を米国内で販売するにあたって，医療機器に含まれるソフトウェアに関する市販前申請のガイダンスにもとづき，必要な文書の提出を医療機器製造業者に求め，また，定期査察や特別査察で品質システム規則（Quality System Regulation : QSR）や各種ガイダンスにもとづいた設計管理を行っているかどうかをチェックしています（詳細は10.6節〔211ページ〕参照）。

一方，EUは，2006年にIEC 62304 : 2006を整合規格のEN 62304 : 2006として，IEC 62304を実質的な医療機器ソフトウェアの規制要件としました（詳細は10.7節〔228ページ〕参照）。

中国は，2011年まで医療機器ソフトウェアに関する規制をまったく行っていませんでしたが，2012年4月28日に医療機器技術審査センター（Center For Medical Device Evaluation : CMDE，国家食品药品监督管理局医疗器械技术审评中心）が「医療機器ソフトウェア登録基本要求」を発表し，医療機器に対するソフトウェア規制を開始しました。

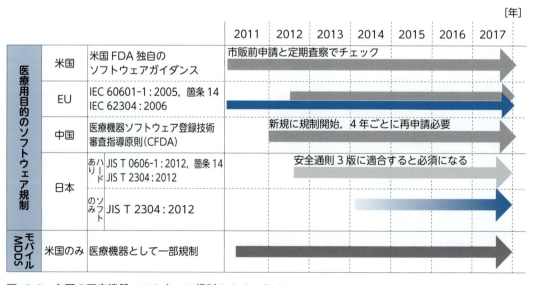

図10-3 各国の医療機器ソフトウェア規制のタイムライン

「医療機器ソフトウェア登録基本要求」の内容は，米国FDAの「医療機器に含まれるソフトウェアのための市販前申請の内容に関するガイダンス」[※8]の内容とIEC 62304の内容をミックスしたようなもので，さらに中国独自の要求も追加されていました。その後，2015年8月に，国家食品薬品監督管理総局（China Food and Drug Administration：CFDA，国家食品药品监督管理总局）が「医療機器ソフトウェア登録技術審査指導原則」を策定し，ルールが改定されました（詳細は10.8節〔232ページ〕参照）。

日本は2014年11月の「医薬品，医療機器等の品質，有効性及び安全性の確保等に関する法律」（通称：医薬品医療機器法，旧称：薬事法）の施行に伴い，医療機器ソフトウェアに対する規制が始まりました。EUと同様に，GHTFが作成した医療機器の基本要件に医療機器ソフトウェアに対する要求を盛り込んでおり，プログラム[※9]を用いた医療機器については，最新の技術にもとづく開発ライフサイクルによって妥当性が確認されていなければなりません。この最新技術にもとづく開発ライフサイクルがIEC 62304（JIS T 2304）になります。ただし，医療機器分野に新規参入する開発組織が医療機器ソフトウェアのライフサイクルプロセスをJIS T 2304：2012に適合させるには，規格要求事項の理解も含めかなりの時間と労力が必要となるため，基本要件基準[※10]の第12条第2項は平成29年11月24日まで適用を保留する経過措置がとられています（詳細は10.9節〔233ページ〕参照）。

なお，米国FDAは世界に先駆け，急速に増加するモバイルメディカルアプリケーションに対応するため，規制要件を2015年に「モバイルメディカルアプリケーションガイダンス」[※11]として示しています（初版は2013年）。

以上を踏まえ，医療機器ソフトウェアを開発する際に「実質的に適合が必要」な国際規格の組合せを表10-6に示します。IEC 60601-1やIEC 82304-1（策定中）は，「医療機器の製品安全規格」と呼ばれ，医療機器製品の基礎安全や基本性能に関する要求事項が記載されています。これらには医療機器の基礎安全や基本性能を確保するために必要な最低限の条件が示されているといえます。

一方，IEC 62304は医療機器ソフトウェアの開発や保守に適用するプロセス規格であり，ソフトウェアの特性を考慮した上でリスクベースアプローチの考え方を取り入れた規格になっています

---

※8： Guidance for Industry and FDA Staff, Guidance for the Content of Premarket Submissions for Software Contained in Medical Devices（Document issued on：May 11, 2005. This document supersedes Guidance for the Content of Premarket Submissions for Software Contained in Medical Devices, issued May 29, 1998, and Reviewer Guidance for a Premarket Notification Submission for Blood Establishment Computer Software, issued January 13, 1997）（本書の付録3〔293ページ〕に参考訳を掲載）
※9： 日本の法律ではソフトウェアを「プログラム」と呼んでいます。
※10：「医薬品，医療機器等の品質，有効性及び安全性の確保等に関する法律第41条第3項の規定により厚生労働大臣が定める医療機器の基準」（平成17年 厚生労働省告示 第122号，最終改正：平成26年 厚生労働省告示 第403号。略称：医療機器の新基本要件基準，通称：基本要件基準）。
※11： Guidance for Industry and FDA Staff, Mobile Medical Applications（Document issued on February 9, 2015. This document supersedes "Mobile Medical Applications：Guidance for Food and Drug Administration Staff" issued on September 25, 2013. This document was updated to be consistent with the guidance document "Medical Devices Data Systems, Medical Image Storage Devices, and Medical Image Communications Devices" issued on February 9, 2015）

表10-6　医療機器ソフトウェア開発に適合が必要な国際規格

| 規格種別 | 対象製品 | 医用電気機器および医用電気システム | 単独医療機器ソフトウェア |
|---|---|---|---|
| 製品の基礎安全および基本性能に適用 | 医療機器製品安全規格（バリデーションを含む） | IEC 60601-1（JIS T 0601-1）<br>※ IEC 62304を一部参照 | IEC 82304-1：2016（JIS T 82304-1：2018）<br>※ IEC 62304を参照 |
| 医療機器ソフトウェアの開発および保守に適用 | 医療機器ソフトウェアプロセス規格（バリデーションを含まない） | IEC 62304（JIS T 2304） | |

（Point 10-3）。

　なお，IEC 82304-1にはバリデーションの要求が含まれ，IEC 62304にはバリデーション要求が含まれていません。IEC 60601-1やIEC 82304-1はIEC 62304の要求を一部包含しているため，相互に関係性があり，どちらの規格要求内容についても違いを理解した上で対応していく必要があります。

## Point 10-3

### IEC 62304に適合した汎用既製ソフトウェア製品やツールは存在するのか

　医療機器ソフトウェアにも，汎用既製ソフトウェア製品（たとえばOS，ミドルウェア，ドライバなど）を使用することが多いのが実情です。さらに，開発時にはコンパイラ，テストツールなどの汎用既製のツールが使われています。これらの医療機器に搭載する汎用既製ソフトウェア，および，開発時に使用される汎用既製ツールと，IEC 62304との関係はどうなっているのでしょうか。

　IEC 62304は，医療機器ソフトウェアのライフサイクルについての要求事項を規定したプロセス規格です。この規格の根底にはリスクベースアプローチの考え方が流れており，ISO 14971（医療機器 ― リスクマネジメントの医療機器への適用）が引用規格となっています。

　ISO 14971では医療機器に関連するハザードを特定し，リスクの推定および評価を行い，これらのリスクをコントロールし，そのコントロールの有効性を監視することを要求しています。IEC 62304もその考え方を踏襲しており，その医療機器のリスクに応じて，ソフトウェア安全クラスを判定し，判定したソフトウェア安全クラスに応じて実施するプロセス，アクティビティ，タスクを定めています。対象となる医療機器の意図する使用や使用環境，利用者を特定し，ハザードやリスクの推定を実施しなければソフトウェア安全クラスが定まりません。

　したがって，対象となる医療機器が不明の状態で，かつ，医療機器のアイテムの一部の機能となるソフトウェア（OS，ミドルウェア，ドライバなど）がどのような医療機器に搭載されるのかわからない段階では，対象となる汎用アプリケーションソフトウェアが単独でIEC 62304全体に適合するということはできません。また，搭載する医療機器がどのようなリスクコントロール手段を必要としているのかによっては，対象となるソフトウェア（OS，ミドルウェア，ドライバなど）に求められる機能や性能要件も変わってきます。

　どのようなリスクにも対応可能な万能のリスクコントロール手段は存在しないため，IEC 62304に適合した汎用既製ソフトウェア製品というものは存在しません。なお，医療機器ソフトウェア開発に使用するツールについても，そのツールを用いた医療機器を特定できないとそのツールが医療機器ソフトウェアシステムに与える懸念レベルが分析できないため，IEC 62304はツールやツールメーカー，ツールベンダーを認証するというスキームを持っていません。このため，汎用的な開発ツールがIEC 62304に適合しているかどうかを問うことはできません。

　なお，医療機器に搭載する汎用のアプリケーションソフトウェアはSOUP（開発過程が不明なソフトウェア）としてリスク分析を行い，IEC 62304が要求するアクティビティやタスクを実施します。

## 10.5　医用電気機器安全通則から参照されるIEC 62304

表10-1（189ページ）に示したように，日米欧中の各国・地域とも医用電気機器安全通則（医用電気機器 — 第1部：基礎安全及び基本性能に関する一般要求事項：IEC 60601-1）を規制要件としていますが，図10-4に示すように，IEC 60601-1第3版では第2版では副通則だったIEC 60601-1-4：2000（プログラマブル電気医用システム（PEMS））の要求が通則の箇条「14　プログラマブル電気医用システム（PEMS）」の中に取り込まれており，さらにIEC 60601-1第3.1版の箇条14ではIEC 62304の参照が強化されています（Point 10-4）[※12]。

このようにIEC 60601-1にソフトウェアやユーザビリティ，リスクマネジメントに対する要求が追加されたのは，近年，医療機器に搭載されるソフトウェアが増大し，ユーザインタフェースも複雑化し，さらにネットワークで他の機器とつながるようになったことで，電気的なハザードなどの従来の安全要求だけでは医療機器の安全性が担保できなくなったからです（図10-5，表10-7，表10-8）。

IEC 60601-1箇条14.1では，医療機器に搭載されるソフトウェアが，医療機器の基礎安全や基本性能に必要な機能を提供する場合は，続く箇条14.2～14.12の要求に適合することを求めています[※13]。ただし，ソフトウェアが医療機器の基礎安全や基本機能に機能を提供しない，または，ソフトウェアに不具合が生じても，受容できないリスクが生じない（受容できるリスクしかない）場

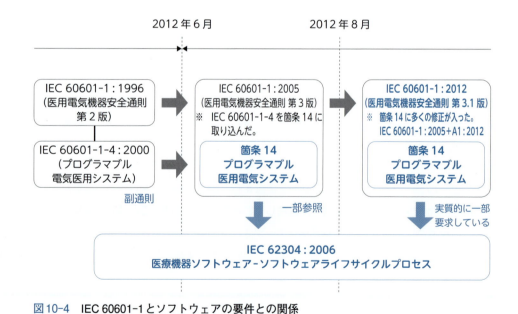

図10-4　IEC 60601-1とソフトウェアの要件との関係

---

※12：ただし，中国は2016年5月現在，IEC 60601-1第3版への適合をまだ求めていません。
※13：箇条14.13は，ITネットワークに組み入れることを意図したPEMSに適用され，箇条14.2～14.12の要求事項を適用するか否かに関係せず，適用が求められます。

> ### Point 10-4
>
> #### IEC 60601-1 第3版への対応期限
>
> 　JIS T 0601-1（医用電気機器 — 第1部：基礎安全及び基本性能に関する一般要求事項）が2012年に発出されたことを受けて，平成24年 薬食機発0601第1号[14]および平成25年 薬食機発0517第1号[15]の通知において，それぞれ認証審査および承認審査におけるJIS T 0601-1：2012適用の経過措置が示され，いずれも経過措置5年とされました。
>
> 　したがって，平成29年6月1日以降も日本国内向けに製造販売する医用電気機器等（指定管理医療機器で認証基準告示でT 0601-1を参照する医療機器）については，JIS T 0601-1：2012への適合確認を行わなければなりません。本節において解説した，JIS T 0601-1：2012＋追補1：2014はIEC 60601-1の箇条14に関連するので，PEMSへの追加要求事項についての対応も必要となります。
>
> 　また，JIS T 0601-1：2012＋追補1：2014の発出に伴う経過措置については，「認証基準告示に引用するJIS T 0601-1改定版の取扱いについて」[16]において経過措置が5年であることが示されており，したがって，平成31年3月1日以降はJIS T 0601-1：2012＋追補1：2014への適合が必須になります。

合は，箇条14.2～14.12の適用は免除されます。

　箇条14.13を除く箇条14.2～14.12は，医療機器ソフトウェアの開発ライフサイクルに沿った要求事項となっています。このため，IEC 60601-1は医療機器ソフトウェアのライフサイクルプロセス規格であるIEC 62304の細分箇条「4.3　ソフトウェア安全クラス分類」，箇条「5　ソフトウェア開発プロセス」，「7　ソフトウェアリスクマネジメントプロセス」，「8　ソフトウェア構成管理プロセス」，「9　ソフトウェア問題解決プロセス」が参照されています。細分箇条「4.3　ソフトウェア安全クラス分類」を参照している理由は，医療機器ソフトウェアシステムのソフトウェア安全クラスを判定した上で，ソフトウェア安全クラス分類にしたがって要求されたIEC 62304のアクティビティを実行することを求めているからです。なお，IEC 60601-1箇条14がIEC 62304の箇

---

※14：厚生労働省 医薬食品局 審査管理課 医療機器審査管理室長通知：薬事法第23条の2第1項の規定により厚生労働大臣が基準を定めて指定する管理医療機器に係る日本工業規格の改正に伴う薬事法上の取扱いについて（その4），平成24年6月1日 薬食機発0601第1号

※15：厚生労働省 医薬食品局 審査管理課 医療機器審査管理室長通知：医療機器の電気的安全性試験に関する日本工業規格の改正に伴う薬事法上の取扱いについて，平成25年5月17日 薬食機発0517第1号

※16：三者協議会（厚生労働省 医薬・生活衛生局，医薬品医療機器等法登録認証機関協議会，日本医療機器産業連合会）：認証基準告示に引用するJIS T 0601-1改定版の取扱いについて，三者協議事項（Bulletin），平成27年9月14日 201505号
　　　上にある「認証基準告示」とは，次の告示の略称である。「医薬品，医療機器等の品質，有効性及び安全性の確保等に関する法律第23条の2の23第1項の規定により厚生労働大臣が基準を定めて指定する医療機器」（平成17年厚生労働省告示第112号，最終改正：平成27年厚生労働省告示第413号）

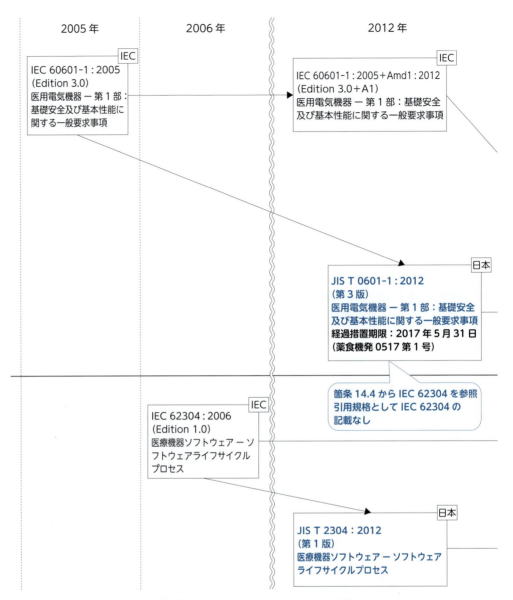

図10-5　IEC 60601-1（医用電気機器安全通則）とIEC 62304の系譜

条「6　ソフトウェア保守プロセス」を参照していないのは，IEC 60601-1が医療機器の製品の安全性を求めており，現状の医療機器に関しては開発・製造過程の安全性を担保することで，それが保証できると考えられているため，ソフトウェアの保守過程に関する要求が含まれていないからです．しかし，保守における重要性も明らかになってきており，将来見直される可能性もあります．

　また，IEC 60601-1はハードウェアを含む医療機器が適用対象であるため，単独のソフトウェア医療機器は適用対象外ではありますが，単独のソフトウェア医療機器（SaMD）ではIEC 62304への適用が実質的に求められ，さらにIEC 62304には含まれていない設計バリデーションの要求も

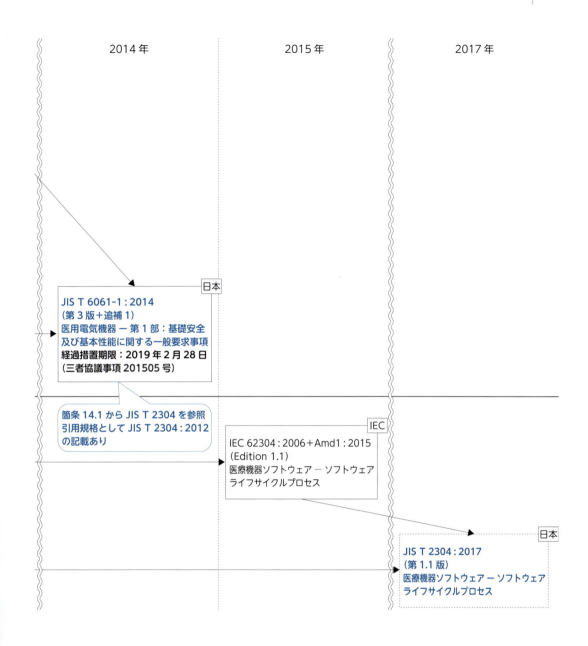

ISO 13485の活動の中で必要となるので，IEC 60601-1箇条14とほぼ同じ内容が要求されることとなります．現在，策定中のIEC 82304-1にはソフトウェアバリデーションの要求事項が含まれており，IEC 82304-1発行後には，単独のソフトウェア医療機器のバリデーションについて具体的な要求内容として，IEC 82304-1が参照されることになると思われます．

　以上のとおり，IEC 60601-1への適合は多くの国で医療機器販売の条件であるため，医療機器の製造販売にあたっては試験の合格証明を含む第三者認証機関でのIEC 60601-1への適合証明が必要となります．なお，同じIEC 60601-1の試験結果を多くの国々が共通で採用することで，認証

表10-7　IEC 60601-1／JIS T 0601-1 からの IEC 62304／JIS T 2304 の参照関係

| IEC規格／対応する<br>JIS規格 | IEC 62304／<br>JIS T 2304 の参照 | 参照内容 |
|---|---|---|
| IEC 60601-1：2005<br>（Ed. 3.0） | IEC 62304（年号なし） | 箇条14.4注記2から次のように参照。<br>「IEC 62304は，ソフトウェアの開発に特化した追加のプロセス及びアクティビティに対する一般要求事項を規定している。」 |
| JIS T 0601-1：2012<br>（第3.0版） | IEC 62304（年号なし） | |
| IEC 60601-1：2005<br>+Amd 1：2012（Ed 3.0 + A1） | IEC 62304：2006<br>（引用規格） | 箇条14.1注記4から次のように参照。<br>「14.2〜14.13の要求事項を適用する場合は，各PESSのソフトウェアの開発又は変更管理に対して，IEC 62304（JIS T 2304）の4.3，箇条5，箇条7，箇条8及び箇条9の要求事項も適用する。<br>（試験）適合性は，IEC 62304（JIS T 2304）の1.4に従って，必要な検査及び評価によって確認する。」 |
| JIS T 0601-1：2014<br>（第3版 + 追補1） | JIS T 62304：2012<br>（引用規格） | |

　手続きを簡略化するために，IEC電気機器安全規格適合性試験制度（IEC System for Conformity Testing and Certification of Electrical Equipment and Components：IECEE）が発行するTRF（Test Report Forms，図10-6）を使った試験を行うことがあります。この場合は，CBスキーム（IECEEにもとづいた制度）にしたがって，CB試験所で試験をし，CB試験報告書とCB証明書を発行してもらいます。TRFには国際規格の要求項目がもれなく記載してありますので，すべての要求項目に対して，適切な品質管理システムのもとで管理された文書によってエビデンスを示す必要があります。

　IEC 60601-1第3版以降の箇条14への適合をIECEEのTRFを使って証明する場合，箇条14の要求項目の1つひとつ，また，試験所によってはIEC 62304の箇条5，7，8，9の要求項目1つひとつにエビデンスをもって応えていく必要があります。これらの要求項目に対して適切に回答するためには，規格要求内容とその要求の本質を十分に理解しておくことが重要です。なお，IEC 62304のTRFもIECEEから発行されており，一部，IEC 62304のTRFにもとづいた試験を求める第三者認証機関もあります。

表10-8　IEC 60601-1箇条14要求の概要

| 箇条 | タイトル | 概　要 |
|---|---|---|
| 14 | プログラマブル電気医用システム（PEMS） | PEMS：プログラマブル電気医用システム<br>PESS：プログラマブル電子サブシステム |
| 14.1 | 一般 | プログラマブル電子サブシステム（PESS）が基礎安全又は基本性能に必要な機能を提供し，PESSが故障しても受容できないリスクがある場合14.2～14.12の要求事項を適用する。<br>その場合，IEC 62304：2006の4.3，箇条5，箇条7，箇条8，箇条9の要求事項も適用する（生産後監視と保守要求は含まれない）。 |
| 14.2 | 文書化 | 箇条14で要求する文書は正式な文書管理手順に従って，検討，承認，発行及び変更する。 |
| 14.3 | リスクマネジメント計画 | リスクマネジメント計画はPEMSバリデーション計画を参照することも含める。 |
| 14.4 | PEMS開発ライフサイクル | PEMS開発ライフサイクルを文書化する。 |
| 14.5 | 問題解決 | アクティビティ中の問題解決のための文書化システムを開発し，保守する。 |
| 14.6 | リスクマネジメントプロセス | PEMSのリスク分析を行い，リスクコントロール手段を実施し，保証する。 |
| 14.7 | 要求仕様 | PEMSの要求仕様を文書化する。 |
| 14.8 | アーキテクチャ | PEMSの要求仕様を満足させ，安全設計をアーキテクチャに取り入れる。 |
| 14.9 | 設計及び実装 | 設計をサブシステムに分割し，設計仕様及び試験仕様を作成し，設計環境の情報を文書化する。 |
| 14.10 | 検証 | 基礎安全，基本性能又はリスクコントロール手段を含むすべての機能を検証する。 |
| 14.11 | PEMSバリデーション | バリデーション計画に基礎安全，基本性能のバリデーションを含み，結果を文書化する。バリデーションに対して全体的な責任を持つ者は，設計チームから独立したものとする。独立性のレベルに対する根拠を文書化する。 |
| 14.12 | 変更管理 | 設計変更する場合は文書化した修正又は変更手順に従って評価する。 |
| 14.13 | ITネットワークへの組込みを意図するPEMS | PEMSがITネットワークへの組み入れを意図し，そのネットワークがPEMS製造業者によりバリデーションされていない場合，製造業者はそのような接続を実行するための事項を取扱説明書等に記載する。 |

| | IEC 62304 | | |
|---|---|---|---|
| 箇条 | 要求+テスト | 結果－所見 | 判定 |
| 5 | ソフトウェア開発プロセス | | |
| 5.1 | ソフトウェア開発計画 | | |
| 5.1.1 | [A, B, C] 製造業者は，開発するソフトウェアシステムの適用範囲，規模およびソフトウェア安全クラス分類に適した，ソフトウェア開発プロセスのアクティビティを実施するために，（一つ又は複数の）ソフトウェア開発計画を確立する。 | | |
| | ソフトウェア開発ライフサイクルモデルは，その計画の中に全てを定義するか，又は引用するかのいずれかとする。 | | |
| | 計画は，次の事項を扱った内容とする。 | | |
| | a) ソフトウェアシステムの開発に使用するプロセス | | |
| | b) アクティビティ及びタスクの成果物 | | |
| | c) システム要求事項，ソフトウェア要求事項，ソフトウェアシステム試験及びソフトウェアに実装するリスクコントロール手段の間のトレーサビリティ | | |
| | d) SOUP構成アイテム及び開発支援用ソフトウェアを含む，ソフトウェア構成管理及び変更管理 | | |
| | e) ライフサイクルの各段階で発見される，ソフトウェア製品，成果物及びアクティビティの問題に対処するためのソフトウェア問題解決 | | |
| 5.1.2 | [A, B, C] ソフトウェア開発計画の継続更新製造業者は，開発の進捗に応じて，計画を適宜更新する。 | | |
| 5.1.3 | [A, B, C] ソフトウェア開発計画におけるシステム設計及びシステム開発の引用 | | |
| | a) ソフトウェア開発のためのインプットとなるシステム要求事項は，製造業者がソフトウェア開発計画の中で引用する。 | | |
| | b) 製造業者は，ソフトウェア開発計画に，4.1に適合するために必要な，ソフトウェア開発及び設計開発の妥当性確認の調整を図るための手段を示すか又は引用する。<br>注記：ソフトウェアシステムがスタンドアロンシステム（ソフトウェア単独）の場合は，ソフトウェアシステム要求事項とシステム要求事項とに差異がない場合もある。 | | |

図10-6　IEC 62304：2006のTRF（No. IEC 62304_B）のサンプル（参考和訳）

## 10.6 米国FDAの医療機器ソフトウェア規制

　米国FDAは，医療機器を約1,700のタイプに分類し，16の医療専門分野にそれらをグルーピングしています。そして，個々の医療機器を，安全性と有効性を保証するために必要な管理レベルにもとづく3つの規制クラスのいずれかに割り当てています（表10-9）。製品コード分類データベースで調べると，特定の製品コードのクラス分類がわかります。いずれの分類コードにも該当しない医療機器は新しい種類の医療機器とみなされ，クラスⅢになります。

　一般に，クラスⅡにカテゴライズされた医療機器に相当する場合は，510(k)（通称：ファイブテンケー）と呼ばれる市販前届出を米国FDAに申請します。この"510(k)"は，すでに合法的に市販されている先発医療機器との実質的同等性を判断して，新しい，または変更医療機器の米国内の販売を許可するプロセスであり，510(k)の審査に通れば，新しい，または変更された医療機器でも既存の先発医療機器と同じクラス分類になります。510(k)には，Traditional 510(k)，Abbreviated（簡略）510(k)，Special 510(k)の3種類があり，図10-7によって，そのいずれが必要であるかを判断します。

　なお，クラスⅢにカテゴライズされた医療機器に相当する場合で患者へのリスクが高い場合はPMA（Premarket Approval：市販前承認）が必要になりますが，新しい種類（実質的相当品を明確にできない）医療機器でもリスクが非常に低い場合は，"de novo process"という方法で510(k)で済む場合もあります。

　米国FDAが医療機器ソフトウェアに求める主な規制とガイダンスを表10-10にまとめました。ソフトウェアを含む医療機器の市販前申請を行う際には，「医療機器に含まれるソフトウェアのための市販前申請の内容に関するガイダンス」[※8]にもとづき提出書類を作成します。なお，それ以外のガイダンスも状況等により適宜参照されることがあります（Design Control Guidance[※17]など）。

表10-9　米国の医療機器のクラス分類

| クラス | 分類 | 管理内容 |
|---|---|---|
| Ⅰ | リスクが最も低い医療機器 | ・一般管理を要する（品質システム規則，ラベリング，施設登録＆機器リスティング，事故報告，回収等）<br>・変更による新しい安全性と有効性の問題が出なければほとんどは市販前の審査を免除される |
| Ⅱ | リスクが中程度の医療機器 | ・特別管理を要する（一般管理に加え，510(k)の市販前通知が必要）<br>・510(k)を免除されるクラスⅡの医療機器もある |
| Ⅲ | リスクが高いまたは新しい種類の医療機器 | 最高の管理を要する（一般管理に加え市販前承認〔PMA〕が必要） |

※17：Design Control Guidance（This Guidance relates to FDA 21 CFR 820.30 and Sub-clause 4.4 of ISO 9001），March 11, 1997.

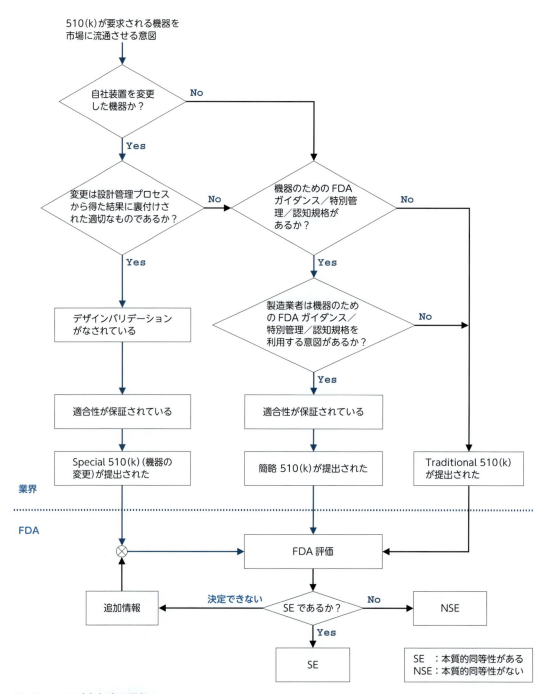

図10-7　510(k)申請の選択

表10-10　米国FDAが医療機器ソフトウェアに求める規制と関連するガイダンス

| タイトル | 邦訳 | 概要 |
|---|---|---|
| 21 CFR Part 820.30 QSR – Design Controls | 品質システム規制 ― 設計管理 | 米国連邦政府の規制集（1～50）の21番目のタイトル（医薬・食品）の820番目が品質システム規則で，その中に設計管理に関する要求がある。 |
| Design Control Guidance for Medical Device Manufacturers | 医療機器製造業者のための設計管理ガイダンス | QSR（品質システム規則）の設計管理の要求を説明するガイダンス |
| General Principles of Software Validation；Final Guidance for Industry and FDA Staff (2002) | ソフトウェアバリデーションの一般原則 | FDAが考えるソフトウェアバリデーションの考え方とソフトウェアバリデーションに必要なアクティビティやタスクを紹介している。 |
| Guidance for the Content of Premarket Submissions for Software Contained in Medical Devices (2005) | 医療機器に含まれるソフトウェアのための市販前申請の内容に関するガイダンス | 医療機器ソフトウェアの市販前申請に際してFDAに情報提供すべき内容が記述されている。 |
| Guidance for Industry, FDA Reviewers and Compliance on Off-The-Shelf Software Use in Medical Device (1999) | 医療機器に使用するOTSソフトウェア適合のガイダンス | 医療機器に含まれるOTSソフトウェア懸念レベルをメジャー，モデレート，マイナーに分類し，それぞれに必要な要求を示している。 |
| Guidance for Industry - Cybersecurity for Networked Medical Devices Containing Off-the-Shelf (OTS) Software (2005) | OTSソフトウェアを含むネットワークに接続する医療機器のサイバーセキュリティガイダンス | ネットワーク接続を意図した医療機器にOTSソフトウェアが搭載されている場合の医療機器製造業者への要求項目をQ＆Aスタイルで記述している。 |
| Content of Premarket Submissions for Management of Cybersecurity in Medical Devices Guidance for Industry and Food and Drug Administration Staff (2014) | 医療機器のサイバーセキュリティマネジメントのための市販前申請の内容に関するガイダンス | 医療機器のサイバーセキュリティマネジメントに関する総合的なガイダンスで，市販前申請の際に提出が必要な文書化要求が含まれている。 |
| Medical Device Data Systems, Medical Image Storage Devices, and Medical Image Communications Devices Guidance for Industry and Food and Drug Administration Staff (2015) | 医療機器データシステム，医療画像ストレージ機器，医療画像通信機器ガイダンス | 医療機器データシステムの定義と，医療データを扱うシステムがClass I（低リスク）医療機器と判断される基準を提示。 |
| Mobile Medical Applications Guidance for Industry and Food and Drug Administration Staff (2015) | モバイルメディカルアプリケーションガイダンス | モバイルプラットフォームに搭載して使用されるメディカルアプリケーションが医療機器に該当する場合，しない場合，その中間領域と判断される場合の基準を提示。 |

## 10.6.1 QSRの考え方

QSRは米国連邦政府の規則集の医薬・食品に関するタイトル中に含まれる規制要求です。日本であればQMS省令に相当し，考え方にはISO 13485と共通点が多くあります。

QSRの設計管理の概念図を図10-8に示します。User Needs（ユーザ使用要求）からMedical Device（医療機器）を開発するまでのプロセスを示しています。

① 設計管理では，これらの一連の流れを「開発の計画」として立案します。
② Design Input（設計のインプット），Design Output（設計のアウトプット）を明確にします。
③ Design OutputがDesign Inputに適切に対応できているかをVerification（検証）します。
④ User Needsに対応した医療機器が開発されたかをValidation（バリデーション）します。
⑤ 各プロセスが適切に実施されているかをReviewします。
⑥ これら設計の一連の結果を設計履歴ファイル（Design History File：DHF）に文書化します。

これらの一連のプロセスが「QSRの設計管理」とされています。QSRは概念的な内容であるため，その考え方を理解した上で，自組織の手順に落とし込むことが重要です。

QSRは米国に医療機器を流通（日本からの場合は輸出）させるために製造業者が遵守すべき，最低限で必須の品質規則とされており，米国FDAは，QSRが医療機器の品質を確保するために重要であるとして，米国内で流通している医療機器を対象に，外国（米国以外，日本を含む）の製造業者もその遵守状況を査察します。

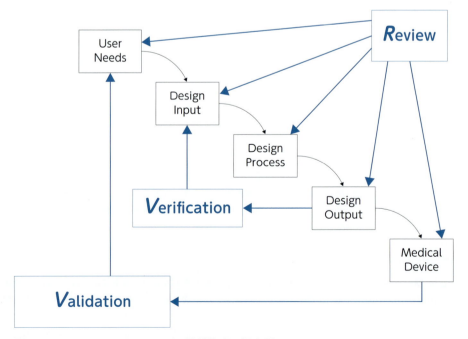

図10-8 21 CFR Part 820.30 QSR設計管理の概念図

## Point 10-5

**米国FDAガイダンスの拘束力**

　米国FDAのガイダンスのほとんどに下記のような但し書きが書かれています。これは，そのガイダンスに書かれている要求は絶対条件ではなく，「代替的アプローチがあればそれを用いてもかまわない」ということをいっています。

　　　本ガイダンスは米国食品医薬品局（FDA）のこのテーマに関する最新の考えを表す。これは何人に対しても，いかなる権利を生じるもの，あるいは付与するものではなく，またFDAまたは公民を拘束するために機能するものではない。適用される法的要件および規制要件を満たすものであれば，代替的アプローチを用いてかまわない。
　　　代替的アプローチについて協議したい場合は，本ガイダンスの施行を担当するFDAスタッフに連絡されたい。

　ただし，米国FDAのガイダンスは，あるトピックに関して専門家の集団で作成，レビューしており，最も適切だと思われるアプローチを記載しています。このため，記載されているアプローチの趣旨を網羅する代替的アプローチを選択することは困難である場合が多いと思われます。さらに，市販前申請の審査官や査察官はガイダンスの内容について重点的に教育を受けているため，医療機器製造業者が代替的アプローチによって説明を行うと審査や査察がスムーズに進まない可能性もありえます。

　したがって，上記のような但し書きはあるものの，実質的にはガイダンスの趣旨を検討し，ガイダンスの内容に沿ったプロセスを構築し，文書作成することが開発する医療機器の安全性の確保，効率的な開発に有利であるといえます。

　その結果として，構築したプロセスのアウトプットを元に審査資料，査察での情報提供を行ったほうが，審査や査察がスムーズになるといえます。

---

　米国FDAの査察は，設計管理等が規則に適合しているかの適合監査ではなく，米国内で起きた多くの有害事象の原因を分析し，その原因の1つが設計管理に起因していないか，問題がないかを発見するための査察です。米国FDAの査察で指摘事項があると，最悪で出荷停止，罰金等が科せられます。このため，QSRへの適合にあたっては形式的なプロセスを実施するだけではなく，その趣旨を理解したプロセスの実施が必要です。このようなQSRの実効性がISO 13485との違いの1つでもあります（Point 10-5）。

### 10.6.2　市販前申請の際に必要なソフトウェア文書

　「医療機器に含まれるソフトウェアのための市販前申請の内容に関するガイダンス」[※8]に示されている懸念レベルにもとづく文書の一覧を表10-11に示します。医療機器に含まれるソフトウェ

表10-11　市販前申請ガイダンスで求められるソフトウェア文書の一覧

| ソフトウェアの文書 | マイナー（軽微） | モデレート（中程度） | メジャー（重大） |
|---|---|---|---|
| 懸念レベル<br>(Level of Concern) | 懸念レベルを表す記述，およびそのレベルの合理的な理由の説明 | | |
| ソフトウェアの説明<br>(Software Description) | ソフトウェアの機能および動作環境の概要 | | |
| 機器のハザード分析<br>(Device Hazard Analysis) | 重大度の評価と軽減を含む特定したハードウェアおよびソフトウェアのハザードの表形式の説明 | | |
| ソフトウェア要求仕様書<br>(Software Requirements Specification〔SRS〕) | ソフトウェア要求仕様書（SRS）の機能に関する要求事項の概要 | 完全なソフトウェア要求仕様書（SRS） | |
| 構造設計チャート<br>(Architecture Design Chart) | 提出不要 | 機能単位とソフトウェアモジュールの詳細な記述。フローチャートや状態遷移図を含んでもよい | |
| ソフトウェア設計仕様書<br>(Software Design Specification〔SDS〕) | 提出不要 | ソフトウェア設計仕様の文書 | |
| トレーサビリティアナリシス<br>(Traceability Analysis) | 要求事項，仕様，特定されたハザードおよび軽減策と，検証および妥当性確認の間のトレーサビリティ | | |
| ソフトウェア開発環境の説明<br>(Software Development Environment Description) | 提出不要 | 構成管理と保守活動の概要を含むソフトウェアライフサイクル開発計画の概要 | ソフトウェアライフサイクル開発計画の概要。開発プロセス中につくられたコントロールドキュメントの注釈付きリスト。構成管理と保守計画の文書を含むこと |
| 検証及び妥当性確認の文書化<br>(Verification and Validation Documentation) | ソフトウェアの機能に関する試験計画，合否判定基準，および結果 | 単体，結合，およびシステムレベルでのV&V活動の詳細。合否判定基準，および試験結果を含むシステムレベルの試験プロトコル | 単体，結合，およびシステムレベルでのV&V活動の詳細。合否判定基準，試験報告書，概要，および試験結果を含む単体，結合，およびシステムレベルの試験プロトコル |

（次ページへ続く）

| 改訂レベル履歴<br>(Revision Level History) | リリースバージョン番号および日付を含む改訂履歴 ||
| --- | --- | --- |
| 解決されていない異常（バグまたは欠陥）<br>(Unresolved Anomalies〔Bugs or Defects〕) | 提出不要 | 操作者の使用や人間工学を含む安全性または有効性への影響についての説明の注釈の付いた，解決されていないソフトウェアのバグのリスト |

表10-12 懸念レベルの定義

| 懸念レベル<br>(Level of Concern) | 定　義 |
| --- | --- |
| メジャー<br>(Major，重大) | 1つの故障または潜在的な欠陥が，患者または操作者に対し，直接的に，死亡または重篤な傷害をもたらす可能性がある場合，その懸念レベルはメジャーである。誤ったまたは遅れた情報，または，医療提供者の行動によって，1つの故障または潜在的な欠陥が，患者または操作者に対し，間接的に，死亡または重篤な傷害をもたらす可能性がある場合も，その懸念レベルはメジャーである。 |
| モデレート<br>(Moderate，中程度) | 1つの故障または潜在的な設計の欠陥が，患者または操作者に対し，直接的に，軽微な傷害をもたらす可能性がある場合，その懸念レベルはモデレートである。誤ったまたは遅れた情報，または，医療提供者の行動によって，1つの故障または潜在的な欠陥が，患者または操作者に対し，間接的に，軽微な傷害をもたらす可能性がある場合も，その懸念レベルはモデレートである。 |
| マイナー<br>(Minor，軽微) | 故障または潜在的な設計の欠陥が，患者または操作者に対し，いかなる傷害も引き起こす可能性がない場合，その懸念レベルはマイナーである。 |

アの懸念レベル（Level of Concern）にもとづき判定されたクラスに示された，ソフトウェアに関するドキュメントを，510(k)申請の際に米国FDAに提出します。

　懸念レベルはメジャー（重大），モデレート（中程度），マイナー（軽微）の3つに分かれており，それらの定義は表10-12のようになっています。

　懸念レベルの判定には図10-9の判定ロジックを使いますが，市販前申請の際に，途中の判定結果について尋ねられることがあります。米国FDAのガイダンスでは，ハザードの軽減前の状態で，ソフトウェアの障害により発生する危害の重大さで懸念レベルの判定を行うようにしています。これはIEC 62304 Amd 1が外部のリスクコントロール手段により，ソフトウェア安全クラスのクラスダウンを許可している考え方と異なるため，その違いについて認識をしておく必要があります（Point 10-6）。

　たとえば，ハードウェアによる外部リスクコントロール手段によりソフトウェア安全クラスがB

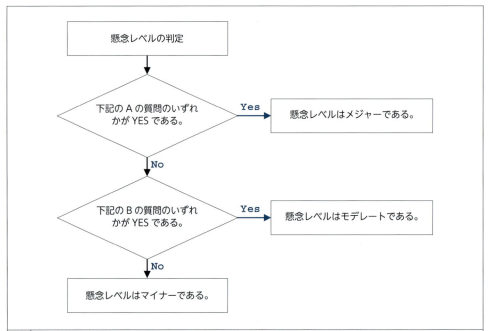

| | |
|---|---|
| Aの質問 | 1. そのソフトウェア機器は，血液施設コンピュータソフトウェアに該当するか？（血液施設コンピュータソフトウェアとは，血液および血液成分の製造に使用するために，または血液施設の要員がドナーの適切性および血液または血液成分を輸血するか，またはさらなる製造をするためのリリースの判断に使用するデータを維持することを意図したソフトウェア製品として定義されるものである）<br>2. そのソフトウェア機器は，薬剤または生物製剤と組み合わせて使用することを意図しているか？<br>3. そのソフトウェア機器は，懸念レベルがメジャーである医療機器のアクセサリか？<br>4. ハザードの軽減の前に，ソフトウェア機器の故障が，患者または機器の使用者のいずれかに対し，死亡または重篤な傷害をもたらす可能性があるか？　以下に例を示す：<br>　a. そのソフトウェア機器は，生命支援または生命維持の機能を制御するか？<br>　b. そのソフトウェア機器は，たとえば，放射線治療器や除細動器やアブレーション発生器のように，死亡または重篤な傷害をもたらす可能性のある，潜在的に有害なエネルギーの供給を制御するか？<br>　c. そのソフトウェア機器は，エラーまたは誤作動が死亡または重篤な傷害をもたらす可能性のあるような，処置または治療を制御するか？<br>　d. そのソフトウェア機器は，もし誤用した場合に重篤な傷害または死亡をもたらす可能性があるような，処置または治療についての決定に直接かかわる診断情報を提供するか？<br>　e. そのソフトウェア機器は，医学的な介入を必要とする，潜在的に生命をおびやかす状況に対し，生体信号の監視やアラームの機能があるか？ |
| Bの質問 | 1. そのソフトウェア機器は，懸念レベルがモデレートである医療機器のアクセサリか？<br>2. ハザードの軽減の前に，そのソフトウェア機器の故障が，患者または機器の使用者のいずれかに対し，軽微な傷害をもたらす可能性があるか？<br>3. そのソフトウェア機器の誤作動，または潜在的な設計の欠陥が，軽微な傷害をもたらす可能性のある，誤診または適切な治療の遅れをもたらす可能性があるか？ |

図10-9　懸念レベルの判定ロジック

## Point 10-6

### 米国FDAが要求するソフトウェア文書とIEC 62304適合のために作成する文書の違い

　米国FDAが医療機器ソフトウェアに対して要求する内容と，IEC 62304の要求内容は多くの部分で共通していますが，差異もあります。

　たとえば，米国FDAが要求するソフトウェア要求仕様書（Software Requirements Specification：SRS）は，IEC 62304のソフトウェア要求事項分析のアウトプットであるソフトウェア要求仕様書に置き換えることができますが，一方で，米国FDAが要求する構造設計チャート（Architecture Design Chart）やソフトウェア設計仕様書（Software Design Specification：SDS）はIEC 62304で作成するソフトウェアアーキテクチャ設計書やソフトウェア詳細設計書の内容に重なるものの，どこまでがSDSの内容であるか線引きしきれません。このようなケースでは，どちらの要求に合わせたらよいか迷うこともあると思います。

　米国とEUのみならず，中国や他の国でも医療機器ソフトウェアに対する要求項目が一部，国際規格と異なることがあり，どの国にも対応するためには，各国の要求事項を十分に理解した上で，すべての要求事項を網羅するような設計・検証プロセスを策定し，そのプロセスの結果を提出する必要があります。そして，申請時には提出する資料がその国の要求事項を満たしていること，採用しているプロセスがその国の要求事項に適合していることを確認する必要があります。

　申請のための提出資料がその国の要求事項を満たしていないときに，安易に形式的に書類だけを修正，整備して提出してしまうことは避けるべきです。何のための申請，審査なのかがわからなくなってしまい，審査は通過したとしても，QSRにもとづいた米国FDAの査察や，ISO 13485にもとづいた監査の際に，元となる設計情報の不整合が発見され，痛手を負った上で是正が必要になってしまいます（付録7参照）。

---

となっている医療機器ソフトウェアであっても，米国FDAの「医療機器に含まれるソフトウェアのための市販前申請の内容に関するガイダンス」の懸念レベルの判定ではメジャーとなることがあります[18]。

　また，IEC 62304ではシステムをサブシステムに分割し，ソフトウェアアイテムごとにソフトウェア安全クラスを割り当てることができますが，米国FDAの市販前ガイダンスでは「医療機器に含まれるソフトウェア全体の懸念レベル」で，ソフトウェアアイテムに対する要求が決定されます。

---

※18：米国FDAの"Level of Concern"とIEC 62304の「ソフトウェア安全クラス」は1対1で対応しているわけではありません。

### 10.6.3　米国FDAが考えるソフトウェアバリデーション

米国FDAは「ソフトウェアバリデーションの一般原則」[19]というタイトルのガイダンスを発行しているように，ソフトウェアバリデーションという概念を早くから確立し，その重要性をさまざまな場面で説いています。

ソフトウェアバリデーションは，「ソフトウェアバリデーションの一般原則」にて次のように定義されています。

> ソフトウェアバリデーションとは，「ソフトウェアの仕様がユーザニーズおよび意図した使用目的と一致していること」，および「ソフトウェアを通して実装された個々の要求が一貫して実現できていること」の試験による確認と客観的な証拠の提供である。

ソフトウェアを取り除いたバリデーション（妥当性確認）という表現は，ISO 9001やISO 13485の中でも使われており，ISO 9000：2005（品質マネジメントシステム ― 基本及び用語）によれば，"バリデーション（妥当性確認）"は，「客観的証拠を提示することによって，特定の意図された用途又は適用に関する要求事項が満たされていることを確認すること」となっています。

ISO 9001やISO 13485でいう「設計バリデーション」は，完成品の妥当性確認を対象としており，ソフトウェアだけに着目して「ソフトウェアバリデーション」という用語を使っているのは現在のところ米国FDAだけと思われます（Point 10-7）。米国FDAは製品の中に含まれるソフトウェアに着目して，ユーザニーズや意図した使用目的と一致しているかどうか，要求が実現できている

---

**Point 10-7**

**IEC 62304には設計バリデーションが含まれていない**

IEC 62304では，その適用範囲の中で「この規格は，その医療機器が全てソフトウェアで構成されている場合でも，医療機器の妥当性確認，及び最終的なリリースはその対象としない」としています。

これは，設計バリデーションが，顧客ニーズを充足しているかどうかを確認するシステム開発アクティビティに含まれており，システム開発アクティビティはIEC 62304の範囲外としているためです。

なお，現在策定中のIEC 82304-1にはソフトウェアバリデーションの要求事項が含まれる予定となっており，IEC 82304-1発行後には，医療機器ソフトウェア製品の設計バリデーションについて具体的な要求内容は，IEC 82304-1が参照されることになると思われます。

---

※19：General Principles of Software Validation ; Final Guidance for Industry and FDA Staff（Document issued on : January 11, 2002. This document supersedes the draft document, General Principles of Software Validation, Version 1.1, dated June 9, 1997）（本書の付録1〔243ページ〕に参考訳を掲載）

かどうかを客観的な証拠をもって確認することを重要視しています。

　ソフトウェアの品質マネジメントにおいてバリデーション（Validation，妥当性確認），ベリフィケーション（Verification，検証），テスト（Testing）の違いがよくわからないという声をよく聞きます。そこで，米国FDAは混同しやすいソフトウェアバリデーション（Software Validation），ソフトウェア検証（Software Verification），ソフトウェアテスト（Software Testing）の違いについて，「ソフトウェアバリデーションの一般原則」の中で下記のような説明をしています（本書の付録1の一部，248ページから引用）。

> 　ソフトウェア検証は，ソフトウェア開発のライフサイクルのある特定の段階での設計のアウトプットが，その段階における明確な要求事項のすべてに適合しているという客観的な根拠を提供する。ソフトウェアの検証は，ソフトウェアが開発される過程における，一貫性，完全性，正確性を期待しており，そしてそれを補完する文書があることを期待しており，そしてその結果としてソフトウェアが，バリデーションされているという結論を出すためのサポートになる。ソフトウェアのテストは，ソフトウェア開発のアウトプットが，そのインプット要求事項に適合していることを保証することを意図した多くの検証アクティビティの1つである。他の検証アクティビティには，さまざまな静的および動的分析，コードおよび文書の検査，ウォークスルー，および他の技術が含まれる。

　この米国FDAの説明を整理したV V&T（Validation, Verification, Testing）の違いが表10-13に，設計開発のプロセスとバリデーションやベリフィケーションの関係が図10-10になります。

　図10-10の各開発工程の要求事項であるインプットと，工程のアウトプットが，すべて適合していることを客観的な証拠によって証明することがベリフィケーション（検証）となります。そうであれば，開発工程全体に対するインプットとアウトプットを検証することもベリフィケーション（検証）にあたるのではないかと思われるかもしれませんが，そうではありません。製品に対するインプットとなるユーザニーズや意図する使用が満たされていることを，客観的な証拠によって確認することは，ベリフィケーション（検証）ではなく，バリデーションです。

　ベリフィケーションとは「正しく，ある物（製品）をつくったか」を確認することであり，バリデーションとは「つくったある物（製品）は妥当か」を確認することです。このため，ベリフィケーションの結果は正しい／正しくないになり，バリデーションの結果は「どの程度妥当であるか」になります。米国FDA等の要求では，バリデーションにおいて，「最終的な製品がユーザ要求に対して妥当であるか」を判断することが要求されています。

　ベリフィケーションとバリデーションが区別されているのには理由があります。ベリフィケーションにすべて合格していても，バリデーションに合格しないというケースがあるからです。たとえば，当該医療機器の使用環境や医療従事者の行動について十分な知識を持たない外部協力会社のソフトウェアエンジニアが，発注元から渡された仕様書どおりにソフトウェアをつくったとしても，仕様の内容を勘違いしたり，仕様に書かれていない部分を勝手に解釈したりするかもしれません。その結果，ベリフィケーションはすべて合格しているのに，いざユーザ環境で医療機器ソフト

表10-13 バリデーション，ベリフィケーション，テストの違い

| VV&T | 米国FDAの定義 | 解説 |
|---|---|---|
| ソフトウェアバリデーション (Software Validation) | 「ソフトウェアの仕様がユーザニーズおよび意図する使用 (Intended Use) と一致していること」および「ソフトウェアを通して実装された個々の要求が一貫して実現できていること」の試験による確認と客観的な証拠の提供である。 | 仕様どおりにつくっていても，ユーザニーズを満たしていなければValidateされたとはいえない。たとえば，医療機器の使用環境を知らないエンジニアや外部協力会社が医療機器ソフトウェアを作成した場合，仕様書に書かれていない部分を勝手に解釈してソフトウェアをつくるかもしれない。 |
| ソフトウェア検証 (Software Verification) | ソフトウェア開発のライフサイクルのある特定の段階でのアウトプットが，その段階における明確な要求事項のすべてに適合しているという客観的な証拠を提供すること。 | ライフサイクル全体の中の1つのプロセスに着目する。対象となるプロセスのアウトプットがプロセスのインプット（要求事項）を満たしていることを確認する。各仕様書にもれや抜けがないかをチェックする行為も検証の一部である。 |
| ソフトウェアテスト (Software Testing) | ソフトウェア検証実現手段の1つ。 | ソフトウェアテストは検証手段の1つであり，テスト以外の検証手段（静的解析やレビュー等）もある。 |

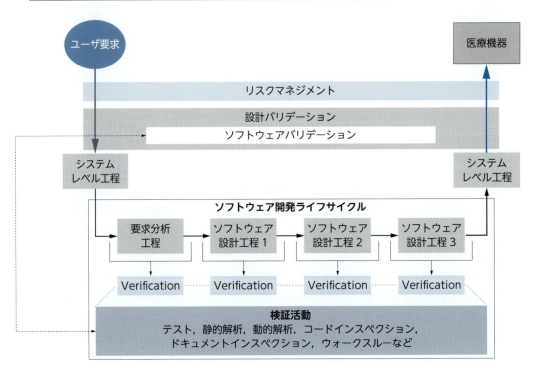

図10-10 医療機器の開発プロセスとバリデーション，ベリフィケーションの関係

ウェアを動かしてみると意図しない動作をすることがあります。たとえば，生体情報モニタの画面に非観血血圧測定の測定中止のボタンを表示させ，タッチキーで押せるようなソフトウェアを設計するとします。その設計を発注する側のエンジニアは機器が使われる環境をよく知っているかもしれませんが，発注を受けた側のエンジニアは機器が使われる環境を一度も見たことがないかもしれません。その場合，詳細な仕様（大きさ，色，反応速度，位置，機能など）にあいまいさがあれば，そのあいまいな部分の仕様は発注を受けた側のエンジニアが自分の判断で決めてしまうかもしれません。その結果，ユーザが明確に識別できないような色，形のボタンとなり，緊急時に血圧測定を中止したいときにまごついてしまう可能性もあります。この場合であっても，作業を委託された外部協力会社の技術者は作業発注となるインプット要求について「適合している」と主張するかもしれません。

　ソフトウェアの開発工程におけるインプットやアウトプットには，もれや抜けがある可能性があり，また，もれや抜けがなくても相反する部分や勘違い，誤っている部分もあります。したがって，どんなにベリフィケーションを厳格に行っても，ソフトウェア全体，装置全体でみると，ユーザニーズや当初考えていた意図する仕様と異なる結果になっていることがあります。このため，バリデーションはベリフィケーションと区別して，それぞれ実施する必要があります。

　米国FDAは「ソフトウェアバリデーションの一般原則」で次のようにソフトウェアバリデーションについて説明しています（付録1 248ページ）。

> 　ソフトウェアバリデーション（Software Validation）は，完成機器の設計バリデーションの一部であるが，QSR（品質システム規則）には個別に定義されていない。本ガイダンスの目的について，FDAはソフトウェアバリデーションとは「ソフトウェアの仕様がユーザニーズおよび意図する使用と一致していること」および「ソフトウェアを通して実装された個々の要求が一貫して実現できていること」の試験確認と客観的な根拠の提供であると考える。実際には，ソフトウェアバリデーションアクティビティは，ソフトウェア開発ライフサイクルの途中，そして終了時にすべての要求事項が満足されていることを保証するために行われるだろう。ソフトウェアは通常，より大きなハードウェアシステムの一部であるので，そのソフトウェアのバリデーションは通常，すべてのソフトウェア要求事項が正しく完全に実施され，そしてシステム要求事項のトレースが可能であるという根拠を含む。そのソフトウェアがバリデーションされているという結論は，ソフトウェア開発ライフサイクルの各段階において実施される包括的なソフトウェアテスト，検査，分析，および他の検証業務に大きく依存している。模擬使用環境およびユーザサイトで行われる製品のソフトウェア機能のテストは，通常ソフトウェアで自動化された製品の全体の設計バリデーションの構成要素として含まれている。

　ベリフィケーションはインプットとなる要求に対してアウトプットが要求を満たしているのかどうかを確認すればよいのでゴールが見えやすいのですが，バリデーションのゴールはどこにあると考えればよいのでしょうか。これについても，「ソフトウェアバリデーションの一般原則」に次の

ような説明があります（付録1 249ページ）。

> 　開発者はソフトウェアのテストを永久に行うことはできず，そして根拠が十分かどうかを知ることが難しいために，ソフトウェアの検証およびバリデーションは難しい。大きくみると，ソフトウェアバリデーションは，その製品がソフトウェア自動化機能や製品の特徴に関して，すべての要求事項およびユーザ要求に適合しているという「確信のレベル」を得るということである。仕様書の中で見つけられた欠陥などの対策，残された欠陥の評価，テストカバレッジおよびその他の技術はすべて，製品が出荷される前に受け入れ可能なレベルの確信を得るために使われる。自信のレベルと，必要とされるソフトウェアバリデーション，検証，テスト作業の程度は，製品の自動化機能による安全上のリスク（ハザード）に依存して変わる。

　米国FDAは，ソフトウェアバリデーションは，その製品がすべての要求事項やユーザ要求に適合しているという「自信のレベル」を得ることであると説明しています。設計開発の中で発見された欠陥や異常が受け入れ可能であるかどうかを確認することも，確信のレベルに関係します。

　ソフトウェアに欠陥や異常がまったくないということは現実にはなく，発見された欠陥や異常がすべて受容できるという根拠が確信のレベルにつながります。上記の説明で確信のレベルが安全上のリスク（危害）に依存するといっているのは，ソフトウェアの欠陥や異常が原因となって発生する可能性のあるリスク（危害）の重大度が大きければ大きいほど，その欠陥や異常が修正されている，または，受容できるという強い確証が必要になるということです。

## Point 10-8

**ソフトウェアテストとは何か**

　米国FDAはソフトウェアテスト（Software Testing）をソフトウェア検証の実現手段の1つと定義しています（Point図10-2）。

　ソフトウェアテストでは対象となるソフトウェアに対して，要求仕様1つひとつに対応するテストケースを作成します。そして，要求仕様とテストケースから導き出される予想結果を用意し，それがテスト結果と一致するかどうかを確認します。

　検証には，静的解析，動的解析，コードインスペクション，ドキュメントインスペクション，ウォークスルーなど，テストケースと予想結果のない活動もありますが，ソフトウェアテストでは，テストケースと予想結果を必ず用意します。これによってソフトウェアテストは再現性のある活動となります。

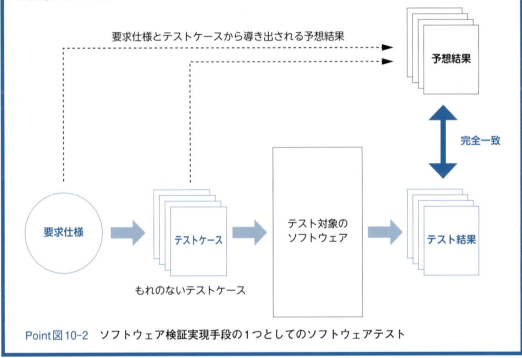

Point図10-2　ソフトウェア検証実現手段の1つとしてのソフトウェアテスト

### 10.6.4　モバイルメディカルアプリケーションガイダンス

　スマートフォンやタブレット端末などのモバイルプラットフォームが急速に普及した昨今，これらのモバイルプラットフォームに搭載して動作させたり，あるいはネットワークを通じて医療機器からのデータを表示させたりする医療用，または健康管理のソフトウェアが爆発的に増えてきました。

　これに伴い，各国の規制当局はそれらのソフトウェアが規制対象であるか否かを切り分ける必要に迫られています。米国FDAは世界に先駆け，2013年9月にモバイルプラットフォーム上で動作するアプリケーションソフトウェアを対象とした「モバイルメディカルアプリケーションガイダン

ス」[11]を発行し，モバイルメディカルアプリケーションソフトウェアが規制の対象になるかどうかの考え方を示しました。その後，さまざまな議論を経て，2015年2月に改定版が示されています。

「モバイルアプリケーションガイダンス」では，規制対象の生体確認モニタからのデータを能動的患者モニタリングのために表示するモバイルアプリ等を規制対象として明示するとともに，医事会計や教育・医学辞書などのモバイルアプリは医療機器ではない（非医療機器）としています。

また，特筆すべきはこのガイダンスの中で，医療機器と非医療機器の中間に位置するようなさまざまなソフトウェアに対して，"mobile apps for which FDA intends to exercise enforcement discretion"（FDAが執行裁量権の行使を意図しているモバイルアプリ）という分類のモバイルアプリを定義したことです。これは，「医療機器の定義に適合するかもしれないが，米国民にもたらすリスクが低いため，米国FDAが執行裁量権を行使して医療機器としての規制をしない」ということを意味しています（表10-14参照）。

モバイルメディカルアプリケーションは次々と開発，上市され，改定も頻繁に行われるため，リスクが高く規制すべきソフトウェアと，リスクが低く規制の必要がないソフトウェアを，米国FDAは早急に分類する必要があったと思われます。その際に，医療機器の定義に適合するかもしれないが，米国FDAが執行裁量権を行使して規制を保留するというカテゴリを設けたのは，うまいやり方であると考えられます。

米国FDAはリスクが高い使用用途の規制対象のモバイルアプリと，リスクの低い使用用途の規制対象外のモバイルアプリを例示する一方で，その中間に位置するさまざまな用途，タイプのモバイルアプリを「FDAが執行裁量権の行使を意図しているモバイルアプリ」として例示しました。そして，このグレーゾーンに位置するモバイルアプリが一般化して，その使用用途においてリスクが高まれば，そのモバイルアプリを医療機器とし，保留していた医療機器規制の対象にすればよいことになります。このような医療機器と非医療機器の中間に位置するようなカテゴリを設けることは法的には難しいようで，日本において医薬品医療機器法が制定された際には，「FDAが執行裁量権の行使を意図しているモバイルアプリ」に相当するソフトウェアの一部は「一般医療機器相当のプログラム（副作用又は機能の障害が生じた場合においても，人の生命及び健康に影響を与えるおそれがほとんどないもの）」とされ，非医療機器にカテゴライズされたと考えられます。

また，米国FDAは，「モバイルアプリケーションガイダンス」を制定するとともに，医療機器データシステム（Medical Device Data System：MDDS），医療画像記憶装置，医療画像通信装置について医療機器データの転送，保存，表示，フォーマット変換を行うソフトウェアに関するガイダンス[20]も発行し，これらについては「クラスⅠの規制対象医療機器種別の定義に合致するものの，規制管理の強制はしない」としています。さらに，ハードウェアを含むリスクの低い一般的健康機器についてもガイダンス（2015年発行のドラフトガイダンス）[21]を発行し，医療機器として規制をしないことを表明しています。

---

※20：Guidance for Industry and FDA Staff, Medical Device Data Systems, Medical Image Storage Devices, and Medical Image Communications Devices（Document issued on February 9, 2015. The draft of this document was issued on June 20, 2014）

表10-14 米国FDAの規制対象と規制対象外の考え方

| | 種 別 | 具体例 | 判 定 | 参照元のガイダンス |
|---|---|---|---|---|
| 医療機器 ↑ | 医療機器ソフトウェア | 能動的患者モニタリングなど。 | 医療機器として規制する。 | Mobile Medical Applications Guidance for Industry and Food and Drug Administration Staff<br>February 9, 2015 (a) |
| | FDAが執行裁量権の行使を意図しているソフトウェア（モバイルアプリ） | 個人が健康管理手帳（PHR）システムや電子健康記録（EHR）システムと相互にやりとりできるようにするソフトウェアなど。 | 医療機器の定義に適合するかもしれないが，国民にもたらすリスクが低めであるためFDAが執行裁量権を行使して規制しないと判断する。 | |
| | 医療機器データシステム（MDDS），医療画像記憶装置，医療画像通信装置 | 医療機器データの転送，保存，表示，フォーマット変換など。 | a) MDDS subject to 21 CFR 880.6310,<br>b) Medical image storage devices subject to 21 CFR 892.2010, and<br>c) Medical image communications devices subject to 21 CFR 892.2020.<br>上記の規制対象種別の定義に合致するが規制管理の強制を意図しない。 | Medical Device Data Systems, Medical Image Storage Devices, and Medical Image Communications Devices Guidance for Industry and Food and Drug Administration Staff<br>February 9, 2015 |
| | 医療機器に該当しないソフトウェア（モバイルアプリ） | 医事会計，教育・医学辞書など。 | 医療機器とはみなされないソフトウェアであるため規制しない。 | (a) と同じ |
| ↓ 非医療機器 | リスクの低い一般的健康機器 | 活動量計など。 | 医療機器ではない低リスクの一般的健康機器であるため規制しない。 | General Wellness: Policy for Low Risk Devices Draft Guidance for Industry and Food and Drug Administration Staff<br>DRAFT GUIDANCE<br>January 20, 2015 |

※21：Draft Guidance for Industry and FDA Staff, General Wellness: Policy for Low Risk Devices（This guidance document is being distributed for comment purposes only. Document issued on: January 20, 2015）

## 10.7 EUの医療機器ソフトウェア規制

EUで医療機器を販売するためには，EUの規制要件であるMDDやIVDDの要求事項に適合させ，製品にCEマーキングを表示することが必要です。CEマーキングを表示した製品は，国別の規制を受けることなく，EU域内で自由に流通・販売することができます。

CEマーキングの適合評価には第三者認証機関（NB）にMDDまたはIVDDの適合に必要な文書を提出します。MDDの要求事項はGHTF/SG1/N68：2012文書（医療機器の安全性と有効性に関する一基本要件）を元に作成されており，その12.1a項に医療機器ソフトウェアの開発ライフサイクルに対する要件が記載されています（表10-15参照）。

12.1a項では，ソフトウェアを用いた医療機器について，「最新の技術にもとづく（the state of the art）開発のライフサイクルを考慮し，その品質および性能についての検証が実施されていなければならない」とあります。

医療機器の開発ライフサイクルモデルの国際規格としては，唯一IEC 62304だけが存在し，MDDやIVDDはIEC 62304：2006を整合規格EN 62304：2006としているため，MDDやIVDDへの適合を示すためには通常，EN 62304（IEC 62304）への適合を示します。

MDDへの適合は医療機器製造業者が自己宣言することによって示しますが，専用ハードウェアを伴う医療機器の場合，各国ともIEC 60601-1に適合していることの試験証明が必要であり，IEC 60601-1箇条14が「IEC 62304の細分箇条4.3，箇条5，箇条7，箇条8および箇条9の要求事項も，各PESSのソフトウェアの開発又は変更管理に当てはまる」としていることから，IEC 62304の多くの要求項目に適合していることを試験によって示すことが求められます。

また，単独の医療機器ソフトウェアに関しては，MEDDEV 2.1/1[22]にて表10-16のように定義

**表10-15　MMD箇条12.1aの要求内容**

| 12. Requirements for medical devices connected to or equipped with an energy source | 12　能動医療機器に対する要求 |
|---|---|
| 12.1a　For devices which incorporate software or which are medical software in themselves, the software must be validated according to the state of the art taking into account the principles of development lifecycle, risk management, validation and verification. | ソフトウェアを用いた医療機器については，最新の技術にもとづく開発のライフサイクル，リスクマネジメントならびに当該医療機器を適切に動作させるための確認および検証の方法を考慮し，その品質および性能についての検証が実施されていなければならない。 |

---

※22：Medical Devices：Guidance document, Guidelines Relating to The Application of：The Council Directive 90/385/EEC on Active Implantable Medical Devices, The Council Directive 93/42/EEC on Medical Devices, MEDDEV 2.1/1, April 1994（欧州委員会〔European Commission〕が発行したガイダンスで，医療機器や附属品，製造業者のEUにおける定義が定められている）

表10-16 医療機器ソフトウェアの定義（MEDDEV 2.1/1）

| f) software | f) ソフトウェア |
|---|---|
| The following distinction can be made: software influencing the proper functioning of a device and software used in combination with non-medical equipment.<br>Software related to the functioning of a medical device may be part of a device or a device in its own right if it is placed on the market separately from the related device.<br>In the case of software intended for use with multipurpose informatics equipment a distinction has to be made between software providing for a proper diagnostic or therapeutic tool and software for handling general patient-related data. Only in the first case may a medical purpose be determined. Examples for medical devices:<br>- calculation of anatomical sites of the body,<br>- image enhancing software intended for diagnostic purpose.<br>- software for programming a medical device<br><br>There is no medical purpose in the case of software used for administration of general patient data | 医療機器の適切な動作に影響を与えるソフトウェアで非医療機器と組み合わせて使用するソフトウェアは，次のような区別ができる。<br>医療機器の機能に関係するソフトウェアは，医療機器本体の構成品か，または医療機器本体から独立して販売されるならば，それ自体が医療機器である。<br>汎用の情報処理機器とともに使用するソフトウェアの場合，適切な診断または治療ツールを提供するソフトウェアと，患者に関する一般的なデータを扱うためのソフトウェアとは区別しなければならない。前者の場合のみ，医療目的と判断されうる。<br><br>〔医療機器の例〕<br>- 身体の解剖学的位置の計算<br>- 診断を目的とした画像補正ソフトウェア<br>- 医療機器のプログラミングを行うためのソフトウェア<br><br>一般的な患者データの管理に使用されるソフトウェアの場合，医療目的にはあたらない。 |

されています。

　MEDDEV 2.1/6（単独ソフトウェアの品質およびクラス分類）[23]では，当該ソフトウェアが医療機器か否かを判断するための判断チャートが示されています。この判断チャートにより，対象となるソフトウェアが医療機器ソフトウェアか否か，単独医療機器ソフトウェアか医療機器のアクセサリ（附属品）ソフトウェアか，医療機器に組み込まれたソフトウェアかを判断します（図10-11）。

　同様に，体外診断用医療機器（In Vitro Diagnostic Medical Device：IVD）についても同じような判断チャートが紹介されています（図10-12）。

　医療機器は，MDD（Directive 93/42/EEC）のAnnex Ⅸで規定されたルールにしたがって，

---

[23]：Medical Devices：Guidance document - Qualification and Classification of stand alone software, Guidelines on The Qualification and Classification of Stand Alone Software Used in Healthcare within The Regulatory Framework of Medical Devices, MEDDEV 2.1/6, January 2012

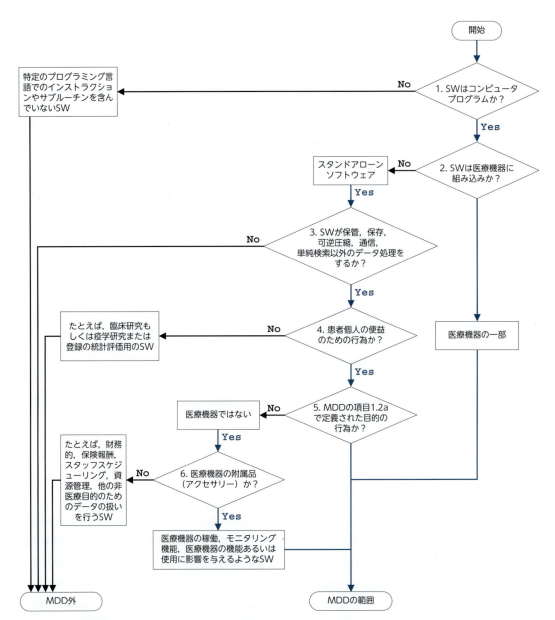

図10-11　医療機器としてのソフトウェアの適格性を支援する判断チャート
　　　　（MEDDEV 2.1/6，Figure 1参照）

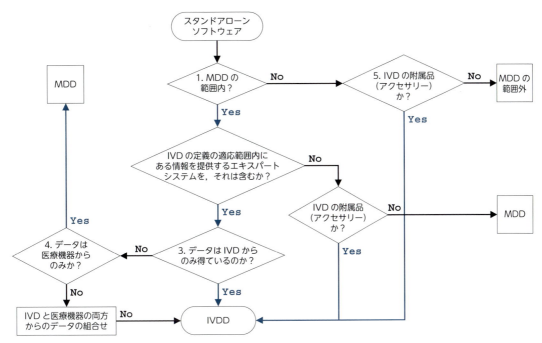

図10-12 体外診断用医療機器としての単独ソフトウェアの適格性を支援する判断チャート
（MEDDEV 2.1/6, Figure 2参照）

表10-17 EU医療機器クラス

| クラス名 | 対象範囲 |
|---|---|
| Class I | 低リスク（聴診器，車いす，石膏など） |
| Class IIa | 中リスク（カテーテル，輸血用機器，注射器，補聴器，電子式体温計など） |
| Class IIb | 高リスク（患者モニター，体外型除細動器，レントゲン，コンタクトレンズ，人工呼吸器，非吸収性外科用縫合素材など） |
| Class III | 最も高リスク（人工血管，人工心臓弁，非能動植込型医療機器，吸収性外科用縫合素材など） |

表10-17に示すClass I，IIa，IIb，およびIIIの4つのクラスに分類されます。
　医療機器の定義に適合する単独ソフトウェアは「能動的医療機器」となり，クラスI，IIa，IIb，IIIの4つに分類されます。また，体外診断用医療機器として扱われる単独ソフトウェアについてはMDD（Directive 98/79/EC）により規制されます。

## 10.8　中国の医療機器ソフトウェア規制

　中国では2012年4月28日にCMDEが「医療機器ソフトウェア登録基本要求」を策定し，医療機器に対するソフトウェア規制を開始しました。このときの医療機器ソフトウェア登録基本要求の内容は，米国FDAの「医療機器に含まれるソフトウェアのための市販前申請の内容に関するガイダンス」[8]の内容とIEC 62304 : 2006の要求内容をミックスしたようなもので，さらに中国独自の要求も追加されていました。

　この時点では，バグの修正や軽微なソフトウェアの修正によるソフトウェアバージョンの変更に際しても医療機器ソフトウェアの登録申請をやり直さなければならないなど，他の国の医療機器ソフトウェア規制にはない不合理にみえる要求もありました。その後，各国から改善要求もあり，2015年8月5日に，CFDAが「医療機器ソフトウェア登録技術審査指導原則」[7]を策定し，ルールが改定されました。

　「医療機器ソフトウェア登録技術審査指導原則」では米国FDAの市販前ガイダンスとIEC 62304の要求を合わせたルールの枠組は変わっていませんが，ソフトウェアの更新分類が重大ソフトウェア更新と軽微ソフトウェア更新に分かれ，軽微ソフトウェア更新の場合は，許可事項変更申請を行う必要がなくなりました（表10-18参照）（付録5参照）。

表10-18　重大ソフトウェア更新と軽微ソフトウェア更新の違い
　　　　　（用語の定義など詳細は付録5〔311ページ〕を参照）

| ソフトウェアの更新分類 | 定　義 | バージョン | 要求事項 |
| --- | --- | --- | --- |
| 重大ソフトウェア更新 | 医療機器の安全性と有効性（意図する使用，使用環境または中心的機能等）に影響を与える更新。<br>1. 重大増強類更新<br>　（重大な適応型ソフトウェア更新，重大な完全型ソフトウェア更新）<br>2. その他の重大ソフトウェア更新 | ソフトウェア発布バージョンの変更を伴う。 | 許可事項変更申請が必要。<br>ソフトウェア更新説明文書を提出する。 |
| 軽微ソフトウェア更新 | 医療機器の安全性と有効性（意図する使用，使用環境または中心的機能等）に影響を与えない更新。<br>1. 軽微増強類ソフトウェア更新<br>　（軽微な適応型ソフトウェア更新，軽微な完全型ソフトウェア更新）<br>2. 修正類ソフトウェア更新<br>　（修正型ソフトウェア更新，予防型ソフトウェア更新） | ソフトウェア完全バージョン（発布バージョン以外の部分）の変更を伴う。 | この更新のためだけに許可事項変更申請を行う必要はない。次回登録（登録変更と登録延長）の際に関連申請資料を提出する。<br>1. 軽微増強類ソフトウェア更新が発生した場合は，ソフトウェア更新説明文書を提出する。<br>2. 修正類ソフトウェア更新が発生した場合は，更新状況説明および回帰テスト計画と報告，新たに増えた既知の残留欠陥状況説明を提出する。 |

## 10.9　日本の医療機器ソフトウェア規制

　EUの場合と同様に，日本では医療機器に対して，厚生労働大臣が定める医療機器の基準（基本要件基準）[10]があります。医療機器を日本国内で販売流通させるためには，この基本要件基準に適合していることを示さなければなりません（もちろん製造業の登録なども必要です）。

　基本要件基準は，IMDRFの前身であるGHTFによって作成されたN68文書にもとづき，平成26年11月5日に厚生労働省告示 第403号として改正されました。この基本要件基準改正の告示では医療機器に搭載されるプログラム（ソフトウェア）に対する要求が第12条第2項として追加になっています。

> 第12条　プログラムを用いた医療機器（医療機器プログラム又はこれを記録した記録媒体たる医療機器を含む。以下同じ。）は，その使用目的に照らし，システムの再現性，信頼性及び性能が確保されるよう設計されていなければならない。また，システムに一つでも故障が発生した場合，当該故障から生じる可能性がある危険性を，合理的に実行可能な限り除去又は低減できるよう，適切な手段が講じられていなければならない。
>
> 2　プログラムを用いた医療機器については，最新の技術に基づく開発のライフサイクル，リスクマネジメント並びに当該医療機器を適切に動作させるための確認及び検証の方法を考慮し，その品質及び性能についての検証が実施されていなければならない。

　第12条第1項の要求は平成17年 厚生労働省告示 第122号においてすでに規定されており，これまでも医療機器搭載のソフトウェアに対し，適合要求されていました。一方，平成26年の基本要件基準の改定では，システム不具合に対するリスク低減等の手段に加えて，ソフトウェアの開発ライフサイクルおよびリスクマネジメントの適用が求められています。

　基本要件基準で示された「最新の技術に基づく開発ライフサイクル」の実現は，医療機器ソフトウェアのプロセス規格であるIEC 62304 : 2006が現存する唯一の国際規格であるため，EUの場合と同様に，基本要件基準第12条第2項の要件はIEC 62304への適合によって示すことが一般的であると考えられます。IEC 62304 : 2006は日本ではJIS T 2304 : 2012として発行されています（IEC 62304 : 2006 Amd 1 : 2015は2016年8月現在JIS化作業中）。

　このように日本では医療機器としてのソフトウェアの規制が世界各国に比較して遅れていましたが，2014年11月の医薬品医療機器法の施行により，規制が始まりました。ただし，これまで規制対象とされてこなかったソフトウェアの開発組織が，自らの作成した医療機器ソフトウェアをJIS T 2304 : 2012の規制内容に適合させるためには，規格要求事項の理解も含め，かなりの時間と労力が必要となるため，現在，基本要件基準第12条第2項については平成29年11月24日まで適用を保留する経過措置がとられています。これにより，ソフトウェアを用いた医療機器（単体ソフトウェアでの医療機器を含む）を販売する製造業者は，実質的に平成29年11月25日以降はIEC 62304 : 2006（JIS T 2304 : 2012）が適用できていなければなりません。

日本における医療機器のクラス分類は表10-19のようになりますが，医薬品医療機器法の施行により，クラスⅠ（一般医療機器）相当のプログラム（副作用又は機能の障害が生じた場合においても，人の生命又は健康に影響を与えるおそれがないもの）は医療機器の範囲から除外されています（医療機器として規制対象外）。

10.6.4項（225ページ）で説明したように，米国FDAは，「FDAが執行裁量権の行使を意図しているソフトウェア」（モバイルアプリ）として「医療機器の定義に適合するかもしれないが，国民に

表10-19 医療機器のクラス分類と規制

| リスクの大きさ | 小 ← | リスク | → 大 | |
|---|---|---|---|---|
| クラス分類 | クラスⅠ | クラスⅡ | クラスⅢ | クラスⅣ |
| | 不具合が生じた場合でも人体へのリスクがきわめて低いと考えられるもの<br>例）体外診断用機器，鋼製小物（メス・ピンセット等），歯科技工用品，X線フィルム | 不具合が生じた場合でも，人体へのリスクが比較的低いと考えられるもの<br>例）MRI装置，電子内視鏡，消化器用カテーテル，超音波診断装置，歯科用合金 | 不具合が生じた場合，人体へのリスクが比較的高いと考えられるもの<br>例）透析器，人工骨，人工呼吸器 | 患者への侵襲性が高く，不具合が生じた場合，生命の危険に直結するおそれがあるもの<br>例）ペースメーカー，人工心臓弁，ステントグラフト |
| 分類 | 一般医療機器 | 管理医療機器 | 高度管理医療機器 | |
| 規制 | 届出 | 第三者認証 | 大臣承認（PMDA[※24]で審査） | |

〔「医薬品，医療機器等の品質，有効性及び安全性の確保等に関する法律」における医療機器プログラムの定義〕

> プログラム
> 1. 疾病診断用プログラム（副作用又は機能の障害が生じた場合においても，人の生命及び健康に影響を与えるおそれがないものを除く。次項第1号においても同じ。）
> 2. 疾病治療用プログラム（副作用又は機能の障害が生じた場合においても，人の生命及び健康に影響を与えるおそれがないものを除く。次項第1号においても同じ。）
> 3. 疾病予防用プログラム（副作用又は機能の障害が生じた場合においても，人の生命及び健康に影響を与えるおそれがないものを除く。次項第1号においても同じ。）
> 
> プログラムを記録した記録媒体
> 1. 疾病診断用プログラムを記録した記録媒体
> 2. 疾病治療用プログラムを記録した記録媒体
> 3. 疾病予防用プログラムを記録した記録媒体

もたらすリスクが低めであるため，FDAが執行裁量権を行使して規制しないと判断するソフトウェア」という規制対象と規制対象外の中間的なカテゴリ（クラス）を設けていますが，日本ではこのような中間的なクラスは存在しないため，クラスⅠ相当以下で規制対象外か，クラスⅡ以上で規制対象か，のどちらにあたるかを製造業者は判断する必要があります。

〔「医薬品医療機器法」における医療機器ソフトウェア（プログラム）の定義〕
(1) プログラム
　① 疾病診断用プログラム（副作用又は機能の障害が生じた場合においても，人の生命及び健康に影響を与えるおそれがないものを除く）
　② 疾病治療用プログラム（副作用又は機能の障害が生じた場合においても，人の生命及び健康に影響を与えるおそれがないものを除く）
　③ 疾病予防用プログラム（副作用又は機能の障害が生じた場合においても，人の生命及び健康に影響を与えるおそれがないものを除く）
(2) プログラムを記録した記録媒体
　① 疾病診断用プログラムを記録した記録媒体
　② 疾病治療用プログラムを記録した記録媒体
　③ 疾病予防用プログラムを記録した記録媒体

　規制対象となりうるソフトウェアに関しては，医療機器であるかないかを判定するためのガイダンス「プログラムの医療機器への該当性に関する基本的な考え方について」[25]等が厚生労働省から発行されています（表10-20参照）。無体物である特性等を踏まえ，人の生命および健康に与える影響等を考慮し，医療機器プログラムの該当性の判断を行うにあたり，次の2点について考慮すべきであるとされています。
　① 医療機器プログラムにより得られた結果の重要性に鑑みて，疾病の治療，診断等にどの程度寄与するのか
　② 医療機器プログラムの機能に障害等が生じた場合において，人の生命および健康に影響を与えるおそれ（不具合があった場合のリスク）を含めた総合的なリスクの蓋然性がどの程度あるか

　具体例については，「プログラムの医療機器への該当性に関する基本的な考え方について」に示されており，上記の基本概念に加え，臨床研究等におけるプログラムの取り扱いや，表10-21に示すような分類について事例が掲載されています。
　なお，「ソフトウェアの機能に障害等が生じた場合でも人の生命及び健康に影響を与えるおそれがない」かどうかについては，ソフトウェアの使用者，使用環境，使用目的を明確にした上で，そ

---

[24]：Pharmaceuticals and Medical Devices Agency，医薬品医療機器総合機構
[25]：厚生労働省 医薬食品局 監視指導・麻薬対策課長 通知：プログラムの医療機器への該当性に関する基本的な考え方について，平成26年11月14日，薬食監麻発1114第5号

表10-20 医療機器プログラムに関する主なガイダンス

| No. | 表題 | 発行日等 |
|---|---|---|
| 1 | 医療機器プログラムの承認申請に関するガイダンスの公表について | 平成28年3月31日付<br>厚生労働省医薬・生活衛生局医療機器・再生医療等製品担当参事官室事務連絡<br>厚生労働省医薬食品局安全対策課，厚生労働省医薬食品局監視指導・麻薬対策課連名事務連絡 |
| 2 | プログラムの医療機器への該当性に関する基本的な考え方について | 平成26年11月14日付，薬食監麻発1114第5号<br>厚生労働省医薬食品局監視指導・麻薬対策課長通知 |
| 3 | 医療機器プログラムの取扱いについて | 平成26年11月21日付，薬食機参発1121第33号，薬食安発1121第1号，薬食監麻発1121第29号<br>厚生労働省大臣官房参事官（医療機器・再生医療等製品審査管理担当），厚生労働省医薬食品局安全対策課長，厚生労働省医薬食品局監視指導・麻薬対策課長連名通知 |
| 4 | 医療機器プログラムの取扱いに関するQ&Aについて | 平成26年11月25日付<br>厚生労働省医薬食品局医療機器・再生医療等製品担当参事官室，厚生労働省医薬食品局安全対策課，厚生労働省医薬食品局監視指導・麻薬対策課連名事務連絡 |
| 5 | 医療機器プログラムの取扱いに関するQ&Aについて（その2） | 平成27年9月30日付<br>厚生労働省医薬食品局医療機器・再生医療等製品担当参事官室，厚生労働省医薬食品局監視指導・麻薬対策課連名事務連絡 |
| 6 | 医療機器におけるサイバーセキュリティの確保について | 平成27年4月28日付，薬食機参発0428 第1号<br>薬食安発0428 第1号<br>厚生労働省大臣官房参事官（医療機器・再生医療等製品審査管理担当）通知 |

れらの条件におけるリスク分析を実施することが，その根拠の説明に非常に有効です。仮に，ソフトウェアの発売当初，ソフトウェアの機能に障害が生じても人の生命および健康に影響を与えるおそれがないと判断して上市し，実際に人の生命や健康に影響を与える事故が発生した場合，医療機器プログラムとして実施すべき申請を怠ったとされる可能性があります。したがって，多少なりともソフトウェアの機能の障害等により人の生命や健康に影響を与える可能性があるのならば，対象となるソフトウェアについてリスク分析を行い，根拠を明確にした上で，規制対象の医療機器となるかどうかを判断します。

表10-21 「プログラムの医療機器への該当性に関する基本的な考え方について」におけるプログラムの分類

| 分 類 | 中分類 |
|---|---|
| 医薬品医療機器法において医療機器に該当するプログラム | 1）医療機器で得られたデータ（画像を含む）を加工・処理し，診断又は治療に用いるための指標，画像，グラフ等を作成するプログラム |
| | 2）治療計画・方法の決定を支援するためのプログラム（シミュレーションを含む） |
| 医薬品医療機器法において医療機器に該当しないプログラム | 1）医療機器で取得したデータを，診療記録として用いるために転送，保管，表示を行うプログラム |
| | 2）データ（画像は除く）を加工・処理するためのプログラム（診断に用いるものを除く） |
| | 3）教育用プログラム |
| | 4）患者説明用プログラム |
| | 5）メンテナンス用プログラム |
| | 6）院内業務支援プログラム |
| | 7）健康管理用プログラム |
| | 8）一般医療機器（機能の障害等が生じた場合でも人の生命及び健康に影響を与えるおそれがほとんどないもの）に相当するプログラム（新施行令により，医療機器の範囲から除外されるもの） |

IEC 62304 : 2006策定メンバより
本書の読者の皆様へ

　現在の電子医療機器の機能の多くはソフトウェアで実現されています。米国FDAは1990年には汎用コンピューティングプラットフォーム上で動作するソフトウェアを医療機器として規制対象にしていました。一方，国際規格であるIEC 62304の規格検討メンバは米国FDAに遅れること約10年後の2000年代初頭に，医療機器に組み込まれるソフトウェアについて規格要求事項を検討していました。当時，IMDRFの前身のGHTFでは「医療機器にソフトウェアは含まれる」としていましたが，医療機器にソフトウェアを含むというMDDの原案がメンバに配布されたのは規格開発の終盤でした。

　医療機器に組み込まれるソフトウェアという想定は，IEC 62304細分箇条4.3にある「ハードウェアの対策により安全クラスを減じる」という考え方にも表れており，組込みソフトウェアが対象の場合，ハードウェアとソフトウェアの開発は平行して進められることも多く，開発工程の調和が難しいため，ウォーターフォールモデルが自然と受け入れられました。しかし，その後，ICTやスマートフォンなどの発達により，ソフトウェア単独で治療・診断のための重要な役割を持つ医療機器製品（その後，IMDRFでSaMDと呼ばれるようになりました）が数万製品以上，世界中に流通するようになり，状況は一変しIEC 62304も医療機器に組み込まれるソフトウェアだけでなく医療機器としてのソフトウェア（SaMD）も適用範囲に入れることになりました。

　現在では多くの国では，医療機器ソフトウェアとして利用するには，使用目的に対して医療，診断の有用性を立証し，かつ安全であることを証明する説明責任（Accountability）が求められ，規制機関の承認，認証を受ける必要があります。IEC 62304は，規制を意図してそのプロセスやアクティビティについてISO/IEC 12207をベースに医療機器ソフトウェア開発，保守などの必須要件（Normative part）を明確にしています。一方，IEC 62304の重要な要素のリスクマネジメントについては，ISO 14971の改定が同時に進められていましたので，一部ISO 14971と用語，解釈の上で不整合な部分もあります。そのため，JIS化の際にJIS T 2304とIEC 62304では異なった用語を使っているところがあります。

　また，IEC 62304のライフサイクルモデルでは，開発プロセス，保守プロセスといったプロセスと，入力とアクティビティ，その成果物に対して計画し結果を求めています。規格開発においては特定のプロセスモデルに限定されないように，たとえば開発プロセスの

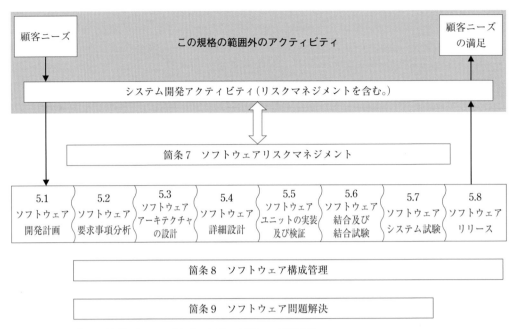

図1 ソフトウェア開発プロセス及びアクティビティの関連図

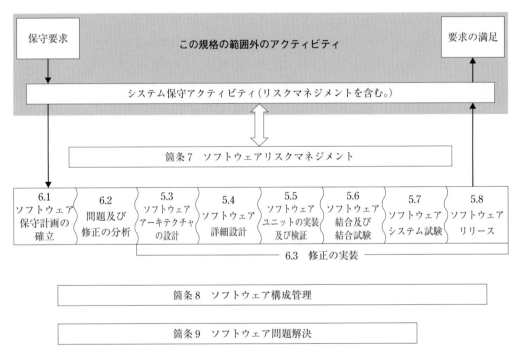

図2 ソフトウェア保守プロセス及びアクティビティの関連図

要素であるアクティビティ間の境界は明確に分けられるものではないという思いから境界は波型の線で区切っています（図1，図2）。

実際，附属書Cではウォーターフォールモデルを代表するV字モデルにより説明されるなどウォーターフォールモデルを適用するように解釈できるところもありますが，附属書BではIEC 62304はウォーターフォールモデルに限定してはいない旨説明されており，ウォーターフォールモデルが規格本来の意図ではありません。ソフトウェアの特長は複雑で高度な処理が短期間で安価で開発でき，柔軟に対応できることであり，そのためにはインクリメンタルや進展的モデルなど他のモデルの適用などがあってもよいと考えられます。

医療ソフトウェアでも，そのソフトウェアが治療，診断に有用性を発揮するには，機能を実現するアルゴリズムが重要になります。したがって，この機能に問題（エラー）が発生しないようにしなければなりません。十分に計画されたデータと検証により問題の発生は防ぐことができますが，バグと称される問題（フォールト）はいまだにソフトウェア技術の解決できないテーマとなっています。これらを正しく理解することで本規格の安全クラス分類も容易になるでしょう。また，妥当性確認（バリデーション）について，その定義は難しく常に議論になってきました。IEC 62304では，妥当性確認とは製品の要求を満たすことを確認すること，つまり製品仕様実現の妥当性確認と定義し，本規格のプロセスの中では含まずそれぞれの製品安全規格に委ねています。

本規格の要求事項を満たすことはもちろんですが，それ以上に，規格の策定者らは医療機器ソフトウェアの使用者のみでなく，真のユーザである患者の満足も十分考慮されることを望んでいます。

# 付録1　ソフトウェアバリデーションの一般原則
## （製造業者およびFDAスタッフのための最終ガイダンス）

---

**本参考訳を使用する際の注意**

以下の内容は"General Principles of Software Validation ; Final Guidance for Industry and FDA Staff"（Document issued on : January 11, 2002. This document supersedes the draft document, General Principles of Software Validation, Version 1.1, dated June 9, 1997）の参考和訳です。

本参考訳は読者各位にFDAガイダンスの理解を深めていただくことを企図したものです。内容については細心の注意を払っておりますが，本参考訳をガイダンス適合の根拠に使用することはできません。ガイダンスへの適合が必要な場合には，必ず原文の要求にしたがってください。なお，本参考訳中のURLは原文を転記したものです（現在は出典を確認できない場合があります）。

---

## 目　次

1. 目的
2. 適用範囲
   2.1　適用性
   2.2　対象者
   2.3　最も負荷の少ないアプローチ
   2.4　ソフトウェアバリデーションに関する法的な要求事項
   2.5　QSR（品質システム規則）対市販前申請
3. ソフトウェアバリデーションの内容
   3.1　定義および用語
      3.1.1　要求事項と仕様
      3.1.2　検証およびバリデーション
      3.1.3　IQ/OQ/PQ
   3.2　システム設計の一部であるソフトウェア開発
   3.3　ソフトウェアとハードウェアの相違
   3.4　ソフトウェアバリデーションの利点
   3.5　デザイン・レビュー
4. ソフトウェアバリデーションの原則
   4.1　要求事項
   4.2　欠陥予防
   4.3　時間と努力
   4.4　ソフトウェアライフサイクル
   4.5　計画
   4.6　手順
   4.7　変更後のソフトウェアバリデーション
   4.8　バリデーションのカバレッジ
   4.9　レビューの独立性
   4.10　柔軟性と責任
5. アクティビティおよびタスク
   5.1　ソフトウェアライフサイクルアクティビティ
   5.2　バリデーションをサポートする典型的なタスク
      5.2.1　品質計画
      5.2.2　要求事項
      5.2.3　設計
      5.2.4　構築またはコーディング
      5.2.5　ソフトウェア開発者によるテスト
      5.2.6　ユーザサイトテスト
      5.2.7　保守とソフトウェアの変更

6. 自動工程設備および品質システムのソフトウェアのバリデーション
　6.1 バリデーションの根拠は，どれだけ必要か
　6.2 定義されたユーザ要求事項
　6.3 OTSソフトウェアおよび自動設備のバリデーション

## ソフトウェアバリデーションの一般原則

> 本ガイダンスは米国食品医薬品局（FDA）のこのテーマに関する最新の考えを表す。これは何人に対しても，いかなる権利を生じるもの，あるいは付与するものではなく，またFDAまたは公民を拘束するために機能するものではない。適用される法的要件および規制要件を満たすものであれば，代替的アプローチを用いてかまわない。
>
> 代替的アプローチについて協議したい場合は，本ガイダンスの施行を担当するFDAスタッフに連絡されたい。該当するFDAスタッフがわからない場合は，本ガイダンスの表紙に記載された該当番号に電話されたい。

### 1. 目的

本ガイダンスは，FDAが，医療機器のソフトウェアに対するバリデーション，または医療機器を設計，開発，製造するために使用されるソフトウェアのバリデーションに適用されると考える一般的なバリデーションの原則の概要を示している。このガイダンスの最終版であるVersion 2.0は，1997年6月9日付のドラフト文書「ソフトウェアバリデーションの一般原則 Ver. 1.1」に優先する。

### 2. 適用範囲

本ガイダンスは，医療機器のQSR（品質システム規則）のある条項が，どのようにソフトウェアに適用されるかということ，そしてFDAが現在ソフトウェアバリデーションシステムを評価するために採っているアプローチを示している。たとえば，本文書には，ソフトウェアのバリデーションにおいてFDAが許容可能な要素をあげている。しかしながら，それは法律を適用するために，どんな場合でも行われなければならないすべてのアクティビティおよびタスクをあげているのではない。

本ガイダンスの適用範囲は，バリデーションという言葉の最も厳密な定義における範囲よりもいくらか幅広いものである。本ガイダンスの中で論じられる計画，検証，テスト，トレーサビリティ，構成管理，およびソフトウェアに関する他の多くの優れた技術は，ソフトウェアがバリデーションされているという最終的な結論を相互に支え合うための重要なアクティビティである。

本ガイダンスは，ソフトウェアライフサイクルの管理とリスクマネジメントアクティビティの統合を推奨している。開発されるソフトウェアに関する意図する使用と安全上のリスクにもとづいて，ソフトウェアの開発者は，特定のアプローチ，使われる手法の組合せ，および適用される努力の程度を決定することが望ましい。このガイダンスは，何らかの具体的なライフサイクルのモデルや，何らかの具体的な手法や方法を推奨するものではないが，ソフトウェアバリデーションと検証アクティビティが，ソフトウェアライフサイクルの全体を通じて行われることを推奨している。

ソフトウェアが，機器の製造業者とは別の業者（例：OTSソフトウェア）によって開発される場合，ソフトウェアの開発者は，FDA規則への適合に対する直接の責任を負わないだろう。この場合，規則に責任を持つ団体（例：機器の製造業者）は，OTSソフトウェア開発者のアクティビティの適切性を判定する必要があるとともに，そのソフトウェアが機器製造業者の意図する使用に関してバリデーションされていることを保証するために，必要とされる追加の努力を決定する必要がある。

#### 2.1 適用性

本ガイダンスは，以下のことに適用される：
- 医療機器のコンポーネント，部品，または付属品として使用されるソフトウェア；

- それ自体が医療機器であるソフトウェア（例：blood establishment software〔血液選別ソフトウェア<sup>訳注1</sup>〕）；
- 機器の生産に使用されるソフトウェア（例：製造設備におけるプログラムロジックコントローラ）；および
- 機器製造業者の品質システムの実現のために使用されるソフトウェア（例：機器履歴簿〔DHR〕を記録し，維持するソフトウェア）

本文書は，一般的に認められたソフトウェアバリデーションの原則にもとづいており，それゆえ，どんなソフトウェアにも適用可能である。FDAの目的としては，本ガイダンスは，連邦食品・医薬品・化粧品法のセクション201（h）と，現行のFDAソフトウェアおよび規制方針に定義されている規制される医療機器に関するすべてのソフトウェアに適用される。本文書は，どのソフトウェアが規制され，どのソフトウェアが規制されないかということを特に明確にしていない。

### 2.2 対象者

本ガイダンスは，下記の人に対して有益な情報や推奨を提供する：

- 医療機器のQSR（品質システム規則）にしたがうべき者
- 医療機器のソフトウェアの設計，開発，生産の責任者
- 医療機器の設計，開発，生産に使用される自動化されたツール，または品質システムそれ自体を遂行するために使用されるソフトウェアのツールの設計，開発，生産，調達の責任者
- FDA査察官
- FDAコンプライアンス担当者
- FDA科学審査官（Scientific Reviewers）

### 2.3 最も負荷の少ないアプローチ

われわれは，医療機器規制のすべての分野において，最も負荷の少ないアプローチを考案すべきだと確信している。本ガイダンスは，関係する科学的・法的要求事項に対するわれわれの注意深いレビューを反映しており，そしてわれわれはそれらの要求事項に適合するための最も負荷の少ない方法であると確信している。しかしながら，もし別のアプローチのほうがより負荷が少ないと確信しているならば，その考え方をわれわれが考慮できるように連絡がほしい。本ガイダンスの序文にリストされている連絡担当者，もしくはCDRHのオンブズマンに文書でのコメントを送っても差し支えない。CDRHのオンブズマンについて，連絡方法を含む包括的な情報は，インターネットの下記アドレスでみることができる。

http://www.fda.gov/cdrh/resolvingdisputes/ombudsman.html

### 2.4 ソフトウェアバリデーションに関する法的な要求事項

1992〜1998年の間に実施された3,140件の医療機器のリコールに対するFDAの分析によって，そのうちの242件（7.7％）は，ソフトウェアの欠陥に起因していたことが明らかになった。それらのソフトウェアに関するリコールのうち，192件（79％）は，ソフトウェアが最初に生産され出荷された後に，そのソフトウェアに対して変更が行われたときに派生したソフトウェアの不具合が原因であった。本ガイダンスで取り上げられるソフトウェアのバリデーションや他の優れたソフトウェア技術の慣例は，そのような不具合やその結果として起こるリコールを防止する主要な手段である。

ソフトウェアバリデーションは，QSR（品質システム規則）の要求事項の1つである。品質システム規則は，1996年10月7日付の連邦官報において発行され，1997年6月1日から有効となった（21 CFR 820および61 FR 52602をそれぞれ参照）。バリデーションの要求事項は，医療機器のコンポーネントとして使用されるソフトウェア，それ自体が医

---

訳注1：輸血血液がドナーに適格かどうかを検査するなど，輸血事業を支援するためのソフトウェア。

療機器であるソフトウェア，そして機器の生産や機器製造業者の品質システムの実施において使用されるソフトウェアに対して適用される。

　クラス分類の規則において特別に除外されない限り，機器のクラスにかかわらず，1997年6月1日以降に開発されたすべての医療機器のソフトウェア製品は，適用すべき設計管理の条項にしたがう（21 CFR 820.30参照）。この要求事項は，現在開発を行っているプロジェクト，すべての新しい開発プロジェクト，および既存の医療機器のソフトウェアに加えられるすべての変更の完成を含む。機器のソフトウェアのバリデーションに関する具体的な要求事項は，21 CFR 820.30（g）にある。医療機器のソフトウェアには，計画，インプット，検証，およびレビュー等の他の設計管理に関するものも要求される（21 CFR §820.30を参照）。これらのアクティビティにもとづいて文書化された関連結果は，医療機器のソフトウェアがバリデーションされているという結果に対して，追加の補助となる。

　21 CFR 820.70（i）で要求されているように，機器の生産工程の一部，または品質システムの一部を自動化するために使用されるすべてのソフトウェアは，その意図する使用に関してバリデーションされなければいけない。この要求事項は，機器の設計，テスト，コンポーネントの受入，製造，ラベリング，包装，流通，苦情の取扱いを自動化するために，または品質システムの他の面について自動化するために使用されるすべてのソフトウェアに適用される。

　さらに，電子記録を作成し，修正し，維持するために，および電子署名を管理するために使用されるコンピュータシステムもまたバリデーションの要求事項にしたがわなければならない（21 CFR 11.10（a）参照）。そのようなコンピュータシステムは，正確性，信頼性，継続して意図された性能，および無効な記録や改ざんされた記録を見分ける能力があ

ることを保証するために，バリデーションされなければならない。

　上記の適用範囲に含まれるソフトウェアは，社内，もしくは契約にもとづいて開発されてもよい。しかしながら，ソフトウェアはしばしば，特定の使用用途のためにOTS（商用ソフトウェア）が購入される。生産および／または品質システムのソフトウェアは，たとえそれがOTSとして購入されたものであっても，そのソフトウェアが意図する使用について，バリデーションされているということを示すために，意図する使用を十分に明確にしている文書化された要求事項，およびテスト結果ならびに他の根拠が対比されるための情報を持っていなければいけない。

　自動化された医療機器におけるOTSソフトウェアの使用，自動化された製造の作業，および品質システムの作業におけるOTSソフトウェアの使用は増加している。OTSソフトウェアは，多くの能力を持っているが，機器製造業者が必要とするのは，それらの能力の中のほんの一部だけである。機器製造業者は，自社の機器に使用するソフトウェア，そして機器を生産するために使用するソフトウェアの妥当性に対して責任を有する。機器製造業者が「OTS」ソフトウェアを購入するとき，彼らは彼らが選んだアプリケーション上で，そのソフトが意図されたとおりに機能することを保証しなければならない。製造において，または品質システムにおいて使用されるOTSソフトウェアについては，本文書のセクション6.3に追加ガイダンスが含まれている。機器のソフトウェアについては，FDAのGuidance for Industry, FDA Reviewers, and Compliance on Off-The-Shelf Software Use in Medical Devices[訳注2]において，さらに有益な情報をみることができる。

## 2.5　QSR（品質システム規則）対市販前申請

　本文書は，ソフトウェアバリデーションの実施に

---

訳注2：本書の付録2（273ページ）参照。

含まれているQSR（品質システム規則）の問題に言及している。本文書は，ソフトウェアバリデーションのプロセスの管理およびコントロールのためのガイダンスを提供している。ソフトウェアバリデーションプロセスの管理およびコントロールは，他のバリデーションの要求事項，たとえば自動化された製造工程に関するプロセスバリデーションなどの要求事項と混同すべきではない。

機器製造業者は，FDAに対する市販前申請と同様，品質システムおよび設計管理の要求事項に適合するために，同様の手順や記録を使用してもよい。本文書は，ソフトウェアバリデーションに関する特定の安全性や有効性の問題をカバーしていない。規制ソフトウェアの市販前申請に関する設計の課題および文書の要求事項は，本ガイダンスでは述べられていない。安全性および有効性に関する特定の問題，および市販前申請において要求される文書については，ODE，CDRH，CBERに問い合わせることが望ましい。市販前申請に関する適用されるFDAガイダンス文書の付属文書Aを参照すること。

## 3. ソフトウェアバリデーションの内容

ソフトウェアバリデーションに関してQSR（品質システム規則）に適合することを保証するために，FDAが何をすることを期待しているのか，多くの人が明確なガイダンスを要求してきた。本文書において提示されるソフトウェアバリデーションについての情報は，新しいものではない。セクション4および5において取り上げられた原則，およびタスクを使用したソフトウェアバリデーションは20年以上の間，ソフトウェア業界の多くの分野において実施されてきた。

医療機器，工程，製造施設の多様さのために，適用されるすべての明確なバリデーション要素を1つの文書で述べることは不可能である。しかしながら，いくつかの幅広い概念の普遍的な適用は，ソフトウェアバリデーションのガイダンスとして有益に使用できる。これらの幅広い概念は，ソフトウェアバリデーションの包括的なアプローチを確立するため受け入れ可能な枠組を提供する。さらなる特定の情報は，付属文書Aに記載されている多くの参照文書から得ることができる。

### 3.1 定義および用語

QSR（品質システム規則）で決められていない限り，または下記で規定されていない限り，本ガイダンスで使われているすべての用語は，"FDA Glossary of Computerized System and Software Development Terminology"の現行版に定義されているとおりである。医療機器のQSR（品質システム規則）(21 CFR 820.3 (k)) では，「establish」を「定義し，文書化し，実施する」と意味付けている。本ガイダンスにおいては，「establish」と「established」は，両方ともこの意味を持つものとして解釈される。

医療機器のQSR（品質システム規則）においてみられるいくつかの定義は，ソフトウェア業界において通常使われる用語と比較したときに混乱される可能性がある。要求事項，仕様，検証，およびバリデーションがその例である。

#### 3.1.1 要求事項と仕様

QSR（品質システム規則）において，設計のインプットの要求事項は文書化されなければならず，特定の要求事項は検証されなければいけないということが述べられている一方で，上記規則は「要求事項」と「仕様」という用語の違いを明確にしていない。要求事項（A requirement）とは，あるシステム，またはシステムのソフトウェアに対する何らかの必要性や期待であろう。要求事項は，顧客が言及した，または暗黙のニーズを反映しており，組織内部の要求事項と同様，市場にもとづいたもの，契約または法定的なものであろう。これらは，多くの違った種類の要求事項であるかもしれない（例：設計，機能，実施，インタフェース，性能，物理的要求など）。ソフトウェアの要求事項は通常，ソフトウェアに割り当てられているシステムの機能面に関するシステム要求事項から得られている。ソフトウェアの要求事項は通常，機能的な用語で述べられており，ある開発プロジェクトが進むにつれて限定

され，洗練され，更新される。ソフトウェア要求事項の文書化を的確かつ完全に行うことを成功させることは，結果としてのソフトウェアのバリデーションを成功させるための重要な要素である。

仕様（A specification）は「要求事項を記載している文書」と定義されている（21 CFR 820.3（y）参照）[訳注3]。仕様は，図面，モデル（pattern）または他の関連文書について言及するか，または含んでいてもよく，また何によって要求事項への適合がチェックできるかの方法と基準を示してもよい。多くの種類の書面にされた仕様があり，たとえば，システム要求事項の仕様，ソフトウェア要求事項の仕様，ソフトウェア設計仕様，ソフトウェアテスト仕様，ソフトウェア結合仕様などがある。これらのすべての文書は，「指定要求事項」を確立し，そしてさまざまな形での検証が必要になる設計のアウトプットになる。

### 3.1.2　検証およびバリデーション

QSR（品質システム規則）は，ISO8402：1994と整合しており，そこでは「検証」および「バリデーション」は異なった明確に違う用語として扱っている。一方で，多くのソフトウェア技術ジャーナルの記事ならびにテキストは，「検証」および「バリデーション」の用語を交換可能なものとして使っているか，またはソフトウェアの「検証，バリデーション，テスト（V V & T）」の3つの用語を，まったく差異のない1つの概念であるかのように言及している場合もある。

ソフトウェア検証（Software Verification）は，ソフトウェア開発のライフサイクルのある特定の段階での設計のアウトプットが，その段階における明確な要求事項のすべてに適合しているという客観的な根拠を提供する。ソフトウェアの検証は，ソフトウェアが開発される過程における，一貫性，完全性，正確性を期待しており，そしてそれを補完する文書があることを期待しており，そしてその結果としてソフトウェアが，バリデーションされているという結論を出すためのサポートになる。ソフトウェアのテストは，ソフトウェア開発のアウトプットが，そのインプット要求事項に適合していることを保証することを意図した多くの検証アクティビティの1つである。他の検証アクティビティには，さまざまな静的および動的分析，コードおよび文書の検査，ウォークスルー，および他の技術が含まれる。

ソフトウェアバリデーション（Software Validation）は，完成機器の設計バリデーションの一部であるが，QSR（品質システム規則）には個別に定義されていない。本ガイダンスの目的について，FDAはソフトウェアバリデーションとは「ソフトウェアの仕様がユーザニーズおよび意図する使用と一致していること」および「ソフトウェアを通して実装された個々の要求が一貫して実現できていること」の試験確認と客観的な根拠の提供であると考える。実際には，ソフトウェアバリデーションアクティビティは，ソフトウェア開発ライフサイクルの途中，そして終了時にすべての要求事項が満足されていることを保証するために行われるだろう。ソフトウェアは通常，より大きなハードウェアシステムの一部であるので，そのソフトウェアのバリデーションは通常，すべてのソフトウェア要求事項が正しく完全に実施され，そしてシステム要求事項のトレースが可能であるという根拠を含む。そのソフトウェアがバリデーションされているという結論は，ソフトウェア開発ライフサイクルの各段階において実施される包括的なソフトウェアテスト，検査，分析，および他の検証業務に大きく依存している。模擬使用環境およびユーザサイトで行われる製品のソフトウェア機能のテストは，通常ソフトウェアで自動化された製品の全体の設計バリデーションの構成要素として含まれている。

---

訳注3：QSR（品質システム規則）の定義では「仕様とは，製品，プロセス，サービスまたは他のアクティビティが適合しなければならない要求事項をいう」となっている。

開発者はソフトウェアのテストを永久に行うことはできず，そして根拠が十分かどうかを知ることが難しいために，ソフトウェアの検証およびバリデーションは難しい。大きくみると，ソフトウェアバリデーションは，その製品がソフトウェア自動化機能や製品の特徴に関して，すべての要求事項およびユーザ要求に適合しているという「確信のレベル」を得るということである。仕様書の中で見つけられた欠陥などの対策，残された欠陥の評価，テストカバレッジおよびその他の技術はすべて，製品が出荷される前に受け入れ可能なレベルの確信を得るために使われる。自信のレベルと，必要とされるソフトウェアバリデーション，検証，テスト作業の程度は，製品の自動化機能による安全上のリスク（ハザード）に依存して変わる。ソフトウェアの安全性のリスクマネジメントに関する追加のガイダンスはFDAの"Guidance for the Content of Pre-market Submissions for Software Contained in Medical Devices"のセクション4，また付属文書Aで参照されている国際規格ISO/IEC 14971-1およびIEC 60601-1-4で見つけることができるだろう。

### 3.1.3 IQ/OQ/PQ

何年もの間，FDAと規制される業界は，プロセスバリデーション用語の文脈の中でソフトウェアバリデーションを理解し，定義しようと試みてきた。たとえば，業界の文書やその他のFDAのバリデーションガイダンスでは，ユーザサイトでのソフトウェアバリデーションについて，据え付け時の装置性能適格性確認（IQ），稼働性能適格性確認（OQ）および稼働時適格性確認（PQ）という用語で表現している。これらの用語の定義およびIQ/OQ/PQに関するさらなる情報は，1987年5月11日付のFDAの"Guideline on General Principles of Process Validation"および1995年8月付のFDAの"Glossary of Computerized System and Software Development Terminology"でみることができる。

IQ/OQ/PQの用語は，その目的を十分に果たし，ユーザサイトにおけるソフトウェアバリデーションタスクを整理する多くの正当な方法の1つである一方，この用語は，多くのソフトウェア専門家の間で十分に理解されていないようであり，本文書ではどこにも使われていない。しかしながら，FDAの職員や機器製造業者は，ソフトウェアバリデーションに関する情報について尋ねたり提供したりする際に，これらの用語の違いを配慮する必要がある。

### 3.2 システム設計の一部であるソフトウェア開発

システムの機能を，ソフトウェアによって実行しようとする判断は，典型的に，システム設計中に作られるものである。ソフトウェアの要求事項は，典型的には，システム全体の要求事項およびソフトウェアで実行されるシステム要求事項の観点での設計から得られる。完成機器には，ユーザニーズおよび意図する使用があるが，典型的には，それらの要求事項が，ハードウェア，ソフトウェアまたはそれら両方の組合せのどれで満たすべきかということを，ユーザはいちいち明確にしない。したがって，ソフトウェアバリデーションは，システムの全体的な設計バリデーションの状況の中で考慮されなければいけない。

文書化された要求事項の仕様は，開発される製品のユーザのニーズおよび意図する使用を示す。ソフトウェアバリデーションの重要なゴールは，完成されたソフトウェアである製品が，文書化されたソフトウェアおよびシステム要求事項のすべてに適合していることを実証することである。システムおよびソフトウェアの両方の要求事項の正確性ならびに完全性は，機器の設計バリデーションのプロセスの一部として扱うべきである。ソフトウェアバリデーションとは，ソフトウェアの仕様がすべて一致するという確認，およびソフトウェアの要求事項がシステムの仕様のすべてにトレースが可能であるという確認を含んでいる。その医療機器のすべてが，ユーザニーズおよび意図する使用に一致するということを保証するために，確認は，全体的な設計バリデーションの重要な部分である。

### 3.3 ソフトウェアとハードウェアの相違

ソフトウェアは，ハードウェアのような，多くの同じエンジニアリングタスクを共有しているが，非

常に重要な違いがいくつかある。たとえば：

- ソフトウェア問題の大部分は，設計および開発プロセスの過程に発生したエラーに起因する。ハードウェア製品の品質は，設計，開発および製造に強く依存するのに対し，ソフトウェア製品の品質は，主として，ソフトウェアの製造に関連の薄い設計および開発に依存する。ソフトウェアの製造とは，容易に検証することができる複製である。オリジナルとまったく同じ機能を持つプログラムのコピーを何千と製造することは難しいことではない。難しさは，オリジナルのプログラムが，すべての仕様を満たすことである。

- ソフトウェアの最も重要な特徴の1つに分岐構造があり，たとえば，異なるインプットにもとづいて，二者選択の一連のコマンドを実行する能力のことである。この特徴は，ソフトウェアの別の特性 — その複雑性に，重要な原因となる要素である。短いプログラムであっても，非常に複雑になり完全に理解することは困難である。

- テストだけでは，典型的にソフトウェアの完全かつ正確であるという検証はできない。包括的なバリデーションのアプローチを保証するためには，テストに加え，それ以外の検証のテクニック，および構造化・文書化された開発プロセスを組み合わせることが望ましい。

- ハードウェアと異なり，ソフトウェアは，物理的な実体がなく，消耗しない。事実，ソフトウェアは，潜んでいる欠陥が発見され，取り除かれながら，時代とともに改良されるかもしれない。しかし，ソフトウェアが絶えず更新され，変更されるとき，そのような改良がときどき変更中に新たな欠陥をソフトウェアに入れることがある。

- ハードウェアの欠陥と異なり，ソフトウェアの欠陥は，事前警告なしに発生する。ソフトウェア製品が市場に導入された後，しばらくの間は，実行中に異なるパスを通るため，ソフトウェアの欠陥を許すソフトウェアの分岐が，潜んでいるいくつかの欠陥を隠すかもしれない。

- もう1つのソフトウェアに関連する特性は，変更することができるスピードと容易さである。この要因はソフトウェアの専門家およびソフトウェアの非専門家の両者に対し，ソフトウェアの問題は容易に修正することができると信じさせてしまう。ソフトウェアについての理解不足が組み合わさり，ハードウェアほど，しっかりと管理されたエンジニアリングがソフトウェアには必要ないとマネージャを信じ込ませる。実際は，その逆が真実である。**その複雑さのため，ソフトウェアの開発プロセスは，開発プロセスで，後で容易に検出できない問題を防ぐために，ハードウェア以上にしっかりと管理されることが望ましい。**

- ソフトウェア・コードは一見，重要でない変更がソフトウェアのプログラムのどこか別のところに，予期しない非常に重大な問題をつくり出すことがありうる。ソフトウェアの開発プロセスは，ソフトウェアの変更から予期しない結果を検出し，修正するため，十分適切に計画され，管理され，文書化されることが望ましい。

- ソフトウェアの保守変更をするソフトウェア要員は，ソフトウェア専門家の高度な要求と非常に動きやすい労働力を与えられているので，オリジナルのソフトウェア開発に関係していなくてもよい。したがって，正確で，完全な文書が必須である。

- 歴史上，ソフトウェアのコンポーネントは，ハードウェアのコンポーネントのように，頻繁に標準化し，再利用が可能なようにはなっていない。しかし，医療機器のソフトウェア開発者は，コンポーネントベースの開発ツールおよびテクニックを使用し始めている。オブジェクト指向の方法論およびOTSソフトウェアのコンポーネントは，より短期間，かつそれほど高価でないソフトウェア開発を約束する。しかし，コンポーネントベースのアプローチは，結合中

に，非常に注意深い配慮を必要とする．結合に先立ち，再利用可能なソフトウェア・コードを完全に明確にし，開発するために，またOTSソフトウェアの動きを完全に理解するための時間が必要となる．

これらの理由やその他の理由で，ソフトウェア工学は，ハードウェア工学以上に，管理の厳密な監視および制御レベルが，よりいっそう必要になる．

### 3.4 ソフトウェアバリデーションの利点

ソフトウェアバリデーションは，機器のソフトウェアおよびソフトウェアによる自動化工程の品質を保証するために使用される重要なツールである．ソフトウェアバリデーションは，機器の有用性および信頼性を高め，故障率を低減し，回収および是正処置を低減し，患者および使用者へのリスクを低減し，機器製造業者の負担を軽減する結果になる．また，ソフトウェアバリデーションは，信頼性が高くなるようにソフトウェアを修正し，ソフトウェアの変更を再バリデーションすることで，より簡単に，かつよりコストを減らすことによって長期的なコストも減らすことができる．ソフトウェアの保守は，そのライフサイクル全体にわたったソフトウェアの全コストの非常に大きな割合を占める可能性がある．ソフトウェアの各々に後続するリリースのバリデーションのコストを減らすことによって，確立された包括的なソフトウェアバリデーションのプロセスは，ソフトウェアの長期的なコストを減らす助けになる．

### 3.5 デザイン・レビュー

デザイン・レビューは，設計の要求事項の適切性を評価し，これらの要求事項を満たすための設計能力を評価し，かつ問題を明確にするために，文書化され，包括的で体系的な設計の検討である．ソフトウェアのプロジェクト中に，開発チーム内で行われる多くの非公式の技術的なレビューがあるかもしれないが，公式のデザイン・レビューは，より構造的であり，開発チーム以外の人たちからの参加を含む．公式のデザイン・レビューは，他の公式および非公式のレビューからの結果を参照するか，含んでいてよい．ソフトウェアがシステムのハードウェアに結合された後，ソフトウェアのためのデザイン・レビューは，別々あるいは両方で行われてもよい．デザイン・レビューには，開発計画，要求事項の仕様，設計仕様，テスト計画および手順，プロジェクトに関連したその他すべての文書およびアクティビティ，明確にされたライフサイクルの各ステージからの検証結果，および機器全体のバリデーションの結果が含まれることが望ましい．

デザイン・レビューは，開発プロジェクトを管理し，評価するための主要なツールである．たとえば，正式なデザイン・レビューは，管理者が，ソフトウェアバリデーションの計画で明確にされたゴールのすべてが達成されたという確認を可能にする．QSR（品質システム規則）は，少なくとも1回は，公式なデザイン・レビューを機器の設計プロセスの間に行うことを要求している．しかし，複数のデザイン・レビューが行われることを勧める（たとえば，次のアクティビティに移る準備として，各ソフトウェアライフサイクルアクティビティの終了時に）．重要なリソースが特定の設計の解決に充てられる前に，要求事項のアクティビティの終わりか，あるいはその終わり近くで，公式なデザイン・レビューを行うことが，特に重要である．この時点で見つかった問題は，より容易に解決され，時間と費用を節約することができ，重大な問題を逃す可能性を減らすことができる．

公式なデザイン・レビューの間に，いくつかのキーとなる質問の答えを文書化することが望ましい．これらは，以下の事項を含んでいる：

・適切なタスクおよび期待される結果，アウトプットまたは製品は，各ソフトウェアライフサイクルアクティビティのために確立されているか？

・各ソフトウェアライフサイクルアクティビティのタスクおよび期待される結果，アウトプットまたは製品は，以下のことを行っているか：

　- 正確性，完全性，一貫性および的確性は，他のソフトウェアライフサイクルアクティ

ビティの要求事項に適合しているか？
- そのアクティビティの基準，実践，およびしきたりを満たしているか？
- 後続のソフトウェアライフサイクルアクティビティのために，始めのタスクに，適切な基礎を確立しているか？

## 4. ソフトウェアバリデーションの原則
本セクションは，ソフトウェアのバリデーションのために，考慮することが望ましい一般的な原則を取り上げる。

### 4.1 要求事項
文書化されたソフトウェア要求事項の仕様は，バリデーションおよび検証の両方にベースラインを提示する。ソフトウェアバリデーションのプロセスは，確立されたソフトウェア要求事項の仕様なしでは完成しえない（参照：21 CFR 820.3（z）および（aa），ならびに820.30（f）および（g））。

### 4.2 欠陥予防
ソフトウェアの品質保証は，そのソフトウェア開発のプロセスに欠陥をつくり込むのを防ぐことに焦点を合わせ，ソフトウェアのコードが書かれた後で「品質をテストする」ということをしないようにする必要がある。ソフトウェアのコードに潜在している欠陥をすべて表面化するには，ソフトウェアのテストはその能力として非常に限定される。たとえば，ほとんどのソフトウェアは，複雑なため，徹底的なテストができない。**ソフトウェアテストは必要なアクティビティである。しかし，ほとんどの場合，ソフトウェアがその意図する使用に適しているという確信を確立するためには，単独でのソフトウェアテストは十分ではない。**その確信を確立するために，ソフトウェア開発者は，ソフトウェアエラーを防ぎ，かつ生じるソフトウェアエラーを検知するために，方法および技術の組合せを使用することが望ましい。方法の「最もよい組合せ」は，開発環境，アプリケーション，プロジェクトの規模，言語およびリスクを含め，多くの要因に依存する。

### 4.3 時間と努力
ソフトウェアがバリデートされるという論拠を作るためには，時間および努力が必要である。ソフトウェアバリデーションの準備は，初期に，つまり設計，開発計画および設計のインプットの間に始めることが望ましい。ソフトウェアがバリデートされたという最終的な結論は，ソフトウェアライフサイクル全体にわたって行われる計画された努力から集められた根拠にもとづくことが望ましい。

### 4.4 ソフトウェアライフサイクル
ソフトウェアバリデーションは，確立されたソフトウェアライフサイクルの環境内で行われる。ソフトウェアライフサイクルには，ソフトウェアバリデーションの努力を支援するのに必要なソフトウェアエンジニアリングのタスクおよび文書を含んでいる。さらに，ソフトウェアライフサイクルには，ソフトウェアの意図する使用に適切であるという明確な検証およびバリデーションのタスクを含んでいる。本ガイダンスは，特定のライフサイクルモデルを勧めるものではなく，ソフトウェア開発のプロジェクトのために，選ばれ，使用されることが望ましい。

### 4.5 計画
ソフトウェアバリデーションのプロセスは，計画を使用することで，明確にされ，管理される。ソフトウェアバリデーションの計画は，ソフトウェアバリデーションの努力を通じて，「何」が，遂行されるべきであるかを明確にする。ソフトウェアバリデーションの計画は，重要な品質システムのツールである。ソフトウェアバリデーションの計画は，適用範囲，アプローチ，リソース，スケジュールおよびアクティビティ，タスクおよび作業項目のタイプおよび程度のようなエリアを明確にする。

### 4.6 手順
ソフトウェアバリデーションのプロセスは，手順を使用することで，実行される。これらの手順は，ソフトウェアバリデーションの努力を，「どのように」行うのかということが，確立されている。手順は，個々のバリデーションアクティビティ，タスク

および作業項目を完成するために採られるべき特定の処置または処置の順序を明確にすることが望ましい。

### 4.7 変更後のソフトウェアバリデーション

ソフトウェアの複雑さにより，外見は小さな局所的な変更が，重要な全体的なシステムに影響するかもしれない。ソフトウェアに対していかなる変更を（たとえ小さな変更でも），行う場合，ソフトウェアのバリデーションの状況を再確立する必要がある。**ソフトウェアが変更された場合はいつでも，個々の変更にバリデーションがなされるだけでなく，すべてのソフトウェアシステムに，その変更の程度と影響を判断することが望ましい。**この分析にもとづき，ソフトウェア開発者は，変更していないが，システムの弱点になる部分が，悪影響を受けていないことを示すために，ソフトウェアの回帰テストの適切なレベルを行うことが望ましい。設計管理および適切な回帰テストは，そのソフトウェアが，ソフトウェアの変更後にも，バリデートされるという確信を提供する。

### 4.8 バリデーションのカバレッジ

バリデーションのカバレッジは，ソフトウェアの複雑さ，および安全上のリスクにもとづくことが望ましく，会社の規模やリソースの制約にもとづくものではない。バリデーションアクティビティ，タスクおよび作業項目の選択は，明確な意図する使用のためのソフトウェアの使用に関連したソフトウェアの設計およびリスクの複雑さに釣り合っていることが望ましい。よりリスクが低い機器については，ベースラインのバリデーションアクティビティだけ行ってもよい。リスクが増すにつれて，増大したリスクをカバーするために，バリデーションアクティビティが追加されることが望ましい。すべてのソフトウェアバリデーションの計画および手順が完全に完了したことを実証するのに，バリデーションの文書化は，十分であることが望ましい。

### 4.9 レビューの独立性

バリデーションアクティビティは，基本的な品質保証の教訓である「レビューの独立性」を使用して実施することが望ましい。当事者自らのバリデーションは非常に困難である。可能な場合，特にリスクがより高いアプリケーションのためには，独立した評価が常によりよいものである。いくつかの会社では，第三者の独立した検証およびバリデーションを契約する会社もあるが，この解決は，必ずしも実現が可能とは限らないかもしれない。別のアプローチとして，特定の設計またはその実行に関係しないが，そのプロジェクトを評価するための十分な知識があり，および検証およびバリデーションアクティビティを行うための十分な知識がある社内のスタッフメンバに割り当てることである。より小さな会社は，レビューの内部の独立性を維持するために，タスクが編成され，割り当てられる方法をつくり出す必要があってもよい。

### 4.10 柔軟性と責任

これらソフトウェアバリデーションの原則の具体的な実行は，あるアプリケーションと別のアプリケーションで，非常に異なっていてもよい。これらバリデーションの原則に適用する方法を選ぶのに，機器製造業者は柔軟性を持っているが，ソフトウェアがバリデートされていることを実証する最終的な責任を有する。

ソフトウェアは，広範囲の環境で，かつさまざまなレベルのリスクを備えたさまざまな機器のために，設計され，開発され，バリデートされ，規制されている。FDAは，以下のようなソフトウェアを含め，医療機器のアプリケーションを規制した：

・医療機器の構成部品，パーツまたは付属品である；
・それ自体医療機器である；または
・製造，設計および開発，またはその品質システムの他の部分に使用されている

各環境では，多くの出所からのソフトウェア（たとえば，社内で開発されたソフトウェア，OTSソフトウェア，外部委託ソフトウェア，シェアウェア）のコンポーネントが，アプリケーションを作成するために使用されてもよい。さらに，ソフトウェアのコンポーネントは，さまざまな形式（たとえ

ば，アプリケーションソフトウェア，オペレーティングシステム，コンパイラ，デバッガ，コンフィグレーション管理ツールなど）でできている。これらの環境下でのソフトウェアのバリデーションは，複雑な仕事である。したがって，ソフトウェアバリデーションのプロセスを設計する場合，これらソフトウェアバリデーションの原則すべてが考慮されることは適切である。結果として生じるソフトウェアバリデーションのプロセスは，システム，機器，またはプロセスに関連した安全上のリスクと釣り合っていることが望ましい。

ソフトウェアバリデーションアクティビティおよびタスクは，異なる場所で生じ，異なる組織によって行われるので，分散しても差し支えない。しかし，タスクの配分，契約上の関係，コンポーネントの出所，または開発環境に関係なく，機器製造業者または仕様作成者は，ソフトウェアがバリデートされていることを保証する最終的な責任を有する。

## 5. アクティビティおよびタスク

ソフトウェアバリデーションは，ソフトウェア開発ライフサイクルのさまざまな段階で計画され，実行される一連のアクティビティおよびタスクによって遂行される。これらのタスクは，用いられるライフサイクルモデルとソフトウェアプロジェクトの進展の中で行われる変更の範囲とにしたがって，1回または何回か繰り返し行ってもよい。

### 5.1 ソフトウェアライフサイクルアクティビティ

本ガイダンスは，ある特定のソフトウェアライフサイクルモデルの使用を推奨するものではない。ソフトウェア開発者は，それらの製品およびチームに適切なソフトウェアライフサイクルモデルを確立することが望ましい。選択されたソフトウェアライフサイクルモデルは，そのソフトウェアの誕生から廃棄まで，ソフトウェアをカバーすることが望ましい。典型的なソフトウェアライフサイクルモデルの中でのアクティビティは，下記を含んでいる：

・品質計画
・システム要求事項定義
・詳細なソフトウェア要求事項仕様
・ソフトウェア設計仕様
・構築またはコーディング
・テスト
・据付け
・運用とサポート
・保守
・廃棄

ソフトウェアバリデーションをサポートする検証，テスト，および他のタスクは，これら各アクティビティの中で生じる。ライフサイクルモデルは，これらのさまざまなソフトウェア開発アクティビティを組織し，ソフトウェア開発プロジェクトをモニターし，管理するためのフレームワークを提供する。いくつかのソフトウェアライフサイクルモデル（たとえば，ウォーターフォール，スパイラル，ラピッドプロトタイピング，インクリメント開発など）は，1995年8月付のFDAの "Glossary of Computerized System and Software Development Terminology" に定義されている。これらおよび他の多くのライフサイクルモデルは付録Aの中で記載されたさまざまな参照文献に記述されている。

### 5.2 バリデーションをサポートする典型的なタスク

各ソフトウェアライフサイクルアクティビティには，ソフトウェアがバリデートされたと結論付けることをサポートする，ある特定の「典型的な」タスクがある。しかしながら，実施されるべき特定のタスク，タスクの順序，およびそれらのタスクの反復およびタイミングは，選択されている特定のソフトウェアライフサイクルモデルおよびソフトウェアアプリケーションに伴う安全上のリスクによって決まるだろう。非常にリスクが低いアプリケーションについては，あるタスクがまったく必要ではないかもしれない。しかしながら，ソフトウェア開発者は，少なくともこれら各タスクを考慮するのが望ましく，どのタスクが特定のアプリケーションに適切であるかどうかを定義し，文書化することが望ましい。以下の議論は総括的であり，特定のソフトウェアライフサイクルモデルを規定するとか，またはタスクの

特定の順序を規定することは意図していない。

### 5.2.1 品質計画

設計および開発計画は，必要なタスク，不合理なことの報告と解決するための手順，必要なリソース，および公式のデザイン・レビューを含む管理のレビュー要求事項を含むことが望ましい。あるソフトウェアライフサイクルアクティビティに必要なタスクと同様に，ソフトウェアライフサイクルモデルとそれに伴うアクティビティは，明確にされることが望ましい。計画は，以下のものを含んでいることが望ましい：

- 各ライフサイクルアクティビティの特定のタスク；
- 重要な品質特性（たとえば，信頼性，保守性および使用性）を数え上げること；
- 各タスクの方法および手順；
- タスクの合否判定基準；
- インプット要求事項への適合を評価することができるような用語を用いて，アウトプットを定義し，文書化する基準；
- 各タスクのインプット；
- 各タスクからのアウトプット；
- 各タスクの役割，リソースおよび責任；
- リスクと仮定；および
- ユーザニーズの文書化

経営者は，適切なソフトウェア開発環境およびリソースを明確にし，提供しなければならない（21 CFR 820.20（b）（1）および（2）参照）。典型的に，各タスクは物理的なリソースと同時に，要員も必要とする。計画は要員，各タスクのための施設および設備のリソース，およびリスク（ハザード）マネジメントを行う役割を明確にすることが望ましい。多数の並列の開発アクティビティをガイドし，管理し，適切なコミュニケーションと文書化を保証する構成管理計画が，開発されていることが望ましい。ソフトウェアシステムを構成する，仕様の文書，ソースコード，オブジェクトコード，およびテストのすべての承認されたバージョン同士が正しく対応していることを保証するための管理が必要である。最新の承認されたバージョンを正確に識別できること，およびそれにアクセスできるように，管理することが望ましい。

バリデーションまたは他のアクティビティによって見つかったソフトウェア不合理の報告および解決のために，手順を作成することが望ましい。管理者は，報告，各報告の内容，フォーマット，および各報告の組織上の責任部門を明確にすることが望ましい。ソフトウェア開発の成果物のレビューおよび承認の責任部門を含んだ，レビューおよび承認のための手順も必要である。

<u>典型的なタスク ― 品質計画</u>

- リスク（ハザード）マネジメント計画
- 構成管理計画
- ソフトウェアの品質保証計画
  - ソフトウェアの検証およびバリデーション計画
    * 検証とバリデーションのタスク，および合否判定基準
    * スケジュールおよびリソース配分（ソフトウェア検証およびバリデーションアクティビティのための）
    * 報告の要求事項
  - 公式なデザイン・レビューの要求事項
  - 他の技術的なレビューの要求事項
- 問題報告および解決手順
- 他の支援するアクティビティ

### 5.2.2 要求事項

要求事項の作成には，機器とその意図する使用について，情報を明確化し，情報を分析し，および情報を文書化することを含む。システム機能のハードウェア／ソフトウェアの割付，動作条件，ユーザの特性，潜在的なハザード，および予想されるタスクは，特に重要な問題である。さらに，要求事項は，ソフトウェアの意図する使用を明確に表すことが望ましい。

ソフトウェア要求事項の仕様文書には，ソフトウェア機能の書面化された定義を含むことが望ましい。あらかじめ定義し，文書化したソフトウェア要

求事項のないソフトウェアは，バリデートすることが不可能である。典型的なソフトウェア要求事項は，下記のようである：
- すべてのソフトウェアシステムのインプット；
- すべてのソフトウェアシステムのアウトプット；
- ソフトウェアシステムが実行するすべての機能；
- ソフトウェアが満たすすべての動作要求事項（たとえば，データ処理性能，信頼性およびタイミング）；
- すべてのソフトウェアとシステム間の内部インタフェースと同様に，すべての外部およびユーザインタフェースの定義；
- ユーザがシステムを使用する方法；
- 何がエラーとなるか，エラーの対処方法；
- 必要なレスポンス時間；
- ソフトウェアのための意図した動作環境，これが設計制約（たとえば，ハードウェアプラットフォーム，オペレーティングシステム）である場合；
- ソフトウェアが許容するすべての範囲，限界値，デフォルトおよび特定の値；および
- ソフトウェアで実現されるすべての安全性に関する要求事項，仕様，特徴，または機能

ソフトウェアの安全要求事項は，システム要求事項の作成プロセスに密接に結びついた技術的なリスクマネジメント分析に由来する。ソフトウェア要求事項の仕様は，ソフトウェアで実施される安全性の要求事項と同じように，システム内のソフトウェアの不具合による潜在的なハザードも明確に識別することが望ましい。ソフトウェアの不具合の結果は，そのような不具合を緩和する手段（たとえば，ハードウェアによる緩和策，予防的プログラミングなど）とともに，評価されることが望ましい。この分析から，不具合を予防するのに必要な最も適切な方法を明確にすることが可能であることが望ましい。

QSR（品質システム規則）は，不完全な，あいまいな，または矛盾する要求事項を扱うためのメカニズムを要求している（21 CFR 820.30（c）参照）。ソフトウェア要求事項の仕様の中で示された各要求事項（たとえば，ハードウェア，ソフトウェア，ユーザ，オペレータインタフェースおよび安全性）は，的確性，完全性，一貫性，テスト可能性，正確性，明瞭性について，評価されることが望ましい。たとえば，ソフトウェア要求事項は，以下のことを確認するために評価されることが望ましい：
- 要求事項間での内部不一致がない；
- システムの動作要求事項が，すべて完全に表現されている；
- 不具合の許容範囲，安全性，およびセキュリティの要求事項は，完全かつ正確である；
- ソフトウェア機能の割付は，的確かつ完全である；
- ソフトウェア要求事項は，システムのハザードに照らして適切である；および
- 要求事項は，すべて測定可能または客観的に検証可能な用語で表現されている

ソフトウェア要求事項のトレーサビリティ分析は，ソフトウェア要求事項が，システム要求事項とリスク分析の結果までトレースできるようにすることが望ましい。ソフトウェア要求事項を確認するために用いられるその他の分析と文書に加えて，さらなるソフトウェア設計努力が始まる前に，公式のデザイン・レビューが，推奨される。要求事項は順次，承認し，リリースすることができるが，その相互作用およびソフトウェア（およびハードウェア）要求事項の中のインタフェースが適切にレビューされ，分析され，管理されるように，注意が払われることが望ましい。

**典型的なタスク ― 要求事項**
- 事前のリスク分析
- トレーサビリティ分析
    - システム要求事項に対するソフトウェア要求事項（および，逆に）
    - リスク分析に対するソフトウェア要求事項
- ユーザ特性の記述
- 一次および二次のメモリの特性および制限のリ

スト
・ソフトウェア要求事項の評価
・ソフトウェアユーザインタフェースの要求事項分析
・システムテストの計画作成
・合否判定テストの計画作成
・あいまいさ評価または分析

### 5.2.3 設計

　設計プロセスでは，ソフトウェア要求事項の仕様が，作成されるソフトウェアの論理的かつ物理的な表現に翻訳される。ソフトウェアの設計仕様は，ソフトウェアが何を行うか，どのように行うか，の記述である。プロジェクトの複雑さ，またはいろいろなレベルの技術的な責任者に，明確に設計情報をわかるようにするために，設計仕様には，ハイレベルの要約と，詳細な設計情報の両方を含んでもよい。完成したソフトウェアの設計仕様は，要求事項および設計上の承認された意図の中に留まるように，プログラマ／コーダの行動を制約するものである。完全なソフトウェアの設計仕様は，プログラマが特別な設計上の決定を下す必要をなくする。

　ソフトウェア設計は，ヒューマンファクタに取り組む必要がある。過度に複雑であるか，またはユーザの直感的な期待に反している設計によって引き起こされたユーザエラーが，FDAが遭遇した最もしつこく重大な問題の1つである。多くの場合，ソフトウェアの設計がそのような使用エラーの要因となっている。ヒューマンファクタエンジニアリングは，設計の要求事項，分析，およびテストを含め，設計および開発プロセス全体へ織り込まれることが望ましい。フローチャート，状態図，プロトタイピングツールおよびテスト計画を開発する場合，製品の安全性および使用性の問題が考慮されることが望ましい。さらに，タスクおよび機能分析，リスク分析，プロトタイプテストおよびレビュー，および十分な使用性テストが，実施されることが望ましい。これらの方法を行う場合，ユーザからの参加者が含まれることが望ましい。

　ソフトウェアの設計仕様は，以下のものを含んでいることが望ましい：

・ソフトウェアのあらかじめ定義した合否判定のための基準を含むソフトウェアの要求事項仕様；
・ソフトウェアのリスク分析；
・開発手順およびコーディングのガイドライン（または他のプログラミング手順）；
・ハードウェア，ソフトウェアおよび物理的な環境の関係を含み，プログラムが機能することを意図しているシステムを記述したシステム文書（たとえば，説明文または関係図）；
・使用されるハードウェア；
・測定される，または記録されるパラメータ；
・論理的な構造（コントロールロジックを含め）および論理的な処理ステップ（たとえば，アルゴリズム）；
・データ構造およびデータフローダイアグラム；
・変数（管理およびデータ）の定義，およびそれらがどこで使用されているかの記述；
・エラー，アラーム，および警告メッセージ；
・支援ソフトウェア（たとえば，オペレーティングシステム，ドライバ，他のアプリケーションソフトウェア）；
・コミュニケーションリンク（ソフトウェアの内部モジュール中のリンク，支援ソフトウェアとのリンク，ハードウェアとのリンク，およびユーザとのリンク[訳注4]）；
・セキュリティ対策（物理的なセキュリティおよび論理的なセキュリティ）；および
・上記の要素中で明確にされない任意の追加の制約

　通常，上記の要素の最初の4つは，ソフトウェアの設計仕様から参照される最初に独立して存在する

---

訳注4：ユーザインタフェースのことを指している。

文書である。ソフトウェアの要求事項仕様は，ソフトウェアのリスク分析とともに，前のセクションで議論した。書面にされた開発手順書は，組織に対してガイドとして役立ち，また，書面にされたプログラミング手順書は，個々のプログラマにガイドとして役に立つ。意図する機能の背景の知識なしにソフトウェアはバリデーションできないので，システム文書が参照される。上記の要素のうちのいくつかがソフトウェアに含まれていない場合，そのことが明白に述べられていれば（たとえば，このプログラムの中にエラーメッセージはない），それは，将来のソフトウェアの審査官および保守要員に役に立つかもしれない。

ソフトウェア設計中に生じるアクティビティは，いくつかの目的を持っている。ソフトウェアの設計評価は，設計が完全で，正確で，一貫し，あいまいさがなく，実現可能で，保守できるかどうかを決めるために行われる。設計中のソフトウェアアーキテクチャ（たとえば，モジュールの構造）の適切な考察は，ソフトウェア変更が必要な場合の将来のバリデーション努力の規模を少なくすることができる。ソフトウェアの設計評価は，制御フロー，データフロー，複雑さ，タイミング，大きさ，メモリ割付，重大性分析，および設計の他の多くの観点の分析を含んでもよい。トレーサビリティ分析は，ソフトウェア設計がすべてのソフトウェア要求事項を実現することを確認するために行われることが望ましい。要求事項のどこが十分ではないかを明確にするためのテクニックとして，トレーサビリティ分析では，設計のすべてをソフトウェア要求事項にトレースできることも検証することが望ましい。コミュニケーションリンクの分析はハードウェア，ユーザおよび関連するソフトウェア要求事項に関して，提案された設計を評価するために行われることが望ましい。ソフトウェアのリスク分析は，何らかのさらなるハザードが認められたか，何らかの新しいハザードがその設計でつくり込まれたかどうかを判断するために，再評価されることが望ましい。

ソフトウェア設計アクティビティの終わりに，設計が正確で一貫し，完全で，的確で，テスト可能であることを検証するために，設計が実施に移される前に，公式のデザイン・レビューが行われることが望ましい。設計の一部分は，実施のために順次承認し，リリースすることができる；しかし，さまざまな要素の相互関係とコミュニケーションリンクが適切にレビューされ，分析され，管理されているように，注意が払われることが望ましい。

ほとんどのソフトウェア開発モデルは，繰返し型である。これはたいていの場合，ソフトウェアの要求事項仕様とソフトウェアの設計仕様の両方に，いくつかのバージョンができてしまうことになる。すべての承認されたバージョンは，確立している構成管理手順にしたがって保存され，管理されることが望ましい。

典型的なタスク — 設計
- 更新されたソフトウェアのリスク分析
- トレーサビリティ分析 — ソフトウェアの要求事項に対する設計仕様（逆もまた同様）
- ソフトウェアの設計評価
- 設計のコミュニケーションリンクの分析
- モジュールテストの計画作成
- 結合テストの計画作成
- テストの設計作成（モジュール，結合，システム，および合否判定）

### 5.2.4 構築またはコーディング

新しいアプリケーションに使用するために，ソフトウェアはコーディング（つまり，プログラミング）によるか，または以前にコーディングされたソフトウェアコンポーネント（たとえば，プログラムライブラリ，OTSソフトウェアなどからの）を組み合わせることにより，構築されてもよい。コーディングは，詳細な設計仕様が，ソースコードとして実現されるソフトウェアアクティビティである。コーディングは，ソフトウェア開発プロセスの成果物の最下層のレベルである。モジュール仕様をプログラミング言語に変換することは，ソフトウェア要求事項の細分化の最終段階である。

コーディングは通常，高水準プログラミング言語

の使用を含んでいるが，動作時間がクリティカルなところには，アセンブリ言語（またはマイクロコード）を使用してもよい．ソースコードは，目的のハードウェアプラットフォーム上で使うために，コンパイルされるか，逐次解釈される．プログラミング言語およびソフトウェア開発ツール（アセンブラ，リンカー，コンパイラ）の選択に関する決定には，後の品質評価タスク（たとえば，選んだ言語でのデバッグおよびテストのツール）への影響の考察を含んでいることが望ましい．いくつかのコンパイラは，プログラムコードをデバッグするのをサポートするために，エラーをチェックするためのオプションのレベルおよびコマンドを提供する．コーディングプロセス全体にわたって，いろいろなレベルのエラーをチェックしてもよい．またコンパイラからのワーニングまたは他のメッセージが記録されたり，または記録されない場合もあるだろう．しかしながら，コーディングおよびデバッグのプロセスの終わりで，ソフトウェアにいまだ残っているコンパイルエラーを文書化するという最も厳密なレベルのエラーチェックが通常行われる．エラーチェックの最も厳密なレベルが，ソースコードの最終変換に対して使用されない場合，それほど厳密でない変換エラーチェックを使用することの正当性の理由が文書化されることが望ましい．さらに，最終のコンパイルにおいて，コンパイラのプロセスとコンパイラのワーニングまたは他のメッセージおよびその解決方法，または未解決の問題を残しておくことの決定の正当性を含むアウトプットの文書が存在することが望ましい．

会社[訳注5]は，ソフトウェアのコーディングプロセスと関係した品質上の方針および手順を確立するための，特定のコーディングのガイドラインを頻繁に採用する．ソースコードは，指定されたコーディングのガイドラインに適合していることを検証するために，評価されることが望ましい．そのようなガイドラインには，明瞭さ，スタイル，複雑性の扱い方，およびコメントの書き方に関するコーディング規約を含むことが望ましい．コーディングのコメントには，予期されるインプットおよびアウトプット，参照される変数，予期されたデータの型，および実行される働きを含み，有益でよく記述された情報を提供することが望ましい．ソースコードは，対応する詳細な設計仕様に適合していることを検証するために，評価されることが望ましい．結合およびテストの準備ができているモジュールは，コーディングのガイドラインおよび他の適用可能な品質上の方針および手順に適合している文書があることが望ましい．

ソースコードの評価は，コードの検査とコードのウォークスルーとして，しばしば実施される．そのような静的な分析は，コードの実行の前に，エラーを検知する非常に有効な手段を提供する．それらは独立して各エラーの評価ができ，ソフトウェアのその後の動的なテストに焦点を合わせることにも役に立つ．会社は一貫性および独立性を保証するために，適切な管理の下，マニュアル（机上）チェックを用いてもよい．ソースコードの評価は，モジュール間と階層間（横および縦のインタフェース）の内部リンケージの検証，およびそれらの設計仕様に適合していることまで拡大されることが望ましい．使用された手順の文書およびソースコードの評価結果の文書は，設計検証の一部として，維持されることが望ましい．

ソースコードのトレーサビリティ分析は，すべてのコードが，確立された仕様および確立されたテスト手順にリンクされていることを検証するための重要なツールである．ソースコードのトレーサビリティ分析は，実施されるべきであり，以下を検証するために，文書化されることが望ましい：

・ソフトウェアの設計仕様の各要素は，コードに実現されている；

---

訳注5：「ソフトウェア開発会社」のことを指している．

- コードに実現されたモジュールおよび機能は，ソフトウェアの設計仕様の要素ならびにリスク分析までさかのぼることができる；
- モジュールおよび機能に対するテストは，ソフトウェア設計仕様の要素ならびにリスク分析への要素までさかのぼることができる；および
- モジュールおよび機能に対するテストは，同じモジュールならびに機能のためのソースコードまでさかのぼることができる

<u>典型的なタスク — 構築またはコーディング</u>
- トレーサビリティ分析
  - 設計仕様に対するソースコード（および，逆に）
  - ソースコードおよび設計仕様へのテストケース
- ソースコードおよびソースコードの文書評価
- ソースコードのインタフェース分析
- テスト手順とテストケースの作成（モジュール，結合，システム，および合否判定）

### 5.2.5 ソフトウェア開発者によるテスト

ソフトウェアテストには，既知の条件下で動くソフトウェア製品と，あらかじめ定義された期待値と比較することが可能な，定義されたインプットおよび文書化された結果が必要である。それは時間のかかる困難で不完全なアクティビティである。そのため，有効的かつ効果的なものにするには，早期の段階での計画が必要である。

テスト計画とテストケースは，ソフトウェア開発プロセスの中で，実施できるなるべく早期の段階で作ることが望ましい。その中では，スケジュール，環境，リソース（要員，ツールなど），方法論，テストケース（インプット，手順，アウトプット，予期される結果），文書化および報告基準を確認できることが望ましい。テストプロセス全体にわたって払われる努力の大きさは，複雑さ，クリティカル度，信頼性，および／または安全性の問題（たとえば，フォールトトレラントの特徴を集中的にテストすることによって，クリティカルな結果が発生する要求機能やモジュール）とリンクさせることができる。ソフトウェアのカテゴリの記述およびソフトウェアテストの努力は，次に示す文献に示されている：

- NIST Special Publication 500-235, Structured Testing : A Testing Methodology Using the Cyclomatic Complexity Metric；
- NUREG/CR-6293, Verification and Validation Guidelines for High Integrity Systems；および
- IEEE Computer Society Press, Handbook of Software Reliability Engineering

ソフトウェアテストの計画は，開発の各段階で実施すべき特定のタスクを明確にし，それに対応する完成基準によって，どのレベルの努力を払うべきかを正当化することを含めることが望ましい。

ソフトウェアテストは，特定のソフトウェア製品のテストを計画するときに認識し，考慮しなければならない限界がある。最も単純なプログラムを除いて，ソフトウェアは，徹底的なテストを行うことができない。一般に，すべての可能なインプットを加えてソフトウェア製品をテストすることは実現可能でないし，プログラム実行中に生じうるすべてのデータ処理のパスをテストすることもできない。特定のソフトウェア製品を徹底的にテストしたことを保証することができるテストやテスト方法論はない。すべてのプログラム機能のテストをすることが，プログラムがすべてテストされたことを意味するわけではない。プログラムコードのすべてのテストが，すべての必要な機能がプログラムの中にあるということを意味するわけではない。すべてのプログラム機能およびすべてのプログラムコードのテストが，プログラムは100％正確であることを意味するわけではない！ エラーを見つけないソフトウェアテストは，エラーがソフトウェア製品中で存在しないことを意味すると解釈されてはならない。それは，テストが表面的だったことを意味するかもしれないからだ。

ソフトウェアテストケースの必須の要素は，予期された結果にある。実際のテスト結果を客観的に評価できるようにすることがキーになる細目である。

テストに必要な情報は，対応するあらかじめ設定された定義または仕様から得ることができる。ソフトウェア仕様の文書は何を，いつ，どのように，なぜ，などを明確にできなければならないし，それがテストによって確認されるためには，詳細なエンジニアリングレベル（つまり，測定可能か，または客観的に検証可能か）によって達成されなければならない。有効なソフトウェアテストの実際の努力は，テストのパフォーマンスよりもむしろ何をテストしなければならないかの定義にある。

ソフトウェアテストのプロセスは，ソフトウェア製品の有効な検査を促進するという原理にもとづくことが望ましい。適用可能なソフトウェアテストの狭義には，以下のものを含んでいる：

- 予期されたテスト結果が，あらかじめ定められている；
- よいテストケースは，エラーを検出する高い可能性がある；
- 成功したテストは，エラーを見つける1つの手段である；
- コーディングから独立している；
- アプリケーション（ユーザ）およびソフトウェア（プログラミング）の両方の専門知識が使われる；
- テストする人は，コーダとは異なるツールを使用する；
- 通常ケースだけの検査では不十分である；
- テストの文書化は，その再使用が容認され，引き続き行われるレビューの中で，テスト結果が合格／不合格かの独立した確認を容認する

一度，必須条件のタスク（たとえば，コード検査）が，成功裡に完了したら，ソフトウェアテストが開始される。それはユニットレベルテストから始まり，システムレベルテストで終了する。異なった結合レベルのテストがあってもよい。ソフトウェア製品は，その内部構造にもとづいたテストケース，およびその外部仕様にもとづいたテストケースで試されることが望ましい。これらのテストは，その機能，パフォーマンス，インタフェースの定義および要求事項に対して，ソフトウェア製品が適合していることを確認する徹底的で厳格なテストを提供することが望ましい。

さらに，コードベースのテストは，構造テストまたは「ホワイトボックス」テストとしても知られている。これは，ソースコード，詳細設計仕様書，および他の開発文書から得られる知識をもとにして，テストケースを明確にする。これらのテストケースは，プログラムによってつくられた制御判定および構成テーブルを含むプログラムデータ構造にチャレンジするものである。構造テストは，プログラムが走るときに，もはや実行されることのない「dead」のコードを明確にする。構造テストは，まずユニット（モジュール）レベルテストで実施されるが，ソフトウェアテストの他のレベルに拡張することが可能である。

構造テストのレベルは，構造テストの最中に何％のソフトウェア構造が評価されたかを示すように設計されたメトリクスを使って評価することができる。これらのメトリクスは，一般に「カバレッジ」として示され，選択されたテスト基準に対する完成度のものさしになる。構造的カバレッジ量は，ソフトウェアによって持ち込まれたリスクレベルに相応するものである。用語「カバレッジ」の使用は，通常100％のカバー率を意味する。たとえば，テストプログラムが「ステートメントカバレッジ」を達成した場合は，ソフトウェアの中で100％のステートメントが少なくとも1回は実行されたということを意味する。共通の構造カバレッジメトリクスは次のものを含んでいる：

- ステートメントカバレッジ ― この基準は，各プログラムステートメントが少なくとも1回は実行されるのに十分なテストケースを要求する；しかしながら，その達成によってソフトウェア製品の振る舞いに確信を与えるためには，不十分である。
- 判定（分岐）カバレッジ ― この基準は，各プログラムの判定，分岐が実行され，各々可能な結果が少なくとも1回は得られるようなテスト

ケースを要求する。これは，ほとんどのソフトウェア製品の最低限のカバレッジレベルと考えられるが，高品位アプリケーションにおける単独の判断分岐カバレッジとしては不十分である。

・条件カバレッジ ─ この基準は，すべての可能性のある結果が少なくとも1回は得られるように各条件を与えるに十分なテストケースを要求する。判断分岐が複数の条件を評価して決定される場合に限り，それは分岐カバレッジとは異なったものである。

・マルチ条件カバレッジ ─ この基準は，プログラム判定における条件のすべての可能な組合せを実行させるに十分なテストケースを要求する。

・ループカバレッジ ─ この基準は，すべてのプログラムループが0，1，2，および初期化を含めた多数回の繰り返し，終端（境界）判定条件を伴った標準的なループ実行が行われるのに十分なテストケースを要求する。

・パスカバレッジ ─ この基準は，実行可能なパス，基礎的なパスなど，プログラムセグメントで定義されたスタートから終了までのパスが，少なくとも1回実行されるために十分なテストケースが要求される。ソフトウェアプログラムを通じての可能なパスは膨大な数になるので，一般的にパスカバレッジは達成可能でない。パスカバレッジの量は，テスト下でソフトウェアのクリティカル点またはリスクをもとにして確立される。

・データフローカバレッジ ─ この基準は，各々の実行可能なデータフローが少なくとも1回実行されるに十分なテストケースが要求される。いくつものデータフローテスト戦略が適用可能である。

さらに，定義ベースまたは仕様ベースのテストは，機能テストまたは「ブラックボックス」テストとしても知られている。それは，ソフトウェア製品（それがユニット〔モジュール〕，または完全なプログラムであれ）が，意図する使用の定義にもとづいてテストケースが決められる。これらのテストケースでは意図する使用やプログラムの機能性，およびプログラムの内部および外部インタフェースが試される。機能テストは，ユニットからシステムレベルテストまで，ソフトウェアテストのすべてのレベルに適用させることが可能である。

以下のタイプの機能的ソフトウェアテストは，一般に，努力のレベルを増加させるものを含んでいる：

・通常ケース ─ 通常のインプットによるテストが必要とされる。しかし，予期される有効なインプットだけによるテストでは，そのソフトウェア製品を徹底的にテストできない。通常，ケーステストは，単独でソフトウェア製品の確実性に十分な確信を与えることはできない。

・アウトプット強要 ─ テストによって選択された（またはすべての）ソフトウェアアウトプットが生成されることを保証するテストインプットを選択する。

・ロバストネス ─ ソフトウェアテストは，予期しない無効なインプットを与えられたときに，そのソフトウェア製品が正しく振る舞うことを実証することが望ましい。そのようなテストケースの十分なセットを明確にする方法として，同値クラス分類，境界値分析，および特例ケース識別（エラー推測）がある。重要で必要であるにもかかわらず，これらの技術が，ソフトウェア製品に対する最も適切なチャレンジのすべてであるということは，保証されていない。

・インプットのコンビネーション ─ 上記の機能テスト方法は，とりわけ個々の，または単一のテストのインプットを強調している。ほとんどのソフトウェア製品は，使用条件下では多数のインプットに対して作動する。完全なソフトウェア製品テストでは，ソフトウェアユニットやシステムが稼働中に遭遇するインプットのコンビネーション（組合せ）を考慮することが望

ましい。エラー推測は，インプットのコンビネーションを明確にすることに拡張できるが，それは特別な技術である。原因効果グラフ図は，機能的ソフトウェアテスト技法の1つであり，テストケースの中に含めるべき，ソフトウェア製品へのインプットのコンビネーションを系統的に見きわめるものである。

機能的かつ構造的なソフトウェアテストケース同定技術は，ランダムなテストインプットよりはむしろ，テストに特定のインプットを提供する。この技術の1つの弱点は，構造的かつ機能的なテストの完成基準をソフトウェア製品の信頼度とリンクすることが難しい，ということである。統計的なテストのような高度なソフトウェアテスト方法は，ソフトウェア製品が信頼に足るということ以上の保証を与えることが可能である。統計的なテストでは，運用上のプロファイル（たとえば，ソフトウェア製品の予定された使用状態，ハザード状況の使用，または悪意の使用）をベースにして，決められた分布[訳注6]からランダムに生成されたテストデータを使う。大量のテストデータは生成され，ソフトウェア製品の設計者やテスト者が先取りできないような複合した稀な運用条件，個別に識別され拡張された可能性などを提供し，特別な領域や懸念をカバーすることを目標に適用される。統計的なテストは，さらに高い構造的カバレッジも提供する。それには安定したソフトウェア製品が必要である。したがって，構造的かつ機能的なテストは，ソフトウェア製品の統計的なテストのために欠くことができないものである。

ソフトウェアテストのもう1つの視点は，ソフトウェア変更のテストである。変更は，ソフトウェア開発の間に頻繁に起こる。これらの変更は，①エラーを見つけ，修正するデバッグ，②新しい要求，または変更された要求事項（「密かにはびこる要求変更」），および③より有効的な，または効率的な実行法が見つかったことによる設計変更の結果である。一度，ソフトウェア製品がベースライン設定（承認）されたら，その製品へのいかなる変更も，それ自身の「ミニライフサイクル」として，テストも含めて変更管理されることが望ましい。変更されたソフトウェア製品のテストは，さらなる努力を必要とする。変更が正確に実施されたことを実証するだけでなく，テストは変更がソフトウェア製品の他の部分に有害な影響を与えなかったことも実証することが望ましい。回帰的分析と回帰テストは，変更がソフトウェア製品の他の部分に問題をつくり込まなかったことを保証するために採用される。回帰的分析は，回帰テストを走らせる必要があるかどうかを明確にするために，関連する文書（たとえば，ソフトウェアの要求事項仕様，ソフトウェアの設計仕様書，ソースコード，テスト計画，テストケース，テストスクリプトなど）をレビューすることによって，変更の影響を決定することである。回帰テストは，プログラムが以前に正しく実行したテストケースを走らせるもので，以前の結果と現在の結果を比較し，ソフトウェアの変更による予期しない結果を検出するためのものである。回帰的分析および回帰テストは，ソフトウェア製品を組み立てる結合手法の中で，新しく結合したモジュールが以前の結合モジュールの動作に有害な影響を与えないことを保証する場合にも，採用されることが望ましい。

ソフトウェア製品の徹底的で厳密な検査を提供するために，開発テストは，各レベルに標準的に組み込まれている。たとえば，ソフトウェア製品のテストは，ユニット，結合およびシステムレベルの各々に取り入れることができる。

1) ユニット（モジュールまたはコンポーネント）レベルテストは，サブプログラムの機能性を初期に検査することに焦点が置かれ，システムレベルでは目に見えない機能をこのテストで検査することを保証する。ユニットテストは，ソフトウェアユニットの品質が最終のソフトウェア

---

訳注6：「統計的分布」のことを指している。

製品に結合・統合されていくことを保証する。
2) 結合レベルテストは，プログラムの内部および外部インタフェースを通じて転送されるデータと制御に注目する。外部インタフェースとは，他のソフトウェア（オペレーティングシステムソフトウェアを含む），システムハードウェア，およびユーザに対するものであり，コミュニケーションリンクとして記述することができる。
3) システムレベルテストは，指定されたすべての機能が備わっており，ソフトウェア製品が信頼できることを実証するものである。このテストは，指定された動作プラットフォーム上でソフトウェア製品が，要求事項に関するプログラム機能とパフォーマンスが組み立てられていることを検証するものである。システムレベルのソフトウェアテストでは，機能的な関心事，および機器ソフトウェアの意図する使用と関連する以下のような要素を示す：
   - パフォーマンスの問題（たとえば，レスポンス時間，信頼度の測定）；
   - ストレス条件への反応，たとえば，最大負荷，連続使用での動作；
   - 内部および外部へのセキュリティの特徴の動作；
   - 災害回復を含む回復手順の有効性；
   - 有用性；
   - 他のソフトウェア製品との互換性；
   - 定義されたハードウェア構成の各々での振る舞い；および
   - 文書の的確さ

管理手段（たとえば，トレーサビリティ分析）は，意図したカバレッジが達成されていることを保証するために使用されることが望ましい。

システムレベルテストは，意図された動作環境上で，ソフトウェア製品を動作させるものである。そのテストの場所は，ターゲットの動作環境を作るソフトウェア開発者の能力に依存する。その事情に応じて，シミュレーションおよび／または（可能性のある）ユーザ場所を利用するのもよい。計画されたシステムレベルテストが，ソフトウェア開発者が直接管理できない場所で行われる場合は，テスト計画では，意図されたカバレッジが網羅され，適切な文書が用意されていることを保証するために，必要な管理を明確にすることが望ましい。さらに，ソフトウェア製品がFDA認可の前にヒトに使われる医療機器または医療機器のコンポーネントについては，ヒトを対象としたテストでは，IDE（Investigational Device Exemption；治験医療機器）またはIRB（Institutional Review Board；施設内審査委員会）の承認も必要とする。

テスト手順，テストデータ，およびテスト結果は，対象の可／否判定に到達できる方法で，文書化されることが望ましい。さらに，それらは，テストの実行の後に行うレビューや結果の判定，および回帰テストの評価などに使われることが適切である。テスト中に検出されたエラーは，ソフトウェアのリリース前に集められ，分類され，レビューされ，解決されることが望ましい。開発ライフサイクル中に集められ，分析されたソフトウェアエラーのデータは，商用流通のためのリリースに，そのソフトウェア製品が適切であることを判断するために使用してもよい。テスト報告書は，対応するテスト計画の要求事項にしたがうことが望ましい。

医療機器またはその生産に有用な機能を果たすソフトウェアはたいていの場合，複雑である。ソフトウェアテストツールは，そのようなソフトウェア製品のテスト中に一貫性，完全性，および効率性を保証し，計画されたテストアクティビティの要求事項を遂行するためにしばしば使用される。これらのツールは，商用のソフトウェアテストツールと同じように，ユニット（モジュール）テストおよびその後の結合テスト（たとえば，ドライバおよびスタブ[訳注7]）を容易にするために，その中に支援ソフト

---

訳注7：ダミールーチンを付けて，基幹になるルーチンをテストする単体テスト法。

ウェアを組み込んでもよい。そのようなツールは，開発に使われるソフトウェア製品と同じ品質レベルを持っていることが望ましい。意図する使用のためのこれらソフトウェアツールのバリデーションの根拠を提供する適切な文書は，維持されていることが望ましい（本ガイダンスセクション6参照）。

典型的なタスク

　― ソフトウェア開発者によるテスト
　・テスト計画
　・構造的テストケースの明確化
　・機能的なテストケースの明確化
　・トレーサビリティ分析 ― テスト
　　― ユニット（モジュール）テストから詳細設計へ
　　― 結合テストからハイレベル設計へ
　　― システムテストからソフトウェア要求へ
　・ユニット（モジュール）テストの実行
　・結合テストの実行
　・機能的なテストの実行
　・システムテストの実行
　・合否判定テストの実行
　・テスト結果の評価
　・エラー評価／解決
　・最終テストの報告

### 5.2.6　ユーザサイトテスト

　ユーザサイトでのテストは，ソフトウェアバリデーションの必須な部分である。QSR（品質システム規則）は，適切な据付を実証するために，検査と試験の文書と同様に，（該当する場合，テストも含め）据付および検査手順を要求している（21 CFR 820.170参照）。同様に，製造設備も，指定要求事項に合致していなければならないし，自動システム[訳注8]は，その意図する使用について，バリデーションされていなければならない（21 CFR 820.70（g）および21 CFR 820.70（i）をそれぞれ参照）。

　ユーザサイトテストに関する用語は混乱することもある。ベータテスト，サイトバリデーション，ユーザ受入テスト，据付検証，および据付テストのような用語はすべて，ユーザサイトテストについての記述に使用されている。本ガイダンスの目的において，「ユーザサイトテスト」という用語は，これらのすべてを含み，開発者の管理下の環境以外で行われる他のテストのすべてを含んでいる。このテストは，据え付けられるシステム構成の一部である実際のハードウェアおよびソフトウェアを用いて，ユーザサイトで行われることが望ましい。テストは，そのソフトウェアが意図された機能に沿ってテストされるように，実際または模擬されたソフトウェアを使って行われる。

　ここに含まれているガイダンスは，ごく自然の一般的なもので，どのようなユーザサイトテストにも適用が可能である。しかしながら，いくつかのエリア（たとえば，blood establishment systems（血液選別システム）[訳注9]）では，ユーザサイトテストの計画中に考慮される必要のある特定のサイトバリデーションの問題がある。テスト計画を作る人は，ユーザサイトテストに対する何か追加的法律要求事項があるかどうかを決めるために，関連製品管轄を備えているFDAのセンターをチェックすることが望ましい。

　ユーザサイトテストは，公式のテスト要約，公式の合否判定の記録とともに，あらかじめ定義され書面にされた計画にしたがうことが望ましい。すべてのテスト手順の文書化された根拠，テストのインプットデータ，およびテスト結果は，保持されることが望ましい。

　ハードウェアおよびソフトウェアが，指定どおりに据え付けられ，構成されたという根拠があることが望ましい。評価尺度は，すべてのシステムコンポーネントがテスト中に動作確認されたこと，コンポーネントのバージョンが指定されたものであることを保証することが望ましい。テスト計画は，運用

---

訳注8：ここでは「生産の自動システム」を指している。
訳注9：輸血血液がドナーに適格かどうかを検査するなど，輸血事業を支援するためのソフトウェアのこと。

条件でのフルレンジにわたってのテストを指定し，通常のアクティビティの中では現れなかった潜在的な欠陥を検出するために，必要な広い範囲にわたる条件および事象をシステムに与えるのに十分な時間的な継続を指定することが望ましい。

　開発者サイトでソフトウェア開発者によって以前に実施された評価のいくつかは，実際の使用サイトで再評価されることが望ましい。これには大量データ，加重負荷またはストレス，セキュリティ，フォールトテスト（回避，検知，緩和および回復），エラーメッセージ，および安全性要求の実装のためのテストが含まれることが望ましい。開発者は，この目的のために使うテストデータセットのいくつかをユーザに供給することができる。

　意図された機能を適切に実行するシステム能力の評価に加えて，システムのユーザがそれを理解し，正しくインタフェースできる能力を持っていることを評価することが望ましい。操作者は，意図された機能を実行することができ，すべてのアラーム，警告，およびエラーメッセージに対して，適切でタイムリーなやり方で，応答できることが望ましい。

　ユーザサイトのテスト中に，適切なシステムパフォーマンスおよび遭遇したシステムの欠陥の両方の記録を維持することが望ましい。ユーザサイトのテスト中に検出した欠陥に対する修正のシステムのバージョンについては，他のソフトウェア変更における管理手順と同じ方法で行うことが望ましい。

　ソフトウェア開発者は，ユーザサイトテストに関与しても，関与しなくてもよい。開発者が関与する場合は，設計レベルのシステムテストの最終部分をそのままユーザサイトに持ち越してもよい。開発者が関与しない場合は，ユーザ側に注意深いテスト計画，予期される検査結果の定義，およびすべてのテストのアウトプットの記録の重要性を理解することができる人がいることが最も重要なことである。

<u>典型的なタスク － ユーザサイトテスト</u>

・合否判定テストの実行
・テスト結果の評価
・エラー評価／解決
・最終テストの報告

### 5.2.7　保守とソフトウェアの変更

　保守という用語は，ソフトウェアに適用される場合，ハードウェアに適用されたときと同じことを意味しない。ハードウェアとソフトウェアの運用保守は異なっている。それは，欠陥／エラーのメカニズムが異なっているからである。ハードウェア保守は一般的には，ハードウェア予防保守活動，構成部品の置き換え，および修正変更が含まれる。ソフトウェア保守には，修正，完全にすること，および適応保守が含まれるが，予防保守活動やソフトウェアコンポーネントの置き換えは含まれない。

　ソフトウェアにおけるエラーおよび欠陥を修正するための変更は，修正保守である。ソフトウェアのパフォーマンスや保全性，またはソフトウェアシステムのその他の属性を改善するための変更は，完全にするための保守（完全性保守）である。ソフトウェアシステムを異なった環境で使用可能にするための変更は，適合保守である。

　ソフトウェアシステムに変更が加えられる場合，それが最初の開発中であれ，リリース後の保守中であれ，十分な回帰的分析およびテストが行われ，変更に関係ないソフトウェア部分が有害な影響を受けていないということを実証することが望ましい。これは，実施された変更の正確性を評価するための追加テストである。

　各ソフトウェア変更に対して必要になる特定のバリデーション努力の程度は，変更のタイプ，影響を受ける開発製品，およびソフトウェア運用上で起こる製品へのインパクトによって決定される。設計構造，およびさまざまなモジュールの相互関係，インタフェース等を注意深く完全に記録したドキュメンテーションがあれば，変更が行われるときに必要とされるバリデーション努力レベルを限定することができる。変更部分を完全にバリデートするための努力レベルはまた，オリジナルソフトウェアのバリデーションがどこまで完遂され記録されているかの度合いに依存する。たとえば，テストの文書，テストケース，および以前の検証とバリデーションテス

トにおける結果，バリデーションテストなどが，後の回帰テストを実行するときに入手できるように，保管される必要がある。後の使用のために，このような情報を保管してなければ，変更が行われた後のソフトウェアの再バリデーションの費用と努力のレベルは著しく増大されたものとなる。

標準的なソフトウェア開発プロセスの一部であるソフトウェア検証およびバリデーションのタスクに加えて，以下のような追加保守タスクが扱われることが望ましい：

- ソフトウェアバリデーション計画の改訂 ― 以前にバリデーションされたソフトウェアについて，以前のソフトウェアバリデーション計画は，新しく変更されたソフトウェアのバリデーションを支援するために改訂されることが望ましい。以前のソフトウェアバリデーション計画が存在しない場合は，変更されたソフトウェアのバリデーションを支援するためにその計画が確立されることが望ましい。
- 異常評価 ― ソフトウェア組織は，発見されたソフトウェアの異常を説明するためのソフトウェア問題の報告および各異常を修正するために採られた特定の是正処置のような文書を頻繁に維持する。しかしながら，ソフトウェア開発者が，問題の根本原因を判断するために必要な次ステップを採らなかったり，問題の再現を回避するのに必要なプロセスやプロセス上の変更を行わなかったりして，繰り返されるミスがあまりにも多い。ソフトウェアの異常は，システム運用と安全性に関する重大性と効果の点から評価されることが望ましいが，品質システムにおけるプロセス上の欠陥の兆候としても扱われることが望ましい。異常の根本原因解析は，品質システムの特定の欠陥を明確化できる。傾向が，明確にされた場合（たとえば，類似ソフトウェア異常の再発），同様の品質問題が再発することを回避するために，適切な是正処置および予防処置が採られ，文書化されなければならない（21 CFR 820.100参照）。
- 問題の明確化および解決のトラッキング ― ソフトウェアの保守中に発見された問題のすべては文書化されることが望ましい。各問題の解決は，経時的な参照および傾向分析のために，それが修正されたことを保証するように追跡されることが望ましい。
- 提案された変更の評価 ― 提案された修正，強化または追加はすべて，それらの各変更がシステムの上でどのような効果を持つかを決定するために，評価されることが望ましい。この情報は，どの範囲の検証および／またはバリデーションのタスクを繰り返す必要があるかの程度を決定する。
- タスクの反復 ― ソフトウェア変更を承認するために，必要な検証およびバリデーションタスクは計画された変更が正しく実行され，すべての文書が完全かつ最新であり，ソフトウェアパフォーマンスで受け入れがたい変更はないことを保証するように実行されることが望ましい。
- 文書の更新 ― 文書は，変更によって，どの文書が影響を受けているかを決めるために，注意深くレビューされることが望ましい。影響を受けたすべての承認文書（たとえば，仕様書，テスト手順，ユーザマニュアルなど）は，構成管理手順にしたがって更新されることが望ましい。仕様書は，保守やソフトウェア変更が行われる前に，更新されることが望ましい。

## 6. 自動工程設備および品質システムのソフトウェアのバリデーション

QSR（品質システム規則）は，「コンピュータまたは自動データ処理システムが，製造または品質システムの一部に使用されている場合，製造業者は，確立されたプロトコルによって，その意図する使用についてコンピュータソフトウェアをバリデートしなければならない」ということを要求している（21 CFR 820.70（i）参照）。これは，1978年以降のFDAの医療機器のGMP規則の規定要求事項となっている。

上記バリデーション要求事項に加えて，機器製造業者の製造工程または品質システムの一部として動作する（または，他のFDA規則で要求されている記録を作成・維持するために使用される）コンピュータシステムは，電子記録・電子署名規則（21 CFR Part 11参照）が適用される。記録が電子的に作成されるか，または維持される場合，この規則は付加されたセキュリティ，データ保全，およびバリデーション要求事項を設定している。自動的に記録を維持する，いかなるシステムであっても，これらの追加の「Part 11　要求事項」が，慎重に検討され，システム要求事項およびソフトウェア要求事項に含まれていることが望ましい。システムバリデーションおよびソフトウェアバリデーションが，すべての「Part 11　要求事項」に適合していることを証明することが望ましい。

コンピュータおよび自動設備は，医療機器の設計，研究室でのテストおよび分析，製品検査および合否判定，製造および工程管理，環境管理，包装，ラベリング，トレーサビリティ，文書管理，苦情処理，および品質システムの多くの他の側面など，あらゆる側面全体にわたって広範囲に使用されている。自動プラント全体の運営管理（automated plant floor operations）は，ますます，以下のような組み込みシステムの広範囲な用途を含むことができる：

- プログラム可能なロジックコントローラ；
- ディジタル関数のコントローラ；
- 統計的工程管理；
- 監視管理およびデータ収集；
- ロボット工学；
- マンマシンインタフェース；
- インプット／アウトプット機器；および
- コンピュータオペレーティングシステム

ソフトウェアツールは，自動医療機器に入っているソフトウェアの設計，製造，およびテストに頻繁に使用される。ワードプロセッサ，スプレッドシート，データベース，およびフローチャートの作成ソフトウェアのような多くの他の商用ソフトウェアアプリケーションは，品質システムを運用するために使用される。これらのアプリケーションは，すべてソフトウェアバリデーションの要求事項が適用されるが，それぞれのアプリケーションに利用されるバリデーションアプローチは，さまざまである。

製造または品質システムのソフトウェアが，機器製造業者によって社内開発されているか，外部委託先によって開発されているか，またはOTSソフトウェアを購入したかのいずれであっても，そのソフトウェアは，このガイダンスの中の他の箇所で概説された基本原則を使って開発されることが望ましい。機器製造業者はソフトウェアのバリデーションが，どのように遂行されるかを明確にする際に許容度と融通性を持っているが，バリデーションは，ソフトウェアが誰によって，どのように開発されるか，または，ソフトウェアが誰から購入されたか，といったことの決定に際し，重要な考慮事項であることが望ましい。ソフトウェア開発者は，ライフサイクルモデルを定義する。バリデーションは，一般的に以下のものによって支援される：

- ソフトウェア開発のライフサイクルの各段階からのアウトプットの検証；および
- 機器製造業者の意図する使用の環境において，最終ソフトウェア製品の適切な動作についてのチェック

## 6.1　バリデーションの根拠は，どれだけ必要か

バリデーションの努力のレベルは，自動作業によって引き起こされるリスクと釣り合っていることが望ましい。リスクに加えて，工程ソフトウェアの複雑さ，および安全で有効な機器を製造する自動工程に機器製造業者が依存する程度のような他の要因は，バリデーションの努力の一部として必要なテストの特質と範囲を決定する。自動工程の文書化された要求事項およびリスク分析は，ソフトウェアが，その意図する使用に対し，バリデートされていることを示すのに必要な根拠の範囲を明確にする助けとなる。たとえば，自動フライス盤は，リリースの前に仕様に対する動作のアウトプットが事後に十分に検証されることを機器製造業者が示すことができれ

ば，テストはほとんど要求されなくてもよい。その一方で，広範囲なテストが以下のものには必要かもしれない：

- 設備全体におよび電子記録および電子署名システム；
- 滅菌サイクルの自動コントローラ；または
- 生命維持または生命支援機器の中の完成品のプリント基板の検査，および合否判定のために使用される自動テスト設備

多数の商用ソフトウェアアプリケーションは，品質システム（たとえば，品質システムの集計に使用されるスプレッドシートまたは統計学のパッケージソフト，傾向分析のために使用されるグラフィックスパッケージソフト，またはDHR（Device History Records）や苦情管理を記録するために使用される商用データベースソフト）の一部として使用されてもよい。そのようなソフトウェアに必要とされるバリデーションの根拠の範囲は，機器製造業者が文書化した，そのソフトウェアの意図する使用に依存する。たとえば，ベンダーから提供されたソフトウェアのすべての能力を使用しないことを選択した機器製造業者は，使用する機能，および，製造または品質システムの一部としてソフトウェアの成果に左右される機能のみバリデートする必要がある。しかしながら，ハイリスクのアプリケーションは，たとえバリデートされていないソフトウェアの機能が使用されていないとしても，その機能と同じ動作環境中で動作させないことが望ましい。ハイリスクのアプリケーションおよびよりリスクの低いアプリケーションが同じ動作環境の中で使用される場合，リソースを保護するためのメモリの分割または他のアプローチのようなリスク低減の手法を考慮する必要がある。ソフトウェアがアップグレードされるか，またはソフトウェアに何らかの変更が行われる場合，機器製造業者は，それらの変更がソフトウェアの「使用されている部分」にどのような影響を与えるか考慮することが望ましいし，そして，使用されているソフトウェアの該当部分のバリデーションを再確認しなければならない（21 CFR 820.70（i）参照）。

### 6.2 定義されたユーザ要求事項

ソフトウェアバリデーションの非常に重要な手がかりは，以下のように定義される文書化されたユーザ要求事項の仕様である：

- ソフトウェアまたは自動設備の「意図する使用」；および
- 機器製造業者が，品質のよい医療機器の製造のためにソフトウェアまたは設備に依存する範囲

機器製造業者（ユーザ）は，必要とされるハードウェアおよびソフトウェア構成，ソフトウェアバージョン，ユーティリィティなどを含む想定された動作環境を定義する必要がある。さらに，ユーザは，以下のものを必要とする：

- システムの能力，品質，エラーの処理，動作開始，シャットダウン，セキュリティなどの文書化要求事項；
- センサー，アラーム，インターロック，論理的な処理ステップ，またはコマンドシーケンスのような安全性に関連した機能または特徴の明確化；および
- 許容可能な能力を決定する客観的な基準の定義

バリデーションは，文書化されたプロトコルにしたがって導かれなければならないし，さらにバリデーションの結果は，文書化されなければならない（21 CFR 820.70（i）参照）。テストケースは，あらかじめ定義した基準，特に最もクリティカルなパラメータに対して，その性能を試すためにシステムを動作させて，文書化することが望ましい。テストケースは，設備の意図する使用に適用可能な，エラーおよびアラームの条件，動作開始，シャットダウン，すべての適用可能なユーザファンクションおよび操作の管理，潜在的な操作のエラー，許容される値の最大および最小の範囲，およびストレス条件を盛り込むことが望ましい。ソフトウェアがその意図する使用に対し，バリデートされたという結論を裏付けるかどうか判断できるよう，テストケースは実行されることが望ましく，その結果は記録され評価されることが望ましい。

機器製造業者は自社の要員を使ってバリデーションを処理してもよいし，または設備／ソフトウェアのベンダーまたはコンサルタントのような第三者に依存してもよい。いかなる場合も，機器製造業者は，製造および品質システムソフトが以下のことを保証するための最終的な責任を有する：

- 個々の意図する使用のために文書化された手順にしたがってバリデートする；および
- 選択したアプリケーションの中で意図したように実行される

機器製造業者は，以下のものを含む文書を保持することが望ましい：

- 定義されたユーザ要求事項；
- 使用されたバリデーションのプロトコル；
- 合否判定基準；
- テストケースおよび結果；および
- バリデーションの要約

それらは，ソフトウェアがその意図する使用のためにバリデートされていることを客観的に裏付ける。

## 6.3 OTSソフトウェアおよび自動設備のバリデーション

機器製造業者によって使用される自動設備およびシステムのほとんどは，サードパーティベンダーによって供給され，OTSソフトウェアとして購入される。機器製造業者は，OTSソフトウェアのベンダーが用いた製品開発手法が，OTSソフトウェアについて機器製造業者が意図する使用に対し，適切かつ十分であることを保証する責任を有する。OTSソフトウェアおよび設備については，機器製造業者がベンダーのソフトウェアバリデーション文書を入手してもよいし，入手しなくてもよい。そのベンダーが，それらのシステム要求事項，ソフトウェア要求事項，バリデーションプロセスおよびバリデーションの結果に関する情報を提供することができれば，医療機器製造業者は，医療機器製造業者が必要とするバリデーション文書の出発点として，その情報を使用することができる。テストプロトコルおよび結果，ソースコード，設計仕様，および要求仕様のようなベンダーのライフサイクル文書は，ソフトウェアがバリデートされていることを証明するのに効果的である。しかしながら，そのような文書は，商用製品のベンダーからほとんど入手できないし，あるいはベンダーが所有する情報の提供を拒否するかもしれない。

製品に包含されるリスクが起こりうるとともに依存する場合，機器製造業者は，OTSソフトウェアの製造に使用されるベンダーの設計および開発の手法を監査することを考慮することが望ましく，OTSソフトウェアのために生成された開発およびバリデーション文書を評価することが望ましい。そのような監査は，機器製造業者または認定された第三者機関によって運営されうる。OTSソフトウェアに実施された検証とバリデーションアクティビティのためのベンダーの手順と成果が，そのソフトウェアを使用して生産される医療機器の安全性と有効性の要求事項に対し適切で十分であることを，監査で証明することが望ましい。

規制された環境の中での使用に慣れていない一部のベンダーは，機器製造業者のバリデーション要求事項を支援することができる文書化されたライフサイクルプロセスを持っていないかもしれない。その他のベンダーは監査を受け入れないかもしれない。必要なバリデーション情報がベンダーから入手できない場合，機器製造業者は，ソフトウェアが「ユーザニーズおよび意図する使用」に適合していることを証明するための，十分なシステムレベルの「ブラックボックス」テストを実施する必要がある。多くのアプリケーションについては，ブラックボックステストだけでは十分ではない。製造される機器のリスク，工程中のOTSソフトウェアの役割，ベンダーを監査する能力，およびベンダーが提供する情報の豊富さに依存するが，OTSソフトウェアまたは設備の使用は，特に利用可能な適切な代替手段がある場合には，適切かもしれないし，適切ではないかもしれない。機器製造業者は，OTSソフトウェアの継続的な保守およびサポートのため，ベンダーがサポートを終了する影響も（もしあれば）また考

慮することが望ましい。

　ソフトウェアコンパイラ，リンカー，エディタ，およびオペレーティングシステムのような一部のOTSソフトウェア開発ツールについて，機器製造業者による徹底的なブラックボックステストは，実用的でないかもしれない。そのようなテスト ― バリデーションの努力の重要な要素 ― なしでは，これらのソフトウェアツールをバリデートすることが可能ではないかもしれない。しかしながら，それらの適切な動作は，他の手段によって満足のいくように推定されるかもしれない。たとえば，コンパイラは，独立したサードパーティのテストによってしばしば証明されており，商用ソフトウェア製品は，「ブラックボックス」テストの努力に焦点を当てることの助けとなり，機器製造業者の意図する使用と比較することができる．ベンダーから入手可能な「バグリスト」，システム要求事項，および動作に関する情報を持っているかもしれない。OTSオペレーティングシステムは，個別のプログラムとしてバリデートする必要がない。しかしながら，アプリケーションソフトのシステムレベルのバリデーションテストは，アプリケーションプログラムの意図する使用に適用される，最大負荷条件，ファイル動作，システムエラー条件の処理，およびメモリの制限を含めた使用されるすべてのオペレーティングシステムのサービスに焦点を当てることが望ましい。

　もっと詳細な情報に関しては，付録Aの製造および工程ソフトウェアリファレンスを参照のこと。

付録2 医療機器における既製（OTS）ソフトウェアの使用に関する企業，FDA審査官および適合性のためのガイダンス

---

**本参考訳を使用する際の注意**

以下の内容は "Guidance for Industry, FDA Reviewers and Compliance on Off-The-Shelf Software Use in Medical Devices"（Document issued on : September 9, 1999. This document supersedes the draft document, Guidance on Off-the-Shelf Software Use in Medical Devices, June 4, 1997）の参考和訳です。

本参考訳は読者各位にFDAガイダンスの理解を深めていただくことを企図したものです。内容については細心の注意を払っておりますが，本参考訳をガイダンス適合の根拠に使用することはできません。ガイダンスへの適合が必要な場合には，必ず原文の要求にしたがってください。なお，本参考訳中のURLは原文を転記したものです（現在は出典を確認できない場合があります）。

---

## 目 次

1. 概要
    1.1 序文および背景
    1.2 目的／適用範囲
    1.3 定義
    1.4 OTSソフトウェア決定図
2. OTSソフトウェアの使用
    2.1 OTSソフトウェアの基本的文書の作成
    2.2 OTSソフトウェアのハザード分析
    2.3 OTSソフトウェアのハザード低減
    2.4 残留リスクの記述および評価
    2.5 OTSソフトウェアの特殊文書の作成
3. 市販のアプリケーションに使用されるOTSソフトウェア
    3.1 例
        3.1.1 角膜トポグラファー
        3.1.2 会陰圧測定器
        3.1.3 埋込医療機器プログラマ
    3.2 OTSソフトウェアに関する510(k)の問題
        3.2.1 510(k)を必要とするOTSソフトウェアの変更
        3.2.2 検査室情報管理システムの免除
    3.3 OTSソフトウェアに関するIDEの問題
    3.4 一部の診断機器の免除
    3.5 OTSソフトウェアに関するPMAの問題
    3.6 人工知能
4. 参考文献
5. 付録
    5.1 オペレーティングシステム
    5.2 ユーティリティおよびドライバ
    5.3 ローカルエリアネットワーク（LAN）
        5.3.1 要求事項の分析
        5.3.2 実施
    5.4 機器マスターファイル
    5.5 保守および陳腐化
        5.5.1 安全性
        5.5.2 設計
        5.5.3 検証およびバリデーション
        5.5.4 インストレーション
        5.5.5 陳腐化
        5.5.6 変更管理

## 医療機器における既製ソフトウェアの使用に関する企業，FDA審査官および適合性のためのガイダンス

### 1. 概要
#### 1.1 序文および背景

汎用コンピュータハードウェアの使用が普及するに伴い，既製（OTS）ソフトウェアを医療機器に組み込むことが一般に考慮されている。医療機器にOTSソフトウェアを使用することにより，製造業者は，機器固有の機能を動作させるのに必要なアプリケーションソフトウェアの開発に専念することができる。しかし，OTSソフトウェアは，一般的な計算目的の使用を意図しているので，医療機器の特定の用途に対しては適切ではないことがある。医療機器製造業者は，OTSソフトウェアを使用することで，通常そのライフサイクル管理を放棄するが，医療機器の安全かつ有効な性能の維持に責任を負うことに変わりはない。

このガイダンス文書は，OTSソフトウェアを使用する際に，FDAに提出する市販前届出申請書の内容について，医療機器製造業者からの質問に答えるために作成された。しかしそれは，医療機器の種類，およびOTSソフトウェア障害が発生した場合に患者，操作者，または部外者に与える影響によって異なる。したがって，「何を文書化すべきか」という質問に対する答えは非常に多様となり，それは，医療機器の設計に不可欠なリスク分析にもとづく。OTSソフトウェア障害が発生した場合に患者，操作者，または部外者の受けるハザードが重大であるほど，FDAに提出する文書には詳細なものが求められ，医療機器製造業者が行うライフサイクル管理のレベルも高くなる。

本書は，FDAへの提出文書作成時に，医療機器製造業者の考慮すべき点について述べる。すべてのOTSソフトウェアの文書化には基本項目が必要であり，障害によるハザードが著しく重大なOTSソフトウェアに対しては，追加の（特殊な）ニーズおよび製造業者の責任があるが，それについては詳しく解説する。

#### 1.2 目的／適用範囲

本ガイダンスは，OTSソフトウェアを使用する医療機器の市販前申請書中に提供される文書に関するFDAの現行の考え方をまとめた文書である。これは，いかなる者に対しても権利を付与することはなく，また，FDA，一般社会ともにこれを拘束するものではない。代替のアプローチが，該当する法規則を満足する限り，代替案を採用しても差し支えない。FDAは，法規制の要求事項に関しては，shall（しなければならない），must（しなければならない），require（要求する）のような強制を表す言葉を用いる。ガイダンスに関しては，should（することが望ましい），may（してもよい），can（できる），recommend（推奨する）のような非強制的な意味の言葉を用いる。

この文書の目的は，OTSソフトウェアを含む医療機器申請の中で一般に提供されることが望ましい情報を説明することである。この情報は，医療機器に含まれるソフトウェアの市販前届申請書内容のガイダンス[4]に述べられた文書に追加されるものである。ここに概説された原則の多くは，機器製造業者が機器に既製のソフトウェアを使用するための設計管理，およびバリデーション計画を設定する際に役立つ。このガイダンスは，審査官が注目する提出書類中の重要な要素を検討し，製造業者および審査官両方が作業できる共通の基盤を提供している。これによって，OTSを受け入れる製造業者がOTSソフトウェアを含むアプリケーションに関してFDAと折衝するとき，何を要求されるか予見しやすくなる。

本ガイダンスは，安全をベースにしたリスクマネジメントへのアプローチを反映し，リスクマネジメントに関する国際規格と一貫性を持つように意図している。現在の国際規格では，リスクの推定は，危害の重大性と危害の発生確率とを掛け合わせたものとして考えることが望ましいとされる。発生確率は，臨床およびエンジニアリング双方を考慮し，それにもとづいて計算する。臨床面では，患者の母集

団,使用者の技能程度,ラベル表示およびリスク・ベネフィット分析を用いてリスク,および許容リスクレベルを計算する。ソフトウェアエンジニアリングの面では,発生確率は通常,ソフトウェアの障害発生率にもとづく。しかし,ソフトウェア障害は性質上,系統的であるため,発生確率は従来の統計的方法を使用して決めることができない。

　ソフトウェアに関連するハザードのリスクを,ソフトウェア障害発生率にもとづいて推定することは困難であるため,CDRHは医療機器ソフトウェアのエンジニアリングのリスクマネジメントでは,ソフトウェア障害に起因する危害の重大度に注目することが望ましいとの結論に達した。ハザード分析は,ハザードおよびハザードが起きる原因を特定するものと定義している[IEC 60601-1-4]。ISO DIS 14971およびEN 1441で規定されているリスク分析の定義にもとづくと,ハザード分析は,実際はリスク分析の一部分である。ソフトウェアのリスク分析は,リスクの発生確率にもとづくことはできないため,リスク分析は,ハザード分析にほかならない。技術的見地からは,リスク分析とハザード分析のどちらの用語を使用しても適切である。しかし,CDRHは,ハザード分析を用語として使用する。その理由は,ソフトウェア障害発生率にもとづいてリスクを計算することは一般的に妥当ではなく,またソフトウェア障害発生率にもとづくよりむしろ危害の重大度にもとづいてソフトウェア安全リスクを管理するほうが,よりいっそう適切であるという概念を強調できるからである。

### 1.3 定義

　リスク分析への安全ベースのアプローチにしたがって,次の定義をする。

ハザード(危険源,危険状態) — 危険の潜在的な発生源または人体傷害の原因となる状態。

ハザード分析 — ハザードを特定するおよびハザード発生原因を特定すること[IEC 60601-1-4]。

ハザード低減 — ハザードの重大度,発生確率,または両方を減らすこと。

高い懸念レベル(メジャー) — 機器機能と直接関連するソフトウェアの動作が,患者,操作者,および/または部外者に直接影響し,ソフトウェア障害または潜在的欠陥により患者,操作者,および/または部外者の死亡もしくは重傷を招く場合,または患者,操作者,および/または部外者に間接的に影響し(たとえば医療提供者の行為により),情報が不正確または遅れたことにより患者,操作者,および/または部外者の死亡もしくは重傷を招く場合。

低い懸念レベル(マイナー) — ソフトウェア障害または潜在的設計欠陥があっても,患者,操作者,および/または部外者の傷害を招くと予想できない場合。

中程度の懸念レベル(モデレート) — 機器機能と直接関連するソフトウェアの動作が,患者,操作者,および/または部外者に直接的に影響し,ソフトウェア障害もしくは潜在的設計欠陥により患者,操作者および/または部外者の軽傷を招く場合,または患者,操作者および/または部外者に間接的に影響し(たとえば医療提供者の行為により),情報が不正確または遅れたことにより患者,操作者,および/または部外者の軽傷を招く場合。

既製ソフトウェア(OTSソフトウェア) — 一般に入手できるソフトウェアコンポーネントであって,医療機器製造業者によって使用されるが,製造業者ではソフトウェアライフサイクル管理を保証できないもの。

リスク分析 — ハザードを特定し,そのリスクを推定するために入手できる情報を調査すること[ISO DIS 14971]。

リスクコントロール — 規定範囲にまでリスクを低減し,またはその範囲内にリスクを維持することを決定し,実施するプロセス[ISO DIS 14971]。

安全性 — 医療機器の規制において,安全とは,適切な指示および安全でない使用に対する警告を守り,意図した用途に使用したときに受ける可能性のある健康上のベネフィットのほうが,ありうるリスクを上回ることをいう。このガイダンスでは

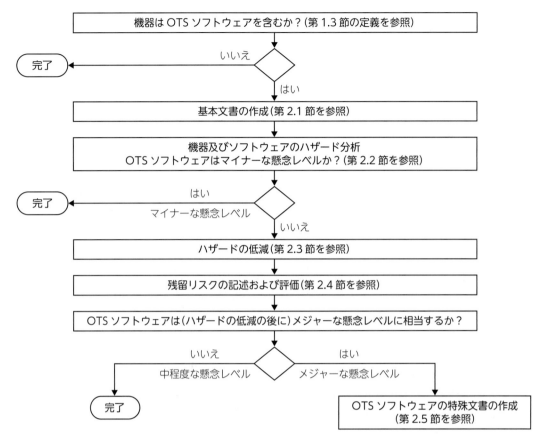

**図1-1 OTSソフトウェア決定図**

「安全性および有効性」という単語を使用する。安全という用語は，ベネフィット対リスクの検討およびラベル表示のコンテキストでのみ意味があるからである。

重傷（重症）— 米国連邦規則21 CFR 803.3（aa）の医療機器報告（MDR）規制に準拠して，次のような傷害または病気を意味する。

1. 生命をおびやかす
2. 身体機能の恒久的な障害または身体構造の恒久的な損傷に至る
3. 身体機能の恒久的な障害または身体構造の恒久的な損傷を除くために，内科的または外科的な介入を必要とする

恒久的な — このサブパートにおいて，恒久的とは，身体の構造または機能の不可逆的な障害または損傷を意味し，軽度な障害または損傷を除くものである。

本文書で使用されるその他のソフトウェア用語の定義については，FDAのコンピュータ化システムおよびソフトウェア開発用語集[6]に準拠する。

### 1.4 OTSソフトウェア決定図

医療機器のOTSソフトウェアの使用をサポートする申請内容は，ハザード分析の結果により異なる。図1-1には，決定過程の図および本ガイダンス文書の第2章の目次を示す。

表1-1は，図1-1にもとづくOTSソフトウェア提出書類の推奨目次を要約したものである。

**表1-1 図1-1からの文書化の要約**

| |
|---|
| 低減前のマイナーな懸念レベル |
| ハザード分析 |
| 基本的文書の作成 |
| 低減後のマイナーな懸念レベル |
| ハザード分析 |
| 基本的文書の作成 |
| ハザード低減 |
| 中程度の懸念レベル |
| ハザード分析 |
| 基本的文書の作成 |
| ハザード低減 |
| 残留リスクの記述および評価 |
| 低減の後のメジャーな懸念レベル |
| ハザード分析 |
| 基本的文書の作成 |
| ハザード低減 |
| 残留リスクの記述および評価 |
| 特殊文書の作成 |

## 2. OTSソフトウェアの使用

### 2.1 OTSソフトウェアの基本的文書の作成

OTSソフトウェアの基本的文書では，次の情報を記載すること。

1. それは何か ― 使用されるOTSソフトウェアの各コンポーネントについて，次の事項を特定する。
   ・OTSソフトウェアの名称および製造業者
   ・必要に応じて，バージョンレベル，リリース日付，パッチ番号およびアップグレード指定
   ・最終使用者に供給されるOTSソフトウェアの文書化
   ・なぜこのOTSソフトウェアは，この医療機器に適切であるか
   ・このOTSソフトウェアの予想される設計限界は何か
   　備考：医療機器製造業者は，適切な文書，つまり設計記録に指定されたOTSソフトウェアだけを使用することが望ましい。OTSソフトウェアのバージョンが変更される場合は，それに伴い該当文書を更新することが望ましい。

2. OTSソフトウェアのためのコンピュータシステム仕様は何か ― どの構成（コンフィギュレーション）に対してOTSソフトウェアがバリデーションされているか。次の事項を特定すること。
   ・ハードウェアの仕様：プロセッサ（製造業者，速度，および特徴），RAM（メモリ容量），ハードディスクサイズ，他の記憶装置，通信，表示など
   ・ソフトウェアの仕様：オペレーティングシステム，ドライバ，ユーティリティなど。各アイテムのソフトウェア要求事項仕様（SRS）リスティングには，名称（たとえばWindows 95，Excel，Sun OSなど），バージョンレベル（たとえば4.1，5.0など）およびOTSソフトウェア製造業者によって提供されたすべてのパッチの完全なリストを含むことが望ましい

3. 適切な処置が最終使用者によって講じられることを，どう保証するか
   ・OTSソフトウェアおよびシステムのどのような一面から，インストール／構成することができるか（および／または，インストール／構成しなければならないか）
   ・どのようなステップが，製品のインストールおよび／または構成のために許容されるか（または絶対に必要となるか）
   ・どのくらいの頻度で構成を変更する必要があるか
   ・どのような教育および訓練が，OTSソフトウェアの使用者のために示唆され要求されるか
   ・指定されていないOTSソフトウェア（たとえばワードプロセッサ，ゲーム）の使用を予防するために，どのような手段が医療機器の設計に取り込まれたか。指定されていないOTSソフトウェアの使用は，システム設計，予防手段，またはラベル表示により予防できる。また，このソフトウェアの導入は，入力を不能にすることによって予防できる（フロッピーディスク，

CD, テープドライバ, モデム)
4. OTSソフトウェアは何を行うか ― OTSソフトウェアはこの機器内でどのような機能を提供するか。これは, このOTSソフトウェアに対して, 医療機器に含まれるソフトウェアの市場出荷前届申請書に関するガイダンス[4]に記されているソフトウェア要求事項と同等である。次の事項を特定すること。
   ・OTSソフトウェアは何を行うように意図されているか。OTSを使用する組織の設計文書は, 医療機器の設計にどのOTSコンポーネントが含まれているか正確に特定することが望ましい。OTSソフトウェアが, 誤制御および機器の誤制御メッセージングにどの程度関与しているかを特定する
   ・他のソフトウェア, たとえば医療機器の外部のソフトウェア (今回の申請, または他の申請の一部として審査されないソフトウェア) とのリンクはどうなっているか。外部のソフトウェアへのリンクは, 各医療機器／モジュールに対して正確に定義するのが望ましい。設計文書は, 医療機器ソフトウェアと外部ソフトウェアの関連性について完全に記述することが望ましい (たとえばネットワーク)
5. ソフトウェアの機能をどのようにして知るか ― 懸念レベルにもとづく
   ・OTSソフトウェアのテスト, 検証およびバリデーションを記述し, またそれがOTSソフトウェアに関連した機器ハザードに適切であることを確実にする (備考1を参照)
   ・テスト結果を提供する (備考2を参照)
   ・OTSソフトウェア問題 (バグ) および最新版にアクセスするための現行リストがあるか
      備考1：FDAは, ソフトウェアテスト, 検証およびバリデーションの計画が, 使用される予定のOTSソフトウェア (名称およびバージョン) を間違いなく特定することを推奨する。ソフトウェアをテストする場合, 使用者に引き渡される特定のOTSソフトウェアを使用して, 統合されたテストを実施することが望ましい。
      備考2：製造業者が異なるバージョンのOTSソフトウェアを持つ医療機器を使用する場合, 製造業者は, 各バージョンに対して医療機器のバリデーションをすることが望ましい。
6. OTSソフトウェアをどう追跡するか (管理するか) ― 適切な計画にするため, 次の情報を記載すること。
   ・正しくないバージョンの導入を防ぐために, どのような手段が医療機器の設計に取り込まれたか。医療機器は, ソフトウェアがすべて正確な名称, バージョンレベルおよび構成であることを検証するために, 起動時に点検することが望ましい。正確なソフトウェアがロードされていない場合, 医療機器は, 操作者に警告を出し, シャットダウンして安全状態にすることが望ましい
   ・OTSソフトウェア構成をどう維持するか
   ・OTSソフトウェアをどこに保管するか, およびどのように保管するか
   ・OTSソフトウェアの適切なインストールをどのような方法で保証するか
   ・OTSソフトウェアの適切な保守およびライフサイクルサポートをどのように保証するか

## 2.2 OTSソフトウェアのハザード分析

包括的なリスクマネジメントを実行するため, 製品の寿命にわたってハザード分析および低減を反復して継続すること。製造業者は, 医療機器 (システム) ハザード分析の一部としてOTSソフトウェアハザード分析を実施することが期待されている。

OTSソフトウェアの障害, 誤作動または誤用は, 患者, 操作者または部外者にハザードをもたらすことがある。

図2-1は, OTSソフトウェアコンポーネントのハザード分析を含む典型的なハザードマネジメントおよび低減プロセスを要約したものである。

提出書類にはOTSソフトウェアハザード分析を

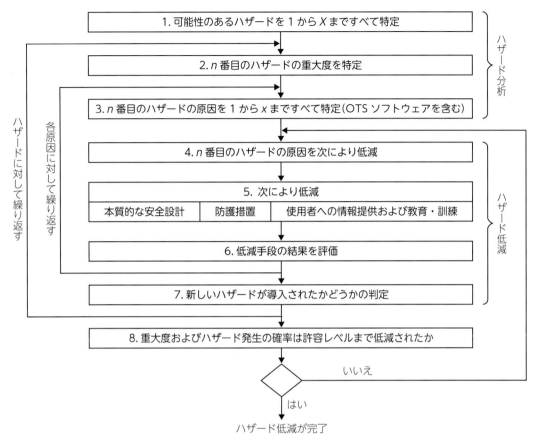

**図2-1 典型的なハザード分析および低減**

文書化するため次の情報を含むことが望ましい。
・識別された可能性のあるハザードすべてのリスト
・識別された各ハザードの重大度の推定
・識別された各ハザードに関する可能性のある原因すべてのリスト
　備考：OTSソフトウェアハザード分析を表形式にするか，要約を表形式にすると，審査しやすくなる。OTSソフトウェアのハザード分析は，総合的な機器ハザード分析に含まれていてもよいが，適切に文書化することが条件である。

OTSソフトウェアを備えた機器の懸念レベルが低ければ，OTSソフトウェア自体の懸念レベルがそれ以上に高くなることはない。そのような機器におけるOTSソフトウェアのハザード分析は，機器の低い懸念レベルを文書化するだけでよい。

OTSソフトウェアの障害，誤作動，または誤用により患者，操作者，または部外者が傷害を招くおそれのない場合，OTSソフトウェアは低い懸念レベルであるといわれ，基本的文書化（2.1節を参照）をすれば十分であると考えられる。

### 2.3 OTSソフトウェアのハザード低減

ハザード低減のアクティビティは，ハザードの重大度，発生確率，またはその両方を減らすことを目指してもよい。ハザード低減の介入には3種類あり，次の優先順位で行う。

・設計（または再設計）
・防護措置（受動的な手段）
・使用者への警告（ラベル表示）

これらのアプローチはハードウェアおよび／またはソフトウェアに適用される。これら3つの低減のアプローチは，決して排他的なものではなく，同時に使用してもよい。最も望ましいアプローチは，有効な制御策を設計の中につくり込むことである。すなわち，危険な操作または危険なコンポーネントの必要性を取り除くことである。防護措置は受動的である（使用者の立場からみて）。理由は防護措置があれば使用者側は何の行為もする必要がないからである。最も有効でないアプローチは，医療機器使用者側の何らかの行為（または行為をしないこと）に依存するアプローチである。

提出書類には，OTSソフトウェアのハザード低減を文書化する次の情報を記載するのが望ましい。

1. OTSソフトウェアに関連して特定されたすべての医療機器ハザードのリスト
2. 各ハザードを低減するために講じられたステップ
3. 残留リスク

 備考：リスクマネジメントを表形式にするか，または要約を表形式にすると，審査しやすくなる。通常これらの結果は，総合的な医療機器ハザード分析および低減計画の一部として含まれる。

公衆衛生における傷害予防への包括的なアプローチの例を，10項目の「対策」[2)]を念頭において作成した。表2-1は，ハザード低減の総括的なアプローチを示しており，この場合は患者，操作者，または部外者への傷害に関連するエネルギー放出の防止への総括的なアプローチである。

各々のハザード低減を実施するとともに，新たに発生する可能性のあるハザードと同様に残留リスクも評価する。

残留リスクの許容レベルは，発生する残留リスクの重大度または残留リスクの起こる尤度にもとづくが，医療機器の意図された用途およびソフトウェアが実行する機能によって異なる。診断検査の場合は，不必要な侵襲的な診断検査（たとえば生体組織検査）を行う，または重要な診断もしくは治療手順

**表2-1 傷害低減の対策**

| |
|---|
| 1. エネルギーの蓄積を予防する |
| 2. 供給されるエネルギーの量を減らす |
| 3. エネルギーの不適切な放出を予防する |
| 4. エネルギーの放出を修正する |
| 5. 時間および空間において患者をエネルギーから隔離する |
| 6. エネルギーと患者との間に物理的障壁を作る |
| 7. インタフェースにおいて表面または基本構造を変更する |
| 8. 誤用の尤度を減らす，または患者の抵抗性を増す |
| 9. 傷害に対して迅速な救急処置を施す |
| 10. 傷害を負った後の医療ケアおよびリハビリテーションを向上させる |

を手抜きするか遅らせてしまう結果，傷害を招くケースがある。

OTSを使用する組織は，中程度かまたは高い懸念レベルの場合，残留リスク（2.4節）を説明し，それを評価する必要がある。OTSソフトウェアの障害，誤作動，または誤用が，患者，操作者，または部外者の死亡または重傷を招くおそれのある場合，そのOTSソフトウェアは高い懸念レベルをもたらすといわれる。OTSソフトウェアからの残留リスクが高い懸念レベルをもたらす場合，OTSを使用する組織は特殊文書化をする必要がある（2.5節を参照）。

### 2.4 残留リスクの記述および評価

OTSを使用する組織は，残るリスクの詳細な（完全な）説明を提供することが望ましい。

OTSソフトウェアの使用に関連するリスクは，代替物，たとえば特別注文で開発したソフトウェアのリスクと関連させて考慮することが望ましい。このアプリケーションまたは関連アプリケーションのOTSソフトウェアの使用経験（データ）については，OTSを使用する組織がこれを提示することが望ましく，提示されれば審査官は考慮する。残留リスクが許容できるかどうかは，特定の医療機器アプリケーションによって異なる。

### 2.5 OTSソフトウェアの特殊文書の作成

高い懸念レベルのOTSソフトウェアの特殊文書化をするために，医療機器製造業者は，次の事項を実施すること。

1. OTSソフトウェア開発者による製品開発方法が，特定の医療機器内OTSソフトウェアの用途に適切かつ十分であるという保証をFDAに提供する。つまりFDAでは，OTSソフトウェアの作成時に使用されるOTSソフトウェア開発者の設計および開発方法の監査を推奨している。この監査は，OTSソフトウェアの開発および承認の文書化を完全に評価することが望ましい（備考2.5.1を参照）。

   備考：監査が行われず，ハザード低減の後もOTSソフトウェアが高い懸念レベルを依然として表す場合は，OTSソフトウェアの使用は意図した医療機器アプリケーションに適切でない可能性がある。

2. OTSソフトウェアのために実施された検証およびバリデーションアクティビティの手順および結果が，医療機器の安全性および有効性の要求事項に適切かつ十分であることを実証する。OTSソフトウェアを特定の医療機器内で使用することを承認するとき，検証およびバリデーションアクティビティは，OTSソフトウェア開発者によって実行されたアクティビティだけでなく，医療機器製造業者によって実行されたアクティビティをも含むことが望ましい。

3. 元のOTSソフトウェア開発者がサポートを終了した場合は，OTSソフトウェアの保守およびサポートを継続して行うことを保証する適切な機構の存在を示すこと。

## 3. 市販のアプリケーションに使用されるOTSソフトウェア

### 3.1 例

ここでは，OTSソフトウェアを使用する医療機器の例を記述する。これらの例は，医療機器に対する懸念レベルを定義した根拠，使用する開発プロセスの種類，および規制申請書類中に提供する情報を示すものである。

#### 3.1.1 角膜トポグラファー

— 低い懸念レベルの医療機器（2.1節を参照）

意図した用途：角膜トポグラファーは，角膜の曲率異常の画像を提供する。最も単純な異常は乱視である。

説明：角膜トポグラファーは，中空の円錐から構成され，患者は円錐の底面から頂点の内側のほうをのぞき込む（ちょうど，メガホンの大きいほうの端から内部を片目でのぞき込むのに似ている）。円錐の内側は白色で黒色の同心円が描いてある。同心円が眼で反射され，それがコンピュータ制御のカメラで撮影される。カメラは円錐の頂点にあり患者の眼のほうを向いている。同心円の反射光の形状が，角膜のトポグラフを作るために使用され，このトポグラフはプリントアウトされる。

OTSソフトウェア：WindowsのようなOTSオペレーティングシステムが，使用者，マイクロコンピュータのハードウェアプラットフォーム，角膜トポグラファー，データ記憶装置，および出力機器をインタフェースするために一般に使用される。

OTSソフトウェアの懸念レベル：角膜トポグラファーは，患者に直接の危害を与えない。医療機器の誤作動に関する誤診による間接的な危害のリスクは小さい。その理由は，最悪の場合には，不正確な画像を正確な画像とみなすからである。したがって，この医療機器内のOTSソフトウェアは，低い懸念レベルであり（2.2節を参照），基本的な文書化を満たすのが望ましい（2.1節を参照）。

#### 3.1.2 会陰圧測定器

— 低い懸念レベルの医療機器（2.1節を参照）

意図した使用目的：会陰圧測定器は，ある種の尿失禁を治療する筋力トレーニング（Kegelトレーニング）をする患者へのフィードバックに使用される。

説明：2種類の会陰圧測定器がある。1つは圧力を

測定するもの，もう1つは筋肉の電気的な活動（EMG）を測定するものである．どちらの機器も，膣または直腸のどちらかに入れるプローブ，およびモニタリングユニットからなる．加圧装置は空気の充満したプローブを使用し，プローブはプラスチック管によってモニタリングユニットに接続される．患者がトレーニングを開始すると，プローブが圧縮され，測定ユニットが圧力の変化を報告する．電気装置は，トレーニング中の目標筋肉の電気的な活動を測定するために電極を使用し，この情報はモニタリングユニットによって報告される．

OTSソフトウェア：DOSまたはWindowsのようなOTSオペレーティングシステムが，モニタリングユニットによって収集されたデータを記録し，表示するために使用される．

OTSソフトウェアの懸念レベル：会陰圧測定器で患者に直接傷害を招くおそれはない．その理由は，医療機器はどんなエネルギーも患者に与えないからである．トレーニング中の不正確なフィードバックによる間接的な傷害のリスクは小さいと予想される．これらの医療機器は，運動療法の付属物として使用されるだけであり，臨床的な監視下で使用される．したがって，この医療機器内のOTSソフトウェアは低い懸念レベルであり（2.2節を参照），基本的な文書化を満たすことが望ましい（2.1節を参照）．

### 3.1.3 埋込医療機器プログラマ

— 残留リスクの説明および評価（2.5節を参照）

意図した使用目的：埋込医療機器プログラマは，埋込電気的除細動器（ICD）または心臓ペースメーカーとのインタフェースおよび双方向通信を提供する．

説明：埋込式医療機器プログラマの構成は次の2つからなる．第一に電磁プログラミングヘッドがある．このヘッドは（体外で）埋込機器の上方に置かれ，埋込機器と皮膚を通して通信する．次にパーソナルコンピュータ（PC）インタフェース，およびPCハードウェアおよびソフトウェアがある．使用者である医師はプログラマを使って次の事項を行う．

・埋込部から性能履歴（機器および患者）を取り出す．一部のシステムでは，記録された心電図をプリントアウトする
・埋込部の調節可能な（プログラマブルな）特性を設定する
・システムの初期化および診断目的の誘導ショックを与える：および
・埋込物の作動特性および状態（電池を含んで）の検証を埋込部からの信号を介して行う．

OTSソフトウェア：DOSまたはWindowsのようなOTSオペレーティングシステムが，ユーザインタフェース（ときにはグラフィカルな），PCへのインタフェース（ハードウェアプラットフォーム），およびデータ記憶装置および出力装置とのインタフェースを提供するために使用される．

OTSソフトウェアの懸念レベル：埋込物に内蔵されるソフトウェアは，高い懸念のソフトウェアの定義を満たし（生命をサポート／生命を維持する），特殊文書化をする必要がある（2.4節を参照）．機器プログラマが，より低い懸念レベルであると考慮できるかどうかは，主として埋込物またはプログラマの設計に取り込まれた防護の程度により異なる．リスクを低減するために講じるステップには次の事項を含む．

・誤って不適当な作動状態にプログラミングする可能性を最小限に留めるように埋込物を設計する
・通信不良になる確率を最小限に留めるようにプログラマインタフェースを設計する．たとえばハードウェアが電磁障害（EMI）に影響されないようにする
・プログラム作成アプリケーションで利用されるOTSソフトウェアの部分を限定する
・PCが他のアプリケーションに使用されないようにする．たとえば次の事項を考慮する
　− 望ましくないソフトウェアの追加，改造またはシステム使用ができないようにソフト

ウェアを設計する：および
- 望ましくないシステム使用ができないようにハードウェアを設計する

このほかに，プログラマにOTSソフトウェアの利用をサポートする上で次の事項を考慮する。

1. このアプリケーションにおけるOTSソフトウェアの使用に関する文書化された経験（データ）
   ・問題を発見し，報告するためにどのようなシステムが整備されているか
   ・他の（おそらくはOTSでないソフトウェア）システムと比較して，報告された問題の比率は高いか低いか
2. 他の関連アプリケーションにおけるOTSソフトウェアの使用に関する文書化された経験
   ・どのような問題（バグリスト）が報告されたか，およびこのアプリケーションに関係するものがあるか
   ・このアプリケーション関連の問題に対するワークアラウンドの開発は，困難であったか

審査チームは，実施される総合プログラマシステムが，必要なシステム安全性および有効性を満たすかどうか決定しなければならない（2.5節を参照）。

### 3.2 OTSソフトウェアに関する510(k)の問題

OTSソフトウェアを含む新しい医療機器，または変更された医療機器が新しい510(k)を必要とするかどうかは，OTSソフトウェアを含まない機器の必要条件と同じである。これらの条件は，CDRHのガイダンス，既存の機器の変更に対する510(k)提出時期の決定[3]に述べてある。510(k)ガイダンスで記されている技術エンジニアリングおよび性能変更に関する第（B）章が，OTSソフトウェアによく適用されるものである。

ガイダンスの第B章には次の質問が含まれている。

・B1：それ（改造）は制御機構の変更か？
・B2：それは作動原理の変更か？
・B5：それは性能仕様の変更か？
・B8：それはソフトウェアまたはファームウェアの変更か？　質問B4からB8までで識別された種類の変更は，設計変更またはエンジニアリング変更とよばれることが多い。それらの範囲は広く，次の事項がすべて含まれる。すなわち，通常の仕様変更であって，使用者，フィールド要員またはプラント要員などからのフィードバックの結果として，医療機器性能の維持や向上に必要な変更から，製品の大幅な再設計まですべて含まれる

・B8.1：その変更は，用途の表示に影響するか。明示的なラベル表示の変更の場合と同様に，変更が用途の表示に影響する場合，つまり，それが新しい用途を暗黙のうちに意味する場合も，新しい510(k)を提出することが望ましい

・B8.2：実質的同等性を決定する目的で，安全性および有効性を評価するのに臨床データが必要であるか？　検査室試験またはシミュレーションが安全性および有効性を評価するのに十分でなく，したがって，新設計の実質的同等性を確立するために，臨床データが必要であると製造業者が認識した場合は常に510(k)を提出することが望ましい

・B8.3：設計のバリデーションの結果，安全性および有効性について新しい問題が提起されたか？　医療機器の設計変更はすべて，機器が意図した性能を引き続き保っていることを保証するために，あるレベルの設計のバリデーションまたは評価を必要とする。ルーチンの設計のバリデーションアクティビティを適切に行えば，その結果として製造業者は必然的に設計変更の努力および処置を文書化することになる，すなわち安全性および有効性について新しい問題が提起されていないことを保証することになる

第B章中の質問のいずれか1つでもYesになった場合，通常は新しい510(k)が必要になる。

#### 3.2.1 510(k)を必要とするOTSソフトウェアの変更

OTSソフトウェアの懸念レベルが低い医療機器の場合，通常はOTSソフトウェアの変更により新しい510(k)を提出する必要はない。しかし，製造

業者は変更に関してバリデーションを行うことに責任を負う。

他の医療機器の場合，新しい510(k)を提出する必要があるかどうかの決定は，次の事項により異なる。すなわち，機器の意図した用途，OTSソフトウェアの機能，およびOTSソフトウェアによるリスクがどの程度まで低減されたかである（510(k)提出時期に関するガイダンス[3]を参照）。

### 3.2.2 検査室情報管理システムの免除

検査室情報管理システム（LIMS）は，クラスI機器である（21 CFR 862.2100，臨床用の計算器／データ処理モジュール）。それらは，検査室データを記憶し，検索し，処理することを意図した電子医療機器の範疇に含まれている。LIMSはさらに予定の作成，請求書の発行および機器に無関係のその他の機能を扱うことがある。LIMSは1988年6月8日以来510(k)規定が免除されてきた。しかし，他のすべての要求事項，たとえば登録，リスティング，GMP，およびMDRには適合する必要がある。

LIMS免除は，治療または診断検査をガイドする目的で診断確率の割当を意図するような，人工知能および他のアルゴリズムのアプリケーションには適用されない。

血液施設ソフトウェアシステムのような臨床データ管理機能は，FDAの規制の対象になることがある。

### 3.3 OTSソフトウェアに関するIDEの問題

医療機器がOTSソフトウェアを含んでいてもいなくても，IDE[訳注]の要求事項は同じである。OTSソフトウェアは，医療機器の構成部分であるとしてもよいし，またはそれ自体が完全な医療機器，たとえば診断のソフトウェアであるとしてもよい。IDEの申請を要求する条件は，21 CFR 812で規定され，一般には次の事項のような医療機器が意図する患者母集団に影響する変更，すなわち，機器の使用条件（たとえばラベル表示または広告に推奨または示唆

された条件，機器の使用による便益の可能性が機器の使用による病気または傷害を招く可能性を上回る），または医療機器の信頼性である。

OTSソフトウェアに関連する特別な問題には，臨床研究におけるOTSソフトウェア医療機器の初期（ベータ）試験が含まれることがある。そのような試験は，適用可能なIDE要求事項にしたがわなければならない。リスクの少ない医療機器の場合には，施設内審査委員会による承認および患者のインフォームドコンセント（説明と同意）が含まれる。リスクの著しい試験の場合，初期の使用者試験（ベータ試験）のプロトコルが，ODEへのIDE提出書類に含まれる。たとえば，OTSソフトウェアモジュールを含む放射線治療計画ソフトウェアのベータ試験は，FDAの承認を前提とする本格的なIDEの下で行われる。

### 3.4 一部の診断機器の免除

OTSソフトウェアを内蔵する製品が診断用医療機器である場合，それが2.1節のCFR 812.2（c）(3)の規定を満たすならば，IDE要求事項を免除されることがある。たとえば，非侵襲性の診断機器の臨床（ベータ）試験であって，リスクの高い侵襲的な標本採取を必要とせず，体内にエネルギーを導入しない試験は，IRB承認，患者のインフォームドコンセント，およびその他のIDE要求事項を免除される。ただし，医学的に確立した診断製品または手順が診断を確認するために使用されることが条件である。

### 3.5 OTSソフトウェアに関するPMAの問題

市販前承認申請の基準および要求事項は，21 CFR 814に定めてある。製造業者が医療機器の市販前承認申請書を提出する場合，機器の安全性および有効性の妥当な保証を裏付ける有効な科学的根拠（必要であれば臨床的な証拠を含む）が必要である。

医療機器内で使用されるOTSソフトウェアは，総合的な医療機器の状況の中で評価される。医療機

---

訳注：IDE（Investigational Device Exemption，治験）

器製造業者は，OTSソフトウェアが適切なライフサイクル管理を使用して開発したことを保証しなければならないが，その範囲は，医療機器の総合的なリスク，OTSソフトウェアの役割，およびOTSソフトウェアコンポーネントの障害に関する懸念レベルにより異なる。

たとえば，市販のニューラルネットワークが医療機器製造業者によってパターン認識に使用される場合，次に示す場合には広範囲なバリデーションを要求する。すなわち，塗抹標本スクリーニング機器，コンピュータ支援の放射線診療，心電図波形のコンピュータ支援解析などに使用されるときである。同じニューラルネットワークでも，重要度の低い心電図波形のコンピュータ支援解析に使用されるときは，それほど厳密なソフトウェア文書化は要求されない。同様に，グラフィカルユーザインタフェースを持つ市販のパーソナルコンピュータのオペレーティングシステムは，それが心臓ペースメーカーのプログラマの中での使用を意図された場合には，広範囲な文書化およびバリデーションの根拠が要求される。人工耳のプログラミングの場合は，要求されるOTSオペレーティングの文書化および検証は，それより少ない。

### 3.6 人工知能

OTSの知識ベースのソフトウェア（たとえば人工知能，エキスパートシステム，およびニューラルネットソフトウェア）が，多くの医療アプリケーション用に開発されている。典型的なシステムは，臨床的な所見（場合によっては，画像診断データを含む）を受け取り，病状を推定するとともに，一連のデータの収集または治療を勧告する。臨床医は，システム出力にもとづいて，外科的な生体組織検査または他の侵襲性の試験を行うように指示し，または治療を始める。そのようなシステムは，それらの直接的影響（勧告）および間接的影響（適切な診断検査および処置をしなかったこと）の両方の安全性および有効性を一貫性のある方法で，テストされ審査されることが望ましい。

### 3.7 製品のラベル表示

FDAは，医療機器とともに使用される取扱説明書には，OTSソフトウェアのバージョンを特定するように推奨している。埋込型ソフトウェア（つまり，使用者は，OTSソフトウェアを選択せず，医療機器製造業者によって提供されるソフトウェアを変更できないもの）の場合には必要でない。

取扱説明書には，それには指定されたソフトウェア以外のものを使用すると，この医療機器の安全性，有効性および設計管理が損なわれ，そのような使用により使用者および患者のリスクが増大するといった，使用者に対する適切な警告を含むことが望ましい。警告として何をどう書くかは，医療機器のラベル表示 ― 推奨される書式および内容[5]に含まれている。

OTS医療機器ソフトウェアが磁気媒体またはユーザがインストール可能な媒体で提供される場合，ソフトウェアが作動することを確認された最低限のハードウェアプラットフォーム（プロセッサ，メモリ，ディスク，インタフェースなど）を示すラベル表示が，パッケージに含まれることが望ましい。使用者が適切なインストールを保証するために行うテストについてもラベル表示に記述されることが望ましい。

OTSソフトウェアが作動するハードウェアが独立型のコンピュータであり，使用者がハードウェアまたはソフトウェアシステムの特徴によって「ロックアウト」されない場合，使用者はそのコンピュータ上に，他のいかなるソフトウェア（ユーティリティまたはアプリケーションプログラム）もインストールしないように警告することが望ましい。

### 4. 参考文献

1) Levesen NG : *Safeware - System Safety and Computers*. Addison-Wesley, New York, 1995, 680 Pages. Abs : A good discussion of the problem area by a recognized expert on software safety.

2) Haddon W, Baker SP : Injury protocol. in Dun-

can, Clark Brain, MacMahon (eds) : *Preventive Medicine*, New York, Little, Brown, 1979. Abs : A readable discussion of basic injury reduction strategies from some of the most experienced in the field.

3) USPHS DHHS FDA CDRH : Deciding When to Submit a 510(k) for a Change to an Existing Device. 510(k) Memorandum#K97-1. January 10,1997. Abs : CDRH guidance that discusses how to decide when a change to an existing 510(k) requires a new 510(k) submission. Text version is available on the FDA home page at
http://www.FDA.GOV/cdrh/ode/510kmod.html.

4) USPHS DHHS FDA CDRH : ODE Guidance for the Content of Premarket Submissions for Software Contained in Medical Devices. May 29, 1998. Abs : This document provides the current guidance in the review of software which comprises part of (or all of) a medical device. Available on the FDA Home page at
http://www.fda.gov/cdrh/ode/software.pdf.

5) USPHS DHHS FDA CDRH : Medical Device Labeling? Suggested Format and Content. DRAFT Version 4.2, copies of this work? in? progress are available as of March 4, 1997. Abs : This document provides the current guidance on the policy, format and content of the labeling of medical devices.

6) USPHS DHHS FDA ORA : Glossary of Computerized System and Software Development Terminology. Abs : This document provides a glossary of commonly used computer and software terms.

## 5. 付録

本付録では，さまざまなOTSソフトウェアの背景およびコメントを提供する．機器製造業者は懸念レベルにもとづいて，市販の既製ソフトウェア（COTS）を使用できるかどうか決めることが望ましい．

### 5.1 オペレーティングシステム

オペレーティングシステムソフトウェアは，周辺装置を含むコンピュータおよびその関連ハードウェアの基礎機能を管理する主なソフトウェアプログラムである．オペレーティングシステムは，基本のユーザインタフェースを提供し，アプリケーションプログラムおよびタスクを管理し，メモリの割当およびデータ記憶装置を制御し，コンピュータおよびすべての追加周辺機器のために入出力を提供する．

「オープンな」ハードウェア（大量市場）アーキテクチャコンピュータは，タイミング，アドレス指定および処理のようなアーキテクチャおよび組織の特性において大きく異なり，種類が多い．これらのプラットホーム上で実行するオペレーティングシステムおよびアプリケーションソフトウェアは，この環境で適切に実行するように十分に「頑強である」ことが望ましい．

OTSドライバソフトウェアのパッケージは，CPU，オペレーティングシステムおよび入出力周辺装置の間のインタフェース機能を提供する．しかし，OTSドライバソフトウェアの性能および機能性は，全体的なシステム構成およびOTSハードウェアによって影響されることがある．一般的に，OTSドライバソフトウェアパッケージは，次の入出力インタフェースの種類に分類される．直列，並列，ビデオ信号，遠隔測定，LANおよび内部バスである．ほとんどの場合，特定のソフトウェアドライバは特定のインタフェースプロトコルに由来し，適切な作動のためのデータ信号，制御信号およびタイミング信号を含む．

ほとんどの入出力のインタフェース／バス構成に対するテストは，特別のバス分析または論理分析，適用範囲，および特定のインタフェースプロトコルの知識を要求するので，OTSドライバソフトウェアのパッケージのバリデーションプロセスは，より高い懸念レベルのシステムインタフェースのバリ

デーションプロセスの一部であることが望ましい．これは次のものの検証を含む．すなわち両方向のデータ信号のデータ値，両方向の制御信号のさまざまなモード設定（適用できる場合），およびCPUおよびオペレーティングシステムに関するドライバの入出力インターラプトおよびタイミングの機能である．

### 5.2 ユーティリティおよびドライバ

本付録では，医療機器のバリデーションプロセス中でOTSユーティリティおよびドライバソフトウェアのパッケージを使用する際の一般的な勧告および背景を提供する．

ユーティリティソフトウェアは，一般に特定のオペレーティングシステムとともに作動するように設計されている．ユーティリティソフトウェアは，アプリケーションソフトウェアとは異なり，オペレーティングシステムによって典型的に実行される機能にとってかわるか，またはそれを向上させるように意図されている．ユーティリティプログラムの例は，メモリマネージャ，ファイルマネージャおよびウイルスチェッカーである．ネットワークのソフトウェアも，多数のコンピュータが同じリソースにアクセスすることを可能にするという点で，ユーティリティソフトウェアとみなすことができる．オペレーティングシステムは，追加のユーティリティソフトウェアなしで，ネットワークオペレーションをサポートするか，または可能にするように設計することができる．

汎用コンピュータハードウェアの使用が普及するに伴い，既製（OTS）ソフトウェアを医療機器に組み込むことが一般に考慮されている．医療機器にOTSソフトウェアを使用することにより，製造業者は，機器固有の機能を働かせるのに必要なアプリケーションソフトウェアのほうに専念することができる．しかし，OTSソフトウェアは，汎用計算を意図しているので，医療機器の特定用途に対しては適切ではないことがある．OTSオペレーティングシステムの開発者は，典型的に汎用ビジネスまたはコンシューマコンピューティング環境，およびタスクのためにそのシステムを設計する．そこでは，ソフトウェア障害，および誤りの許容度は広い．汎用コンピューティング環境における誤りの許容度が広いことから，OTSオペレーティングシステムソフトウェアを誤りの許容度が狭い環境，またはアプリケーションに使用するのは不適当かもしれない．

OTSオペレーティングシステムソフトウェアを組み込むと，不必要な機能および複雑さが医療機器に入り込む．汎用機能の要求事項により，典型的に，OTSオペレーティングシステムのソフトウェアは大きくて使いにくいものになる．これは，オペレーティングシステムにより多くの機能性を組み入れようとするからである．この過剰な機能性は，特定の医療機器アプリケーションには使用されないばかりか，誤りがオペレーティングシステムに入り込む尤度が高くなる．医療機器アプリケーション用のOTSオペレーティングシステムの基礎機能は，典型的にグラフィカルユーザインタフェース環境およびハードウェアインタフェース機能である．タイミングクリティカルまたはリソースクリティカルのアプリケーションに使用されるオペレーティングシステムが多数あり，それらはユーザおよびハードウェアインタフェースをサポートするのに必要な基本的な機能性を持ち，汎用ビジネスまたはコンシューマオペレーティングシステムとしての欠点があまりない．

OTSユーティリティソフトウェアパッケージは，次の機能を実行できる．演算機能（高速フーリエ変換，正弦，余弦），表示機能（グラフィック），管理機能（さまざまなコンピュータデータ／ファイルのコピー，削除，保存），およびデータ操作機能（1つのブールタイプからの転送または両方）．これらの機能に対するソフトウェアのバリデーションは，懸念レベルに適切なものであることが望ましい．

### 5.3 ローカルエリアネットワーク（LAN）

本付録では，OTSソフトウェア使用のネットワークの面について一般的な勧告および背景を提供する．医療機器，特にマルチパラメータ患者モニ

ターおよび画像システムは，臨床グループ，集中モニタリング，および患者医療データおよび記録の保管のために，ネットワーク化されている。LANおよび他のネットワークは，画像，測定データ，オーディオ，ビデオ，グラフィックス，テキストなどの通信および共有化をますますサポートしている。媒体環境が異質であるので，より多くの処理パワー，より高い帯域幅またはネットワーク速度，精巧なオブジェクトリレーショナルデータベース，および機密保護およびアクセスの注意事項が必要になる。

ネットワークでつながれた医療機器の評価は，ネットワークアプリケーションの技術的な要求事項の定義およびそれらの要求事項の理解から始まる。

### 5.3.1 要求事項の分析

1. スピード ― 安全かつ有効な作動のために必要な応答時間により，医療機器システムのLANデータレート（帯域幅）が決定される。機器モニター，ワークステーション，およびクライアントマシンで要求されるCPUパワーおよびクロック速度は，ボトルネックが生じないように適切なものであることが望ましい
2. LANアーキテクチャ ― LANのサイズ（使用者ノードの数）およびLANのトポロジが特定されることが望ましい
   - LANは，障害をどの程度まで許容する必要があるか検討する。たとえば，ワークステーション障害の場合はどうか？
   - LANは，どの程度まで拡張可能にする必要があるか検討する。たとえば，新規の使用者ノードを，システム性能を低下させずに追加できるか？
   - 主要機器のソフトウェアは，計算をどの程度まで自立または分散させる必要があるか検討する？
3. ネットワークオペレーティングシステム（NOS）。既製であれ，プロプライエトリのものであれ，この選択は頑強さと融通性との兼ね合いを考慮するのが望ましい
4. データ完全性 ― ネットワークで使用する医療機器の非常に重要な問題の1つは，データ完全性である。製造業者は，ネットワークシステムのソフトウェアおよびハードウェアが，機器の懸念レベルと釣り合うエラーチェック，取扱い，および是正手段を取り込んでいることを保証するのが望ましい

   データパケットおよびファイルの送信は，誤り（エラー）検出および訂正を含むのが望ましい。誤り検出方法には，パリティ，チェックサム，および巡回冗長検査（CRC）が含まれる

   無許可の変更またはネットワーク障害の後のトランザクションロールバックは，医療機器LANのデータ完全性をサポートする

   重要なデータおよびファイルは，複写して別の場所に保管してもよい
5. ネットワークの管理およびセキュリティ ― ユーザ権限付与および認証が，機密性の高い患者情報へのアクセスに先行するのが望ましい

   上記の5つの項目は互いに無関係ではない。たとえば，ある1つの領域で下した決定が，他の領域でLANの性能に影響することがある。

### 5.3.2 実施

医療機器システムによって要求された速度により，ハードウェアの選択，ネットワークインタフェースカードおよび送信プロトコルが決まる。たとえば，従来のイーサネットのプロトコル（最大通信速度は10 M bps）が，意図したアプリケーションには遅すぎる場合，異なる送信プロトコルが必要である。

LANアーキテクチャを単純にするか，障害の許容度を広くするかの選択は，ネットワークで医療機器システムをつなぐときに検討して決める。LANは，線形のバスネットワーク（おそらく最も単純なスキーム）として実施できるが，バスの接続リンクで障害が発生した場合には，ネットワーク全体に影響する。スター形配置にして中央に冗長な集中型ハブを設けると，より複雑になるが，より頑強なネットワーク構造になる。

高帯域アプリケーションのセグメンテーションは，LANの性能を向上するために使用できる。データトラフィックをデータ集中的なクラスターに制限するので，LAN全体のトラフィックは減る。

### 5.4 機器マスターファイル

OTSの開発およびバリデーションに関する情報の多くは，OTSソフトウェアを機器のコンポーネントとして使用したい医療機器製造業者が入手しにくいことがある。市販のOTSソフトウェア販売会社が，医療機器に自社のOTSソフトウェアを使用してほしいが，一方でソフトウェア開発およびバリデーションの詳細な企業秘密を顧客（医療機器製造業者）と共有したくない場合，その情報を機器マスターファイルに入れてFDAに提出してもよい。

機器マスターファイルには，医療機器製造業者によるソフトウェアの使用をサポートするように，OTSソフトウェア開発，バリデーションおよび既知のソフトウェアバグに関する情報を含むことが望ましい。OTS販売会社は，機器アプリケーションのリスクの意図したレベルを参考にして，どの程度詳しい情報をマスターファイルに入れるかを決めることが望ましい。

OTSソフトウェア販売会社は，OTSソフトウェアをコンポーネントとして使用するとき，どのタイプの機器アプリケーションが適切かまたは適切でないか考えることが望ましい。その後で販売会社は，特定の機器製造業者に市販前届申請書の中でマスターファイルを参照するのを許可する。機器マスターファイルに関する情報は，DSMAの「市販前承認（PMA）マニュアル」，またはFacts-on-DemandまたはFDAのホームページ（http://www.fda.gov/cdrh/dsma/pmaman/front.html）で入手できる。

### 5.5 保守および陳腐化

この付録は，医療機器内のOTSソフトウェアに関する適切な保守性の問題を扱う。

保守アクティビティは，医療機器製品ベースラインの確立および流通に続いて始まると一般に考えられている。保守と製品開発との相違は，重要な相違である。製品開発設計アクティビティは，概して，高度に統合化されたコンポーネントおよびロジックをシステムに構築することである。保守アクティビティはこの構造を変更することであり，構造の完全性を損なうことがある。構造の完全性は，新しい設計要求事項，是正または環境への適応により影響されるかもしれない。これらの種類の変更は，ストラクチャの完全性，アーキテクチャ，ロジック，統合，またはこれらの特性の組合せに影響することがある。OTSソフトウェアコンポーネントを持つ製品の保守は，この文書の本文で述べた理由から特に問題となる。つまり，スポンサーは，OTSソフトウェアコンポーネントのライフサイクル過程を管理できないからである。

本節では一般的な安全性および有効性，設計，検証／バリデーション，変更，インストレーション，および廃棄の懸念を取り扱う。これらの懸念は，規制されるすべての医療機器ソフトウェアおよび独立型の医療ソフトウェア機器にあてはまる。どんな評価が適切かは懸念レベルにより異なる。

この節では次のように仮定する。

・製造業者の優良ソフトウェア開発規範（GSDP）および優良是正処置規範（GCAP）が整備されている
・製品のベースラインが存在する
・以前の製品ベースラインにもとづいた新製品ベースラインは，CDRHの審査を受ける

次に掲げる個々の懸念は，製品開発のライフサイクルのフェーズに対応する。この懸念は，すべての規制されたPEMSおよび独立型の医療ソフトウェア機器に関する基本的な保守の懸念である。この文書の本文中のガイダンスは，本節中の懸念に対する手順の基礎を提供する。

#### 5.5.1 安全性

製品ベースラインに新しいか，または改造されたOTS部品を導入すると，製品の安全性に影響することがある。したがって，医療機器の安全性影響の評価を行い，関連ハザードを障害モード影響解析（FMEA）表で文書化しなければならない。各々の

ハザードの結果は，定性的に提供され表現されることが望ましい。たとえば大きい，中くらい，小さいである。これらの識別されたハザード，その設計要求事項，およびテスト報告との間のトレーサビリティーが提供されなければならない。

分析には，広報（既知の誤り報告），取扱説明書，仕様書，パッチ，文献，およびこのOTSソフトウェアを使用するその他のユーザの経験をインターネットで探索する等の論評などを含むことが望ましい。

提出書類には次の情報を記載することが望ましい。

- 要求事項および試験報告へのトレーサビリティーを持つ障害モード影響解析（FMEA）が提供されているか？
- 安全機能は，新しいOTSコンポーネントから切り離されているか？
- 新しいOTSコンポーネントは，システムの安全の完全性に影響するか？
- どんな新しい人的要因が新しいOTSコンポーネントで入り込むか？

### 5.5.2 設計

新しいかまたは改造されたOTSソフトウェアコンポーネントが製品ベースラインへ入り込むと，製品の最初の設計に影響することがある。この影響は，製品のストラクチャ，アーキテクチャ，ロジック，統合，またはこれらの特性の組合せに必要な変更を加える際に生じる。

構造の変更から生じる問題には次の事項が含まれる。

- 新しいシステムのリソースの要求事項，たとえば共有および／または固定メモリ
- 新しいタイミングの考慮事項
- 新しいメモリ編成（たとえば16ビットから32ビットへ，さらに64ビットワードへ），分割
- 新しい人的要因の問題
- 新しいデータ完全性の問題
- 最終コードを作るために必要な新しいソフトウェア（ビルドツール）

提出書類には，次の情報を記載することが望ましい。

- 新しいOTSソフトウェアコンポーネントにより性能特性はどう変化するか？
- 新しいOTSソフトウェアコンポーネントにより操作環境はどう変化するか？
- データの完全性は保持されるか？

### 5.5.3 検証およびバリデーション

製品ベースラインを確立したときと同様に，保守による変更が製品ベースラインに加えられたときも，検証およびバリデーション（V&V）アクティビティをすることが望ましい。これらの変更を分析することにより，どんな検証およびバリデーションアクティビティが必要であるかを決定できる。新しいOTSソフトウェアのコンポーネントが製品ベースラインに入ると，未知のロジックパスおよび複雑性が製品に入り込む。OTSソフトウェアコンポーネントの「ブラックボックス」テストにより，ある程度のバリデーションができる。しかし，OTSソフトウェアコンポーネントのロジックパスおよび複雑性が未知であるから，設計ストラクチャまたはロジックが，どこかほかのところで影響を受けているかどうか知ることが重要である。これは，完全なシステム回帰テストが実行されることが望ましいことを意味する。これらのバリデーションアクティビティの結果は，文書化されることが望ましい。

提出書類には，次の情報を記載することが望ましい。

- テスト報告書は，識別されたOTSソフトウェアコンポーネントのハザードが扱われたという客観的な根拠を提供しているか？
- テスト報告書は，識別されたシステムのハザードが扱われたという客観的な根拠を提供しているか？
- システム回帰テストは実行されたか

### 5.5.4 インストレーション

新しいOTSソフトウェアコンポーネントを統合した結果，製品ベースラインの構造が変化し，これがインストレーションの要求事項に影響することが

ある。この影響は，小幅な文書化の変更からフィールドアップグレードに至るまで範囲が広い。審査官は，OTSソフトウェアコンポーネントの変更がフィールドにある製品にどう影響するか確認することが望ましい。

提出書類には，次の情報を記載することが望ましい。新しいOTSソフトウェアコンポーネントがフィールドにある医療機器製品にどう影響するか？

例：新しいOTSソフトウェアコンポーネントは，現在フィールドにある医療機器の仕様の範囲内で正確に作動するか？

### 5.5.5 陳腐化

急激な技術変化，経済情勢，および市場の需要により，製品寿命は短くなっている。これらの現象に対する直接の結果として，今日のOTSソフトウェアコンポーネントは，2年後には存在しないかもしれない。ソフトウェアは変更が比較的容易なので，製品寿命の短いことはソフトウェアの特徴である。OTSソフトウェアコンポーネントが陳腐化すると規制製品に重大な影響をおよぼす。その理由は，機器製造業者がフィールドにある製品を適切にサポートできなくなるからである。OTSを使用する組織は，OTSソフトウェアコンポーネントを持つフィールドにある医療機器製品をサポートする必要がある。

提出書類には，次の情報を記載することが望ましい。

- 古いOTSソフトウェアコンポーネントが，フィールドにある医療機器のために引き続き入手できるか？
- OTSソフトウェアコンポーネントを置換／除去する撤収計画があるか？
- 新しいOTSソフトウェアコンポーネントは，フィールドにあるコンポーネントを置換することができるか？

### 5.5.6 変更管理

提出書類は，考慮される製品を特定しなければならない。したがって，提供される製品構成は次の事項を指定することが望ましい。

- ハードウェアプラットフォーム（たとえばマイクロプロセッサ，要求される最小のメモリ，アドレスできるワードサイズ）
- ソフトウェアプラットホーム（たとえばオペレーティングシステム，通信，データベース，必要なユーティリティなど）
- 上記以外のOTSコンポーネント（この文書の本文の基本的要求事項を参照）
- 内部で開発されたアプリケーション

付録3　医療機器に含まれるソフトウェアのための市販前申請の内容に関するガイダンス

### 本参考訳を使用する際の注意

　以下の内容は"Guidance for Industry and FDA Staff, Guidance for the Content of Premarket Submissions for Software Contained in Medical Devices"（Document issued on : May 11,2005. This document supersedes Guidance for the Content of Premarket Submissions for Software Contained in Medical Devices, issued May 29,1998, and Reviewer Guidance for a Premarket Notification Submission for Blood Establishment Computer Software, issued January 13,1997）の参考和訳です。

　本参考訳は読者各位にFDAガイダンスの理解を深めていただくことを企図したものです。内容については細心の注意を払っておりますが，本参考訳をガイダンス適合の根拠に使用することはできません。ガイダンスへの適合が必要な場合には，必ず原文の要求にしたがってください。なお，本参考訳中のURLは原文を転記したものです（現在は出典を確認できない場合があります）。

## 目　次

はじめに
負荷軽減アプローチ
範囲
他の文書との関係
用語
懸念レベル
懸念レベルの決定
ソフトウェア関連文書
スペシャル510(k)プログラム
簡略510(k)プログラム
追加トピックス
参照文献

## 医療機器に含まれるソフトウェアのための市販前申請の内容に関するガイダンス

　本ガイダンスは米国食品医薬品局（FDA）のこのテーマに関する最新の考えを表す。これは何人に対しても，いかなる権利を生じるもの，あるいは付与するものではなく，またFDAまたは公民を拘束するために機能するものではない。適用される法的要件および規制要件を満たすものであれば，代替的アプローチを用いてかまわない。

　代替的アプローチについて協議したい場合は，本ガイダンスの施行を担当するFDAスタッフに連絡されたい。該当するFDAスタッフがわからない場合は，本ガイダンスの表紙に記載された該当番号に電話されたい。

### はじめに

　本ガイダンスは，スタンドアロン・ソフトウェアアプリケーション，およびソフトウェアを組み込ん

でいるハードウェアベースの機器を含むソフトウェア機器の市販前申請に関して推奨する文書について，業界に対し，情報を提供することを意図する。本ガイダンスは，推奨事項をより明確に述べること，およびその推奨事項が技術の進歩として継続されていくことを保証することの弛まぬ努力の結晶である。本ガイダンスはまた，これまで2つのガイダンス文書に含まれていた推奨事項を1つのガイダンスに一体化している。

### 負荷軽減アプローチ

本ガイダンス文書で明確にされている課題は，機器が市販される前に対象とすべきであると，われわれが考えていることを表している。ガイダンスの作成において，われわれは，当局の政策決定のための関連する法的な判断基準を注意深く考慮した。また，貴方が本ガイダンスにしたがい，われわれが明確にした課題を対象にしようとすることで被るかもしれない負荷についても考慮した。われわれは，本ガイダンスで表されている課題を解決することに対して，負荷が最小となるアプローチを考慮したと信じている。しかし，もしこの課題を対象とするにあたり，より負荷のかからない方法があると貴方が信じるなら，負荷軽減課題の解決に対する提案されるアプローチ（A Suggested Approach to Resolving Least Burdensome Issues）（http://www.fda.gov/cdrh/modact/leastburdensome.html.）というガイダンスで概説されている手順にしたがうことが望ましい。FDAのガイダンスというものは，本ガイダンスを含めて，法的強制力を持つものではない。一方，ガイダンスは，特定の規制的または法的な要求事項が引用されているのでなければ，あるトピックに関する当局の現在の考えを示しているものであり，推奨事項としてのみ，みなされることが望ましい。当局のガイダンスにおいて"Should"という言葉の使用は，何らかの提案または推奨を意味し，要求事項ではない。

### 範囲

本ガイダンスの目的として，われわれは，1つまたはそれ以上のソフトウェアコンポーネント，パーツ，またはアクセサリを含む機器，またはそれだけで"ソフトウェア機器"とされるソフトウェアから構成される機器について言及する。以下のものを含む：

- 医療機器をソフトウェアベースでコントロールするためのファームウェアおよび他の手段
- スタンドアロン・ソフトウェアアプリケーション
- 汎用コンピュータにインストールすることを用途とするソフトウェア
- 専用のハードウェア／ソフトウェア医療機器
- アクセサリがソフトウェアを含む，またはソフトウェアで構成されるときの医療機器のアクセサリ

本ガイダンスは，そのソフトウェアのエンドユーザへの供給，工場でのインストール，第三者の供給メーカーによるインストール，またはフィールドでのインストールまたはアップグレードといった方法にかかわらず，ソフトウェア機器に適用する。

本ガイダンスでカバーされないソフトウェアには，機器として使用することを意図しているのではなく，製造または他の工程管理機能のために設計されたソフトウェアを含む。さらなる情報を得るため，または機器に対する要求事項を明らかにするためには，責任を持つFDAの審査部門に連絡する。

本ガイダンスは，ソフトウェア機器のための全種類の市販前申請に適用する。それは以下のとおり：

- Traditional, Special, and Abbreviated submissionsを含む市販前通知（510(k)）
- 市販前承認（PMA）
- 治験医療機器（IDE）
- 修正および追加を含むHumanitarian Device Exemption（HDE）

## 他の文書との関係

### FDAガイダンス文書

われわれは，本ガイダンスで，ソフトウェアに関連する推奨事項を提供する他の既存のガイダンスを補おうと考えている。たとえば，機器（独立型の機器または機器のコンポーネント，パーツ，またはアクセサリであるソフトウェアを含む）に関連するソフトウェアに対する推奨事項のために，「ソフトウェアバリデーションの一般原則」というガイダンスを参照することも，推奨する。機器が，OTSソフトウェアを使用している場合には，「医療機器におけるOTSソフトウェアの使用のためのガイダンス」を参照することを推奨する。ソフトウェア機器の製造業者は，QSR（品質システム規則）の要求事項（21 CFR part 820）にしたがって，ソフトウェア関連の文書を作成し，維持すべきである。推奨事項を提供する他のガイダンス文書と同様，本ガイダンスの推奨事項にしたがうことは，QSR（品質システム規則）にしたがうことの代用とはならないことに注意する。

### ソフトウェア関連の認知規格

ソフトウェアに関連した認知規格の制定は，特に，リスクアセスメントおよびリスクマネジメントのような重要なアクティビティに関して，ソフトウェアの開発と文書の一貫性および品質を改善させる助けとなってきた。われわれはできる限り，本ガイダンスにおける用語や推奨事項を，ISO 14971およびAAMI SW68のようなソフトウェア関連の認知規格と整合させた。

## 用語

### 検証とバリデーション

本文書では，「検証（Verification）」と「バリデーション（Validation）」（「V&V」という）というQSR（品質システム規則）で定義されている用語を使用する。

検証とは，「規定要求事項が満たされていることを，客観的根拠の調査および提出によって確認することをいう」（21 CFR 820.3（aa））。ソフトウェアの開発環境におけるソフトウェア検証とは，開発のフェーズごとのアウトプットが，そのフェーズのインプット要求事項のすべてを満たしているか確認することである。ソフトウェアのテストとは，開発のアウトプットが，そのインプット要求事項を満たしているか確認することを目的とした検証アクティビティのうちの1つである。その他の検証アクティビティには，以下のようなものがある：

- ウォークスルー
- 静的および動的な分析
- コードおよび文書の検査
- モジュールレベルのテスト
- 結合テスト

設計のバリデーションとは，「機器仕様が使用者のニーズおよび意図された用途に適合することを，客観的根拠によって確立することをいう」（21 CFR 820.3(z)(2)）。本文書のバリデーションという用語は，設計のバリデーションに限られ，21 CFR 820.3（z）(1)で定義されているようなプロセスのバリデーションは含まない。

設計バリデーションの要素の1つが，ソフトウェアバリデーションである。ソフトウェアバリデーションとは，そのソフトウェアが，ユーザニーズおよび機器の意図する使用に適合していることを，客観的根拠によって確立することをいう。ソフトウェアバリデーションは，完成機器（finished device）の設計のバリデーションの一部である。それは，該当する場合，完成機器（final device）への搭載も含み，実際のまたは模擬した使用環境におけるソフトウェアの適切な動作のチェックを含む。ソフトウェアバリデーションは，包括的なソフトウェアのテスト，およびソフトウェア開発ライフサイクルの各ステージで完了した検証タスクに大きく依存している。計画，検証，トレーサビリティ，構成管理，および他の優れたソフトウェア技術の要素は，ソフトウェアがバリデートされているという結論の裏付けを相互

に助け合う重要なアクティビティである。

### 軽微および重篤な傷害

本文書では，21 CFR 803.3（bb）(1) で定義されている重篤な傷害に合致しないすべての傷害を意味するものとして，軽微な傷害という用語を使用する。この規則では，重篤な傷害を以下のような傷害または病気と定義している：

　ⅰ．生命をおびやかす
　ⅱ．身体機能の永久障害または身体構造の永久傷害の原因となる，または
　ⅲ．身体機能の永久障害または身体構造の永久傷害を回避するために，医療または外科的治療を要する

本文書では，永久とは，「身体構造または機能に対する不可逆的な障害または傷害」と定義するが，軽微な障害または傷害は除く（21 CFR 803.3（bb）(2)）。

## 懸念レベル

### はじめに

市販前申請に含めることを推奨する文書は原則として，その機器の懸念レベルに依存する。本ガイダンス文書では，懸念レベルは機器の故障，設計の不備，または単に意図する使用どおりに機器を使用した結果，その機器が直接的または間接的に患者または操作者に対して許容できる，または負わせうる傷害の厳しさの評価をいう。患者または操作者に対し傷害をもたらす可能性のあるハザードを引き起こしたり，制御したり，低減したりするソフトウェアの役割を記述することを推奨する。なぜなら，機器の適切な懸念レベルを決定する要素ともなるからである。

提出を推奨するソフトウェア機器についての文書の量は，その機器の懸念レベルに比例する。懸念レベルは，ここでの使用においてのみ定義され，機器のクラス分類（クラスⅠ，Ⅱ，Ⅲ），ハザード，リスク分析自体には関係ない。

### メジャー，モデレート，またはマイナーな懸念レベル

以下の章では，ソフトウェア機器の適切な懸念レベルを決定するための推奨事項と，それぞれの懸念レベルに応じて提出することが望ましい文書の推奨事項について述べる。関連するハザードを低減する前に，懸念レベルを決定することを推奨する。いいかえれば，懸念レベルは個々のハザードに対する低減の効果とは関係なく，低減する前のハザード分析によって決定されることが望ましい。

FDAは，決定したソフトウェア機器の懸念レベルを，申請時に提示することを推奨する。それは，以下に定義されているように，メジャー，モデレート，またはマイナーのいずれかとなる。また，どのようにその懸念レベルを決定したかを記述することを推奨する。懸念レベルは，機器の機能に関連したソフトウェアの動作が，どのように患者または操作者に影響を与えるかにもとづいている。この影響は，直接的または間接的である。

#### メジャー

1つの故障または潜在的な欠陥が，患者または操作者に対し，直接的に，死亡または重篤な傷害をもたらす可能性がある場合，その懸念レベルはメジャーである。誤った，または遅れた情報，または医療提供者の行動によって，1つの故障または潜在的な欠陥が，患者または操作者に対し，間接的に，死亡または重篤な傷害をもたらす可能性がある場合も，その懸念レベルはメジャーである。

#### モデレート

1つの故障または潜在的な設計の欠陥が，患者または操作者に対し，直接的に，軽微な傷害をもたらす可能性がある場合，その懸念レベルはモデレートである。誤った，または遅れた情報，または医療提供者の行動によって，1つの故障または潜在的な欠陥が，患者または操作者に対し，間接的に，軽微な傷害をもたらす可能性がある場合も，その懸念レベルはモデレート

**表1　懸念レベルがメジャーとなる場合**

| 以下の質問の回答が1つでもYesになる場合，そのソフトウェア機器の懸念レベルは，メジャーである。 |
|---|
| 1. そのソフトウェア機器は，血液施設コンピュータソフトウェアに該当するか？<br>　（血液施設コンピュータソフトウェアとは，血液および血液成分の製造に使用するために，または血液施設の要員がドナーの適切性および血液または血液成分を輸血するか，またはさらなる製造をするためのリリースの判断に使用するデータを保守管理することを意図したソフトウェア製品として定義されるものである） |
| 2. そのソフトウェア機器は，薬剤または生物製剤と組み合わせて使用することを意図しているか？ |
| 3. そのソフトウェア機器は，懸念レベルがメジャーである医療機器のアクセサリか？ |
| 4. ハザードの軽減の前に，ソフトウェア機器の故障が，患者または機器の使用者のいずれかに対し，死亡または重篤な傷害をもたらす可能性があるか？<br>以下に例を示す： |
| 　　a. そのソフトウェア機器は，生命支援または生命維持の機能を制御するか？ |
| 　　b. そのソフトウェア機器は，たとえば，放射線治療器，除細動器，およびアブレーション発生器のように，死亡または重篤な傷害をもたらす可能性のある，潜在的に有害なエネルギーの供給を制御するか？ |
| 　　c. そのソフトウェア機器は，エラーまたは誤作動が死亡または重篤な傷害をもたらす可能性のあるような，処置または治療を制御するか？ |
| 　　d. そのソフトウェア機器は，もし誤用した場合に重篤な傷害または死亡をもたらす可能性があるような，処置または治療についての決定に直接かかわる診断情報を提供するか？ |
| 　　e. そのソフトウェア機器は，医学的な介入を必要とする，潜在的に生命をおびやかす状況に対し，生体信号の監視およびアラームの機能があるか？ |

**表2　懸念レベルがモデレートとなる場合**

| そのソフトウェア機器の懸念レベルがメジャーではなく，以下の質問の回答が1つでもYesになる場合，その懸念レベルは，モデレートである。 |
|---|
| 1. そのソフトウェア機器は，懸念レベルがモデレートである医療機器のアクセサリか？ |
| 2. ハザードの軽減の前に，そのソフトウェア機器の故障が，患者または機器の使用者のいずれかに対し，軽微な傷害をもたらす可能性があるか？ |
| 3. そのソフトウェア機器の誤作動，または潜在的な設計の欠陥が，軽微な傷害をもたらす可能性のある，誤診または適切な治療の遅れをもたらす可能性があるか？ |

| 表1および2のすべての質問事項の回答がNoである場合，その懸念レベルはマイナーである。 |
|---|

である。

**マイナー**

故障または潜在的な設計の欠陥が，患者または操作者に対し，いかなる傷害も引き起こす可能性がない場合，その懸念レベルはマイナーである。

## 懸念レベルの決定

懸念レベルを決定するために，以下の鍵となる質問事項について述べる。ハザードを低減する前に，懸念レベルを評価することを推奨する；すなわち，ハザードの低減を実施していない状態で，これらの質問事項に対して，ソフトウェア機器を評価することが望ましい。

どの質問事項に対する回答もNoであれば，次の質問に続けること。後で詳細に述べるように，懸念レベルを決定した根拠を申請に含めることを推奨する。いかなる場合においても，ソフトウェア機器の故障に関する最悪の可能性，合理的に予見可能なこと，臨床的な因果関係といった状況を想定し，懸念レベルを評価することを推奨する。

FDAの審査部門は，ソフトウェア機器の懸念レベルについて，どのような質問に対しても相談に応じる。もし，機器の懸念レベルがメジャーであると判断し，以前に同レベルのソフトウェア機器の市販前申請を行ったことがない場合，申請前にソフトウェア機器について相談するため，FDAの適切な部門と連絡をとることを推奨する。

## ソフトウェア関連文書

市販前申請で提出するソフトウェア関連文書は，ソフトウェア機器の意図する使用，懸念レベル，および申請の種類と一致することが望ましい。この章では，懸念レベルをもとに，市販前申請に含めることを推奨する文書について記載する（**表3**参照）。しかし，もし特定のガイダンスがその機器に適用可能であれば，そのガイダンスにおける推奨事項にしたがうことが望ましい。通常，申請時の提出文書は以下のようにすることが望ましい：

・機器の設計を記載する
・どのように設計が実装されたかを文書化する
・設計の実装によってつくられた機器が，どのようにテストされたかを実証する
・ハザードを適切に識別し，リスクを効果的に管理したことを示す
・設計，実装，テスト，およびリスク管理をリンクさせるためのトレーサビリティを提供する

推奨される提出文書の種類と範囲は，**表3**に要約されている。推奨事項は，機器の懸念レベルによる。これらの推奨事項は，設計管理を含み，QSRの効果的な実施および管理にもとづいている。

推奨される提出文書は通常，ソフトウェア機器の開発中に一般的に作成する文書と同じである。したがって，適切に管理され，文書化された医療機器ソフトウェア開発環境において，本ガイダンスの推奨事項にもとづいて提出する文書は，製品の開発文書のコピーであるかもしれない。

推奨される提出文書について，**表3**に続く章で説明する。例として，懸念レベルについての推奨される文書は，申請書の本文に記述する場合もある；ソフトウェア要求仕様のような他の文書の場合は，その申請において独立した文書となる。

### 懸念レベル

低減を行う前に決定した，ソフトウェア機器の懸念レベルを示すことを推奨する。3つの懸念レベルのうちのどれが適切かを明確に述べ，その決定の合理的な理由を文書にしたものを含めることを推奨する。またその文書の中で，意思決定プロセスをFDAに対して明らかにすることを推奨する。

### ソフトウェアの説明

ソフトウェアに制御されている機器の機能の包括的な概要を提供し，その意図する動作環境を記載することを推奨する。通常，段落形式（セクションごとに）で情報を提供し，主要な，または動作的に重要なソフトウェアの機能を強調することを推奨する。ソフトウェアの説明には，以下に関する情報を含めることが望ましい：

**表3 懸念レベルにもとづく文書**

| ソフトウェアの文書 | マイナー（軽微）な懸念 | モデレート（中程度）な懸念 | メジャー（重大）な懸念 |
|---|---|---|---|
| 懸念レベル<br>(Level of Concern) | 懸念レベルを表す記述，およびそのレベルとした合理的な理由の説明 | | |
| ソフトウェアの説明<br>(Software Description) | ソフトウェアの機能および動作環境の概要 | | |
| 機器のハザード分析<br>(Device Hazard Analysis) | 重大度の評価と提言を含む特定したハードウェア，およびソフトウェアのハザードの表形式の説明 | | |
| ソフトウェア要求仕様書<br>(Software Requirements Specification〔SRS〕) | ソフトウェア要求仕様書（SRS）の機能に関する要求事項の概要 | 完全なソフトウェア要求仕様書（SRS） | |
| 構造設計チャート<br>(Architecture Design Chart) | 提出不要 | 機能単位とソフトウェアモジュールの詳細な記述。フローチャートや状態遷移図を含んでもよい | |
| ソフトウェア設計仕様書<br>(Software Design Specification〔SDS〕) | 提出不要 | ソフトウェア設計仕様の文書 | |
| トレーサビリティ分析<br>(Traceability Analysis) | 要求事項，仕様，特定されたハザードおよび低減策と，検証およびバリデーションの間のトレーサビリティ | | |
| ソフトウェア開発環境の説明<br>(Software Development Environment Description) | 提出不要 | 構成管理と保守アクティビティの概要を含むソフトウェアライフサイクル開発計画の概要 | ソフトウェアライフサイクル開発計画の概要。開発プロセス中につくられたコントロールドキュメントの注釈付きリスト。構成管理と保守計画の文書を含むこと |
| 検証およびバリデーションの文書化<br>(Verification and Validation Documentation) | ソフトウェアの機能に関するテスト計画，合否判定基準，および結果 | 単体，結合，およびシステムレベルでのV&V活動の詳細。合否判定基準，およびテスト結果を含むシステムレベルのテストプロトコル | 単体，結合，およびシステムレベルでのV&V活動の詳細。合否判定基準，テスト報告書，概要，およびテスト結果を含む単体，結合，およびシステムレベルのテストプロトコル |
| 改訂レベル履歴<br>(Revision Level History) | リリースバージョン番号および日付を含む改訂履歴 | | |
| 解決されていない異常または欠陥<br>(Unresolved Anomalies〔Bugs or Defects〕) | 提出不要 | 操作者の使用や人間工学を含む安全性または有効性への影響についての説明の注釈の付いた，解決されていないソフトウェアの異常のリスト | |

- プログラミング言語
- ハードウェアプラットフォーム
- オペレーティングシステム（該当する場合）
- OTSソフトウェアの使用（該当する場合）

機器がOTSソフトウェアを使用している場合，FDAのガイダンス「医療機器における市販ソフトウェアのためのガイダンス」（Guidance for Off-the-Shelf Software Use in Medical Devices）を参照する。

この情報がソフトウェア要求仕様書のような他の文書に含まれている場合，その情報がどこにあるのか，申請書に注釈と参照を含めることが望ましい。

### 機器のハザード分析

すべてのソフトウェア機器に対し，ハザード分析を提出することを推奨する。機器のハザード分析は，ハードウェアとソフトウェアの両方のハザードを含み，機器の意図する使用に関連したすべての機器のハザードを考慮することが望ましい。それぞれの識別されたハザードに対し，表形式で1行ごとにその情報を表すことを推奨する。この文書は，ISO 14971に記述されているリスクマネジメントのサマリーのような，包括的なリスクマネジメント文書から，ソフトウェアに関連する項目を抽出した形式でもよい。この表では，各行の項目は，以下を含むことが望ましい：

- ハザード事象の特定
- ハザードの重大度
- ハザードの原因
- コントロール手段（例：アラーム，ハードウェアの設計）
- 機器の設計／要求事項の面での説明を含み，ハザードを排除し，減らし，または警告するために採られる是正対策：および
- コントロール手段が正しく実施されたという検証

ハザード分析を実施する際は，機器の，故意のまたは不注意の誤使用からもたらされるものも含め，すべての予見できるハザードを対象とすることを推奨する。

### ソフトウェア要求仕様書

ソフトウェア要求仕様書（SRS）は，ソフトウェアのための要求事項を文書にしたものである。これは通常，ソフトウェアの機能，性能，インタフェース，設計，開発，およびその他の要求事項を含む。実際のところこの文書は，機器に搭載されたソフトウェアが何を担っているかを記述する。ソフトウェア要求仕様書（SRS）に含まれるいくつかの一般的な要求事項の例を以下に示す。マイナーな懸念レベルのソフトウェア機器に対しては，OTSソフトウェアを明確にすることを含み，ソフトウェア要求仕様書（SRS）から，機能的な要求事項のセクションのサマリーのみを提出することを推奨する。モデレートまたはメジャーな懸念レベルのソフトウェア機器に対しては，完全なソフトウェア要求仕様書（SRS）を提出することを推奨する。

### ハードウェアの要求事項

ハードウェアの要求事項は，一般的に以下を含む：

- マイクロプロセッサ（CPU）
- メモリ
- センサ
- エネルギー源（電源など）
- 安全性の機能（安全装置）
- 通信

### プログラミング言語の要求事項

プログラミング言語の要求事項は，プログラムサイズの要求事項または制限，およびメモリリークの対処方法に関する情報を含む。

### インタフェースの要求事項

インタフェースの要求事項には，一般的にシステムコンポーネント間の通信と，たとえば以下のようなユーザとのインタフェースの両方を含む：

- プリンタ
- モニタ
- キーボード
- マウス

**ソフトウェアの性能および機能的要求事項**

ソフトウェアの性能および機能的要求事項は，治療，診断，監視，警告，分析，および必要な場合，参照文献の全文または臨床データをサポートした解釈のためのアルゴリズム，またはコントロールの特性を含む。ソフトウェアの性能および機能的要求事項はまた，以下を含むかもしれない：

- ソフトウェアによる機器の制限
- 内部ソフトウェアのテスト（検証作業）およびチェック（実施されたかどうかの確認）
- エラーおよび割込の処理
- 欠陥の検出，許容範囲（マージン），およびリカバリの特性
- 安全性の要求事項
- タイミングおよびメモリの要求事項
- OTSソフトウェアの明確化（該当する場合）

**構造設計チャート**

この文書は通常，ネットワークのようなハードウェアとの関係およびデータフローを含み，フローチャートまたはソフトウェア機器の主な機能的ユニット間の関係を記述したようなものである。また，すべての関数呼出（function call）やモジュールを含める必要はない；しかし，そのソフトウェア機器の機能性および意図する使用と関連したソフトウェアの構成のレビューのために，十分な情報を有することが望ましい。モデレートおよびメジャーな懸念レベルの機器に対しては，ソフトウェアの機能的単位間の関係を明確に描写するのに有効な状態遷移図のような詳細な情報が，有用かもしれない。もし，構造設計チャートがソフトウェア要求仕様書（SRS）のような他のドキュメントに含まれる場合，その効果報告書および申請における構造設計チャートの場所の参照を申請に含めることが望ましい。

**ソフトウェア設計仕様書**

ソフトウェア設計仕様書（SDS）は，ソフトウェア機器のための要求事項の実装方法を記述する。ソフトウェア要求仕様書（SRS）とソフトウェア設計仕様書（SDS）との関係の観点からみると，ソフトウェア要求仕様書（SRS）は，そのソフトウェア機器が何をするかを記述し，ソフトウェア設計仕様書（SDS）は，ソフトウェア要求仕様書（SRS）における要求事項がどのように実装されるかを記述する。ソフトウェア設計仕様書（SDS）で表される情報は，そのソフトウェア機器を作成したソフトウェア技術者によって実装される作業が，特定の設計の決定が最小限になるように明確で，あいまいではなかったことを保証するために十分であることが望ましい。ソフトウェア設計仕様書（SDS）は，詳細なソフトウェア仕様のような，他の文書への参照を含んでもよい。しかし，提出すべき文書は，それ自体に意図する使用，機能性，安全性，および有効性に関するソフトウェアの要求事項のための実装計画のレビューのために適切な情報を提供することが望ましい。

**トレーサビリティ分析**

トレーサビリティ分析は，製品の設計要求事項，設計仕様，およびテスト要求事項と関連付けられている。それはまた，低減策の実装やテストと，特定されたハザードを結び付ける方法も提供する。こうしたアクティビティおよび関連する文書との間の明示的なトレーサビリティを，審査のために提出することを推奨する。なぜならそれらは，製品開発にも有効であり，また，製品設計，開発，およびテスト，およびハザードの低減に対する当局の理解のために必要不可欠であるからである。トレーサビリティ分析は，通常，要求事項，仕様，およびテストのための項目と，ハザード低減策に対する指針からなる。共通の付番による文書管理体系によって，簡単にトレーサビリティを文書化することができる。しかし，それが無理な場合は，提出する情報を通して，審査官のガイドとなる（トレーサビリティ）マトリクスのような，何らかの仕組みを含めることを推奨する。

### ソフトウェア開発環境の詳細

懸念レベルがモデレートおよびメジャーなソフトウェア機器の場合は，申請書にソフトウェア開発ライフサイクル計画の概要を含めることが望ましい。この概要には，ソフトウェア開発ライフサイクル，およびそのさまざまなライフサイクルアクティビティを管理するためになされたプロセスを記載することが望ましい。さらに懸念レベルがメジャーなソフトウェア機器の場合は，ソフトウェア開発プロセス中につくられた組織的に管理されたドキュメントの注釈付きのリスト（変更リスト），およびソフトウェアのコーディングの規格のリストまたはその説明を含めることが望ましい。

上述のように，構成または変更の管理は，ソフトウェア開発の欠くことのできない要素である。最初に市場に出荷した後のソフトウェア機器の変更は，該当する場合，明確に定義された回帰テストを含むあらかじめ定められた仕様およびテスト計画によって，積極的な管理を行うことが望ましい。開発環境の詳細は，ソフトウェア開発ライフサイクルのこうした観点を踏まえた構成管理および保守計画に関する情報を含むことが望ましい。懸念レベルがメジャーな機器の場合は，構成管理および保守計画の完全な理解のための十分な詳細な説明を含むことが望ましい。懸念レベルがモデレートな機器の場合は，構成管理と保守計画の概要のみを含むことを推奨する。

### 検証とバリデーションの文書化

本ガイダンスの冒頭で述べている「検証」と「バリデーション」の用語は，ソフトウェア機器のテストの2つのフェーズに該当する。ここでは，懸念のレベルに応じて，ソフトウェア機器の市販前申請に含めることが望ましいテスト文書の種類を推奨する。

#### 懸念レベルがマイナーな機器

懸念レベルがマイナーな機器の場合は，システムまたは機器単位でのテスト，そして該当する場合は，結合テストの記録を提出することを推奨する。提出文書には，システムまたは機器単位でのテストの合否判定基準およびそのテスト結果の概要を含めることが望ましい。

#### 懸念レベルがモデレートな機器

懸念レベルがモデレートな機器の場合は，検証およびバリデーションアクティビティの概要のリストと，これらのアクティビティの結果を提出することを推奨する。合否判定基準を提出することも推奨する。トレーサビリティ分析にとって，これらのアクティビティおよびその結果が設計の要求事項および仕様に有効に関連付けられることを保証することが望ましい。

#### 懸念レベルがメジャーな機器

懸念レベルがメジャーな機器の場合は，懸念レベルがモデレートな機器について上記で推奨した情報，および合格しなかったテストについての説明を含めることを推奨する。また，不合格だったテストに対して採られた修正と，それが有効であったことを証明する記録を含めることを推奨する。申請書には，ユニットの結合テストの実例，およびその結果の概要を含めることが望ましい。

### 改訂レベル履歴

申請書には，製品の開発中に作成されたソフトウェアの改訂履歴を含めることが望ましい。これは，通常，開発中のソフトウェアへの主な変更を行項目の表形式にしたもので，日付，バージョン番号，および以前のバージョンからそのバージョンへの変更の簡潔な説明を含む。その表の最後の行は，リリースされた機器に組み込まれている最後のバージョンであることが望ましい。この表は，機器の安全性および有効性についての潜在的な効果の違いの評価を加えて，テストされたソフトウェアのバージョンとリリースされたバージョンとの違いを含むことが望ましい。

### 解決されていないバグまたは欠陥

懸念レベルがモデレートおよびメジャーなソフトウェア機器の場合は，申請書には，解決されていないすべてのソフトウェアのバグまたは欠陥の

リストを含めることが望ましい。それぞれのバグまたは欠陥について下記を示すことを推奨する：

- バグまたは欠陥の内容
- 機器の性能への影響
- バグまたは欠陥を是正するための計画または期間（該当する場合）

各項目に，操作者の使用，および人間工学の問題も含め，機器の安全性または有効性に関するバグまたは欠陥の影響についての説明の注釈を付けることを推奨する。通常，このリストは，解決されていないソフトウェアの異常または欠陥の評価および処置のために，変更管理部門または同様の組織のアウトプットとしてつくられる。機器の適切な操作を支援するために，必要に応じて，このリストを，エンドユーザに伝えることを推奨する。そうすることが現実的であるすべての場合において，解決されていない異常または欠陥のためのすべての軽減策，または可能な次善策を含めることが望ましい；この推奨は，特に，血液施設コンピュータソフトウェアに適用する。

## スペシャル510(k)プログラム

スペシャル510(k)プログラムで審査する市販前申請を行う機器は，510(k)承認済みの自社製品の修正品であることが望ましい。ただし，その修正によって，機器の意図する使用，または基盤となる科学技術が変わらない場合である。スペシャル510(k)の提出文書は本ガイダンスの推奨にしたがうことが望ましいが，申請のきっかけとなった修正に関連する文書のみを提出すればよい。たとえば，スペシャル510(k)において要求事項および仕様の文書を提出するとき，その文書は修正に焦点を当てることが望ましく，機器全体の要求事項および仕様のすべてを必ずしも含まなくてもよい。

その修正を検証およびバリデーションするために実施された回帰テストに関する文書を提出することを推奨する。テストデータよりも，テスト計画，合否判定基準，および結果の概要を提出することを推奨する。いかなる場合においても，提出するソフトウェア関連文書の種類とその詳細さは，機器の修正内容に関連する懸念レベルに応じて適切であることが望ましい。スペシャル510(k)の申請は，設計管理への適合宣言に依存しているので，その宣言によってテストまたは付随する他のアクティビティが完了していなければ，厳密にはスペシャル510(k)を申請することができない（FD&C法のセクション514（c）(1)(B) 参照（21 U.S.C.360d（c）(1)(B)））。

## 簡略510(k)プログラム

簡略510(k)申請は，21 CFR 807.87で明示されている要求を含まなければならない。簡略510(k)では，21 CFR 807.87の（f）または（g）の意味における適切な支援データとなるように，FDAは本ガイダンスで推奨する文書の内容を考慮する。したがって，本ガイダンスviii)で記載されている文書を提出することを推奨する。

機器の設計またはテストの一部に対してFDAの認知規格に適合させることを選択する場合，以下のいずれかを含めること。

- 製品が市販される前には，テストが実施され，指定された合否判定基準に適合するという声明書；または
- 規格への適合宣言の通知[ix]

適合宣言はテスト結果にもとづいているので，記載している規格のテストが完了するまでは，適合宣言を申請することはできない。さらなる情報については，法のセクション510（c）(1)(B)，およびFDAのガイダンス「実質的同等性の決定における規格の使用」[x]を参照する。

ソフトウェア機器に対し，特定の試験またはテスト方法を推奨する規格に適合することを宣言する場合，適合宣言とともに，合否判定基準および関連するテスト結果を提出することを推奨する。また，その規格で指定されているテストおよびテスト方法からのすべての逸脱をリストし，ソフトウェア機器の安全性および有効性に与える影響という観点で，これらを説明することを推奨する。FDAの認知規格

のリストは，CDRHのweb site[xi]から入手可能である。

## 追加トピックス
### リスクアセスメントとリスクマネジメント
#### 背景
　不十分または不適切なソフトウェア開発ライフサイクル，およびリスクマネジメントアクティビティ，ソフトウェア機器の不適切な使用，または誤操作は，さまざまな潜在的な不具合や設計の不備をもたらす可能性がある。これらには，安全ではない，または有効ではないエネルギーや薬剤の伝達，および生命支援または生命維持機能がある。また，誤診または間違った処置や治療法の選択を引き起こす不正確あるいは不完全な情報の伝達は，特定のソフトウェア機器に関連した潜在的な不具合である。したがって，潜在的な不具合または設計の不備に関連したリスクは，ソフトウェア機器の審査中の関心事の1つである。

#### リスクアセスメントと懸念のレベル
　前述のとおり，ソフトウェア機器に関連したリスクアセスメントを行うことは，適切な懸念レベルを決定する支援となることが望ましい。また，類似機器または同様の用途を持つ他の機器の懸念レベルを考慮することも推奨する。違う懸念レベルが機器に対して適当であると考えるなら，その合理的な理由についての詳細な説明を提出することを推奨する。

#### リスクマネジメント
　ソフトウェア機器に関連するリスクは，取るに足らないものから，とても重篤なものまでさまざまである。一般的にFDAは，製品のリスクを，その傷害の重大度と発生頻度から算出したものと考える。しかし，ソフトウェアの不具合は事実上，体系的なものであり，発生の頻度を伝統的な統計的手法で決定することはできない。したがって，ソフトウェア機器のリスクの評価は，不具合は発生するものであると仮定して，不具合によって発生するハザードの重大度にもとづいて行うことを推奨する。また，ISO 14971のような認知規格で説明されているリスクの明確化やコントロール手法を使用することを推奨する。

### ソフトウェア変更管理
　設計，開発，テストおよびソフトウェアに対する改訂のバージョン管理は，市販前申請において審査されるソフトウェアの開発およびテストと同様に重要である。FDAはソフトウェア関連機器のリコールを含む，市場で起こるソフトウェア関連機器の問題の多くが，市販前審査後に改訂され現在使用されているソフトウェア機器に対して起こると考えている。なかには，FDAの審査を必要としなかった改訂が，これらの有害事象やリコールの原因となったこともある[xii]。このことは，ソフトウェアの改訂の際には注意深いコントロールが必要であることを示している。

### 血液施設コンピュータソフトウェア
　血液施設コンピュータソフトウェアの市販前申請では，すべての制限の説明も含め，(しかしそれだけには限らないが) ユーザに供給されるユーザマニュアルの完全なコピーを提出することが望ましい。加えて，もしすべての顕著な異常またはソフトウェアの不具合がユーザマニュアルの中で記載されていなければ，これらの問題とそれに対応する次善策が記載された，ユーザに供給される文書を提出すべきである。

### 由来不明のソフトウェア（SOUP）
　ソフトウェア機器に含まれる，いくつかのまたはすべてのソフトウェアは，第三者から提供されているかもしれない。このソフトウェアに付随する文書の種類と品質はかなりさまざまである。適切な文書を得ることが困難なソフトウェアは，由来不明のソフトウェアまたは"SOUP"とよばれる。

　SOUPに対しては，本ガイダンスで記載されているような適切な設計文書の入手，作成，または再構成は困難であるかもしれない。したがって，

ソフトウェアの由来およびソフトウェア文書をとりまく環境を（わかる範囲で）説明することを推奨する。加えて，ハザード分析では，事前のテストにおける文書の欠落，または不足または不完全な文書によるSOUPに関連したリスクを含むことが望ましい。そうでなければ，機器の適切なテストをする責任，およびソフトウェアのテスト計画および結果の適切な文書を提供する責任からは逃れられない。

### ウィルス保護ソフトウェア

機器が外部の情報環境と相互連結され，さらされるにつれ，有害なまたは悪意のあるコード（「ウイルス」，「ワーム」等）からソフトウェア機器を含む情報システムを保護するために設計されたソフトウェアアプリケーションは，より一般的なものになっている。ウィルス保護ソフトウェアのインストールおよびテストに関連した問題は本ガイダンスの適用外である。このトピックに関するさらなる情報については，CDRHのコンプライアンス部門に連絡するとよい。

### インタフェース，ネットワーキング，およびネットワークのインフラストラクチャ

前述のとおり，ソフトウェア機器は，特定の機器での特定のデータ交換のための2点間のインタフェース，およびローカル，ワイド・エリア・ネットワークおよびインターネットとの接続により，以前に増して相互接続されている。電話回線，ローカルエリアネットワーク，およびブロードバンド接続のようなデータ交換や通信のインフラストラクチャが医療機器として規制されていない間は，これらのキャリア（接続業者）への接続は，ソフトウェア機器の動作にときおり悪影響を与える。たとえば，ローカルエリアネットワークに接続していて，問題がネットワークインタフェースによって起こった場合に適切に動作を止めるソフトウェア機器のことである。ソフトウェア設計は機器に備わっているインタフェースの機能および信頼性の両方を考慮することが望ましい。特に，ハザード分析と低減にこうした問題を含めることを推奨する。

### 組合せ製品

通常，機器のコンポーネントがソフトウェア機器の定義を満たす場合，本ガイダンスの推奨事項は，組合せ製品（医薬品と機器および生物製剤と機器との組合せのような製品）の機器のコンポーネントに適用される。詳細については，組合せ製品の主要な審査を行う組合せ製品部（Office of Combination Products）またはFDAの審査部門に連絡するとよい。

### 参照文献

i) This document combines the recommendations in "Guidance for FDA Reviewers and Industry : Guidance for the Content of Premarket Submissions for Software Contained in Medical Devices" issued on May 29, 1998, and "Reviewer Guidance for a Premarket Notification Submission for Blood Establishment Computer Software" issued on January 13, 1997.

ii) "General Principles of Software Validation," http://www.fda.gov/cdrh/comp/guidance/938.html.

iii) "Guidance for Off-the-Shelf Software Use in Medical Devices" http://www.fda.gov/cdrh/ode/guidance/585.pdf.

iv) 21 CFR 820.30 Subpart C. Design Controls of the Quality System Regulation.

v) ISO 14971-1 ; Medical devices - Risk management - Part 1 : Application of risk analysis.

vi) AAMI SW68 : 2001 ; Medical device software - Software life cycle processes.

vii) See "The New 510(k) Paradigm. Alternate Approaches to Demonstrating Substantial Equivalence in Premarket Notifications. Final Guidance," available on the FDA Web site at http://www.fda.gov/cdrh/ode/parad510.html.

viii) For more information see Device Advice, "How to Prepare an Abbreviated 510(k)," http://www.fda.gov/cdrh/devadvice/3145.html in particular the section titled "Information Required in an Abbreviated 510(k)."

ix) See "Required Elements for a Declaration of Conformity to a Recognized Standard (Screening Checklist for All Premarket Notification [510(K)] Submissions)," http://www.fda.gov/cdrh/ode/reqrecstand.html.

x) See "Use of Standards in Substantial Equivalence Determinations," http://www.fda.gov/cdrh/ode/guidance/1131.html.

xi) http://www.accessdata.fda.gov/scripts/cdrh/cfdocs/cfStandards/search.cfm.

xii) For information on determining when revisions to software should result in a new premarket submission, you should consult the relevant FDA guidances such as "Deciding When to Submit a 510(k) for a Change to an Existing Device," http://www.fda.gov/cdrh/ode/510kmod.html See also 21 CFR 807.81 (a)(3).

付録4　市販（OTS）ソフトウェアを含むネットワーク接続医療機器のサイバーセキュリティ

---

### 本参考訳を使用する際の注意

以下の内容は"Guidance for Industry, Cybersecurity for Networked Medical Devices Containing Off-the-Shelf (OTS) Software"（Document issued on : January 14, 2005）の参考和訳です。

本参考訳は読者各位にFDAガイダンスの理解を深めていただくことを企図したものです。内容については細心の注意を払っておりますが，本参考訳をガイダンス適合の根拠に使用することはできません。ガイダンスへの適合が必要な場合には，必ず原文の要求にしたがってください。なお，本参考訳中のURLは原文を転記したものです（現在は出典を確認できない場合があります）。

---

本ガイダンスは米国食品医薬品局（FDA）のこのテーマに関する最新の考えを表す。これは何人に対しても，いかなる権利を生じるもの，あるいは付与するものではなく，またFDAまたは公民を拘束するために機能するものではない。適用される法的要件および規制要件を満たすものであれば，代替的アプローチを用いてかまわない。

代替的アプローチについて協議したい場合は，本ガイダンスの施行を担当するFDAスタッフに連絡されたい。該当するFDAスタッフがわからない場合は，本ガイダンスの表紙に記載された該当番号に電話されたい。

### 緒言

コンピュータネットワークに接続するよう設計された医療機器の数がますます増えている。これらのネットワーク接続型医療機器には，ウイルスやワームなどサイバーセキュリティ上の脅威に対して脆弱なOTS（off-the-shelf）ソフトウェアが組み込まれているものも多い。このような脆弱性はネットワーク接続型医療機器の安全かつ有効な操作にとってリスクとなりうるため，通常，適切なレベルの保護を保証するために製品ライフサイクルを通じて継続的保守活動を必要とする。FDAが本ガイダンスを発行する理由は，QSR（品質システム規制）など既存の規制がこのようなサイバーセキュリティの保守アクティビティにどのように適応されるかを明らかにするためである。

FDAのガイダンス文書は本ガイダンスを含め，法的強制力のある責務を確定しているわけではない。各ガイダンスはむしろあるテーマに関するFDAの最新の考えを示すものであり，特定の規制要件または法的要件が引用されていない限り，あくまで推奨事項（勧告）とみなされるべきである。FDAのガイダンスで使用される"should"という単語の意味は，何かを提案（suggest）または推奨（recommend）しており，義務付けて（required）いるのではない。

### 最も負担の軽いアプローチ

われわれは医療機器規制のあらゆる領域で最も負担の軽いアプローチを考慮することが望ましいと考える。本ガイダンスは，関連する科学的要件および法的要件の慎重なレビュー，およびこれらの要件を遵守する上で最も負担が軽い方法であるとわれわれ

が考えるものを反映している．しかし，ある代替的アプローチのほうが負担が軽いのではないかと思われる場合は，その見解をわれわれが検討できるように連絡されたい．書面によるコメントを本ガイダンスの表紙に記載されている連絡窓口またはCDRH（医療機器・放射線保健センター）のオンブズマンに送付することができる．CDRHのオンブズマンに関する包括的情報は，連絡方法を含めインターネットのhttp://www.FDA.gov/cdrh/ombusdman/で，閲覧できる．

## 背景

本ガイダンスは，ネットワーク接続型医療機器 — 特にOTSソフトウェアが組み込まれた医療機器のサイバーセキュリティの脆弱性に対処するために必要なソフトウェアの保守措置に適用される，とFDAが考える一般原則の要点を述べている．本ガイダンスは質疑応答形式で編成されており，FDAスタッフがよく受ける質問に対する回答を掲載する．質問にある"I（私）"および回答にある"you（貴社）"はOTSソフトウェアを自社の医療機器に組み込んでいる医療機器製造業者に該当する．

QSR（品質システム規則），21 CFR Part 820はソフトウェアの保守措置に適用される．さらにFDAは下記を含めソフトウェアに関するいくつかのガイダンス文書を発行している．

General Principles of Software Validation ; Final Guidance for Industry and FDA Staff, January 11, 2002（ソフトウェアバリデーションの一般原則：業界およびFDAスタッフ向け最終的ガイダンス，2002年1月11日付）
http://www.FDA.gov/chrh/comp/guidance/93.8.html

Guidance for Industry, FDA Reviewers and Compliance on Off-the-Shelf Software Use in Medical Devices, September 9, 1999（医療機器におけるOTSソフトウェアの使用法に関する業界，FDA審査官およびコンプライアンス向けガイダンス，1999年9月9日付）
http://www.FDA.gov/cdrh/ode/guidance/585.html

Guidance for FDA Reviewers and Industry, Guidance for the Content of Premarket Submissions for Software Contained in Medical Devices, May 29, 1998（FDA審査官および業界向けガイダンス，医療機器に組み込まれたソフトウェアのための市販前申請の内容に関するガイダンス，1998年5月29日）
http://www.FDA.gov/cdrh/ode/57.html

## 質問および回答

1. どの医療機器が本ガイダンスによってカバーされますか

本ガイダンスは，既製の（OTS）ソフトウェアを組み込み，プライベートイントラネットまたは公のインターネットに接続することができる医療機器が対象です．本ガイダンスは，医療機器にOTSソフトウェアを組み入れる装置メーカーに適用されます．しかし，ヘルスケア組織のネットワーク管理者およびITベンダーにも有用かもしれません．

2. サイバーセキュリティの脆弱性とは何ですか

本ガイダンスで述べたいことは，OTSソフトウェアがネットワークまたは医療機器への許可されていないアクセスの機会を提供する場合はいつでも，サイバーセキュリティが脆弱であるということです．サイバーセキュリティの脆弱性は，医療機器の安全性および有効性にとって脅威となりうる好ましくないソフトウェア変更へのドアを開けることになります．

3. 「ネットワーク接続している医療機器」について，多くの懸念を引き起こすのは何ですか

サイバーセキュリティでの脆弱性は，OTSソフトウェアを使ってネットワーク接続された医療機器の安全および有効なオペレーションに危害をおよぼすかもしれません．これらの脆弱性に対して適切に対応しないと，医学的に有害な影響をおよぼすかもしれません．OTSソフトウェアに対する大きな関心事は，ソフトウェア内で新しく発見された脆弱性

を修正するためのソフトウェアパッチが必要なことです。

4. **誰が，OTSソフトウェアを組み込む医療機器の安全性および有効性の保証に責任を負いますか**

装置の一部であるOTSソフトウェアの性能を含めて医療機器の継続的な安全および有効な性能に対する責任は，医療機器にOTSソフトウェアを使っている機器製造業者が負います。

5. **これらの医療機器の購入者およびユーザは，どのようにサイバーセキュリティの脆弱性に対応することが望ましいですか**

FDAは，サイバーセキュリティの脆弱性に対しては，医療機器の購入者およびユーザが関心を持って医療機器製造業者と連絡をとるように勧めます。**質問4**のごとく，医療機器製造業者は機器の一部であるOTSソフトウェアの性能に責任を負います。ユーザが含まれることが適切なときがあるかもしれませんが（**質問9参照**），ユーザは医療機器製造業者の助言および提言を求めずに変更しないことが望ましいといえます。

6. **どのレギュレーションがサイバーセキュリティの脆弱性に対して充てられたソフトウェアパッチに適用されますか**

サイバーセキュリティの脆弱性への警戒を怠らないための対応は，21 CFR 820.100をもとに医療機器製造業者が行う義務であり，具体的には情報源，および問題の修正と防止に必要な処置を系統的に分析することです。QSRの前文は，得られたアクションが「その問題の大きさに適切であり，および遭遇したリスクに相応したものであることが望ましい」（61 Fed. Reg. 52633 ; Oct. 7, 1996）ことを説明しています。本ガイダンスでは，特にこのタイプのソフトウェアの懸念に取り組むのに通常，必要だろうと考えるいくつかの措置を提言します。

21 CFR 820.30（g）のもと，設計確認は，定義したユーザニーズおよび意図する使用に装置が適合することを要求します。その中には，該当する場合は，ソフトウェアバリテーションおよびリスク分析を実行する義務を含みます。なお，サイバーセキュリティの脆弱性に対応するソフトウェア変更は設計変更であり，承認や配布の前に実施されなければなりません（21 CFR 820.30（i））。

7. **FDAの出荷前調査は，サイバーセキュリティの脆弱性対応のためのソフトウェアパッチの実装に先立って要求されますか**

通常は要求されません。一般的に，FDAの調査は変更または修正が医療機器の安全性および有効性に著しく影響する場合に必要となります（21 CFR 807.81（a），814.39（3））。

a. **510（k）**：510（k）プログラムのもと，市販された医療機器については，「既存機器の変更に対する書式510（k）の届出時期の決定」というタイトルのガイダンスに言及してもよいとしています。そのガイダンスでは，次のような場合，既存の医療機器への変更または修正について，FDAへの新しい510（k）申請が必要であることを説明しています。

- 医療機器の使用に新しい，または変更されたものがある（たとえば，〔対象〕疾患または医療機器の使用される条件がある）場合：または
- 提案された変更（たとえば設計中の修正，エネルギー源，化学成分または材料）が，著しく医療機器の安全性および有効性に影響をおよぼす場合

ソフトウェアパッチは新しい510（k）申請を必要とするかもしれません。装置に行ったすべての変更について，設計履歴ファイル中に決定の原則としてドキュメント化することが望ましいといえます。21 CFR 820.3（e），820.30（j）を参照してください。

b. **出荷前承認の適用（PMA）**：PMA（21 CFR 814）で承認された医療機器では，パッチが承認された使用指示の変更である場合，または医療機器製造業者が承認された医療機器の安全性および有効性に対して有害な影響をおよぼすと考えられる場合，PMA補足がソフトウェアパッチのために必要となります

(21 CFR 814.39)．そうしない場合は，年次報告書中でPMA機器にソフトウェアパッチを適用する決定をFDAへ報告することが望ましいといえます．21 CFR 814.39（b），814.84を参照してください．

8. サイバーセキュリティの脆弱性に対応するために行われたソフトウェア変更の妥当性を確認することが望ましいですか

はい（質問4の回答を参照）．承認および配布の前に確立しているプロトコルにしたがって，サイバーセキュリティの脆弱性に対応するために行ったコンピュータソフト変更を含むソフトウェア設計変更のすべての妥当性を確認することが望ましいといえます．21 CFR 820.30（i）．「ソフトウェアバリデーションの一般原則；産業とFDAのスタッフのための最終ガイダンス」（背景セクションを参照）では，ソフトウェア変更の妥当性を確認する方法についてさらなる情報が参照できます．サイバーセキュリティの脆弱性に対応する意図で行われた大半のソフトウェア変更に対して，分析，検査および試験が適切に行われることが望ましいといえます．なお，臨床的な妥当性の確認は必要ではありません．

9. ネットワークに接続された医療機器のためのサイバーセキュリティを保証するためには，ほかに何を行わなければなりませんか

品質上の問題および推奨される修正，および予防措置に関する情報のタイムリーな受取りを保証するために，OTSソフトウェアベンダーとビジネス関係を維持することが望ましいといえます．また，サイバーセキュリティパッチの頻度が多いため，QSRおよび本ガイダンス文書で議論された問題へ対応するための単一のサイバーセキュリティメンテナンス計画を作成することを勧めます．

医療機器製造業者がこれらのソフトウェアメンテナンスアクティビティを実行することが通例ですが，ユーザ機関，OTSベンダーまたは第三者が参加するのが適切な状況があるかもしれません．なお，貴方のソフトウェアメンテナンス計画は，他の部門に保守業務を委任しても，貴方が全面的な責任をとるための仕組みを提供するのが望ましいといえます．大多数の医療機関は，医療機器ソフトウェアに対する主要な保守責任を負っているのは当然のことですが，詳細な設計情報および技術的リソースを欠いているのが現状ですので，医療機関の多くが主要なメンテナンスの責任を負うために貴方を頼ることになるでしょう．

10. サイバーセキュリティパッチのインストールを報告する必要がありますか

ほとんどのソフトウェアパッチがサイバーセキュリティの脆弱性に関連した問題に対するリスクを低減するためにすでにインストールされ，および装置によって引き起こされる医療リスクについては関与しないので，通常はいちいち通知されません．したがってほとんどの場合，変更を評価し，記録表に修正内容を記録する限り，21 CFR 806の下ではサイバーセキュリティパッチのインストールを報告する必要がないでしょう．しかしながら，ソフトウェアパッチが医療機器の安全性または有効性に影響する場合は，ソフトウェア保守計画が有効でも，FDAに修正を報告することが望ましいといえます．

付録5　医療機器ソフトウェア登録技術審査指導原則

---

**本参考訳を使用する際の注意**

以下の内容は"医疗器械软件注册技术审查指导原则"（2015年8月5日発布）の和訳です。

本参考訳は読者各位にCFDA医療機器ソフトウェア登録技術審査指導原則の理解を深めていただくことを企図したものです。内容については細心の注意を払っておりますが，本参考訳を指導原則適合の根拠に使用することはできません。指導原則への適合が必要な場合には，必ず原文の要求にしたがってください。

---

国家食品药品监督管理总局关于发布

医疗器械软件注册技术审查指导原则的通告

（2015年第50号）

　医療機器製品登録業務の監督・指導を強化し，登録審査の品質をよりいっそう向上するために，国家食品薬品監督管理総局は『医療機器ソフトウェア登録技術審査 指導原則』（付属文書を参照）を計画・制定し，ここに発布する。

　上記のとおり通告する。

付属文書：医療機器ソフトウェア登録技術審査指導原則

食品薬品監督管理総局

2015年8月5日

http://www.sfda.gov.cn/WS01/CL0087/126243.html

## 用語解説（訳者追加）

| No. | 用　語 | 解　説 |
|---|---|---|
| 1 | 医療機器ソフトウェア | 独立ソフトウェアとソフトウェアコンポーネントを含む。 |
| 2 | 独立ソフトウェア | それ自身が医療機器であるか医療機器の付属品であるソフトウェア。<br>次の3つの特徴を同時に備えているもの。<br>・　1つ，または複数の医療用途を備えている<br>・　医療機器ハードウェアを使用せずに，意図する使用（Intended Use）を実現できる<br>・　汎用コンピュータプラットフォームで動作する |
| 3 | ──　汎用型ソフトウェア | 独立ソフトウェアに分類され，汎用データインタフェースによって複数の医療機器製品と連携使用するもので，PACSやセントラルモニタリングソフトウェアがこれに相当する。 |

| No. | 用　語 | 解　説 |
|---|---|---|
| 4 | ── 専用型ソフトウェア | 独立ソフトウェアに分類され，汎用および専用のデータインタフェースによって特定の医療機器製品と連携使用するもので，ホルタデータ解析ソフトウェアや眼科顕微鏡画像処理ソフトウェアがこれに相当する。 |
| 5 | ソフトウェアコンポーネント | 医療機器，医療機器の部品，または付属品の構成部分であるソフトウェア。次の2つの特徴を同時に備えているもの。<br>・　1つ，または複数の医療用途を備えている<br>・　医療機器ハードウェアを制御（駆動）できる，または，専用（医療用）コンピュータプラットフォームで動作する |
| 6 | ── 組込式ソフトウェア | ソフトウェアコンポーネントに分類され，専用（医療用）コンピュータプラットフォームで動作し，医療機器ハードウェアを制御（駆動）する。心電計や脳波計に含まれるソフトウェアがそれに相当する。 |
| 7 | ── 制御型ソフトウェア | ソフトウェアコンポーネントに分類され，汎用コンピュータプラットフォームで動作し，医療機器ハードウェアを制御（駆動）する。CTやMRI画像ワークステーションソフトウェアがそれに相当する。 |
| 8 | YY/T 0664-2008<br>※　YY/Tは中国の医薬分野の推奨性業界標準規格 | IEC 62304：2006のCFDA版。 |
| 9 | ソフトウェア安全性クラス | A級：健康に対する傷害または損傷の可能性がない<br>B級：重大でない傷害の可能性がある<br>C級：死亡または重大な傷害の可能性がある<br>※　リスク軽減措置を講ずる前に，ソフトウェア安全性クラスを判定することを求めており，IEC 62304：2006やIEC 62304 Amd 1：2015の考え方と異なる（FDAのLevel of Concernの判定方法と同じ）。 |
| 10 | 中心的機能 | 意図する使用環境において，意図する使用を実現するための機能。 |
| 11 | コアアルゴリズム | ソフトウェアの中心的機能を実現するために必要なアルゴリズムのことを指し，画像生成アルゴリズム，後処理アルゴリズム，人工知能アルゴリズムなどが相当する。 |
| 12 | ── 画像生成アルゴリズム | 医学画像またはデータ取得に用いるアルゴリズム。 |
| 13 | ── 後処理アルゴリズム | オリジナル医学画像，またはデータを改変して新たな臨床情報を作成するアルゴリズム。 |
| 14 | ── 人工知能アルゴリズム | 人工知能技術を採用して医学画像，またはデータを分析するアルゴリズム。 |
| 15 | 公認成熟アルゴリズム | 文献資料が公開されており，原理が簡単明確，発売後，数年経っていて不具合案件のないアルゴリズム。 |
| 16 | 新規のアルゴリズム | 臨床研究，科学研究を来源とする新しいアルゴリズム。 |
| 17 | 増強類更新 | 適応型更新と完全型更新を含む。 |
| 18 | ── 適応型更新 | 医療機器ソフトウェアの発売後，新たな動作環境に適応するために実施するソフトウェア更新。 |
| 19 | ── 完全型更新 | 医療機器ソフトウェアの発売後，機能や性能等のソフトウェア属性を変更するために実施するソフトウェア更新。 |
| 20 | 修正類更新 | 修正型更新と予防型更新を含む。 |

| No. | 用 語 | 解 説 |
|---|---|---|
| 21 | ―― 修正型更新 | 医療機器ソフトウェアの発売後,ソフトウェアの既知の欠陥を修正するために実施するソフトウェア更新。 |
| 22 | ―― 予防型更新 | 医療機器ソフトウェアの発売後,動作故障が現れないように,ソフトウェアの未知の潜在的欠陥を修正するために実施するソフトウェア更新。 |
| 23 | 重大ソフトウェア更新 | 医療機器の安全性と有効性に影響を与える更新。<br>重大増強類更新(重大な適応型更新と重大な完全型更新),およびその他の重大ソフトウェア更新がこれに該当する。<br>(医療機器リコールにかかわるソフトウェア更新は重大ソフトウェア更新に該当するが,リコール関連法規にもとづいて処理されるべきであり,当手順書の範囲に含まない) |
| 24 | 軽微ソフトウェア更新 | 医療機器の安全性と有効性に影響を与えない更新。<br>軽微増強類更新(軽微な適応型更新と軽微な完全型更新)および修正類更新(修正型更新と予防型更新)がこれに該当する。 |
| 25 | 構築(Build) | ソフトウェアの編集翻訳によって発生した作業バージョン。軽微ソフトウェア更新に該当する。修正類更新は(特に説明がなければ)すべて構築(Build)を含む。 |
| 26 | ソフトウェアリリースバージョン | 重大ソフトウェア更新(重大増強類更新)を表すバージョン。リリースバージョンが変わる変更を行う場合は許可事項変更申請が必要。 |
| 27 | ソフトウェア完全バージョン | 重大増強類更新,軽微増強類更新,修正類更新および構築(Build)のすべてを表すバージョンのフル表示(リリースバージョンを含む)。完全バージョンが変わってもリリースバージョンが変わらなければ許可事項変更申請は不要。<br>(例)完全バージョン X-Y-Z-B<br>　　　X:重大増強類更新を表す = リリースバージョン<br>　　　Y:軽微増強類更新を表す<br>　　　Z:修正類更新を表す<br>　　　B:構築(Build)を表す |
| 28 | 真正性ステートメント | ソフトウェアバージョン命名規則等を宣言する提出文書。 |

## 目 次

用語解説(訳者追加)
一,範囲
二,基本原則
三,ソフトウェア記述ドキュメント
　(一)基本情報
　(二)実現プロセス
　(三)コアアルゴリズム
四,ソフトウェア更新
　(一)基本的な考え方
　(二)重大ソフトウェア更新
　(三)ソフトウェア更新要求
五,ソフトウェアバージョン
　(一)基本的な考え方
　(二)ソフトウェアバージョン要求
六,既製ソフトウェア
　(一)基本的な考え方
　(二)既製ソフトウェア要求
　(三)既製ソフトウェアの更新要求
　(四)既製ソフトウェアバージョン要求

七，登録ユニットと検査ユニット
　（一）登録ユニット区分原則
　（二）検査ユニット区分原則
八，登録申請資料要求
　（一）製品登録
　（二）許可事項変更
　（三）延長登録
九，参考文献
付属文書

## 医療機器ソフトウェア登録技術審査指導原則

　本指導原則は，製造業者による医療機器ソフトウェア登録申請資料提出の指導，それと同時に医療機器ソフトウェアの技術審査要求の規範化を主旨とする。

　本指導原則は，医療機器ソフトウェアの一般的要求であり，製造業者は医療機器ソフトウェアの特性にもとづいて登録申請資料を提出し，指導原則中の具体的内容が適用できるかどうか判断し，適用できない内容は理由を詳しく述べなければならない。製造業者は，法規要求を満たすその他代替方法を採用することもできるが，詳細な研究資料と検証資料を提供しなければならない。

　本指導原則は，現行法規と標準体系および当面の認知レベルの下で，制定にあたり外国の法規や指針，国際標準や技術報告を参考にした。法規や標準が絶えず整っていくにつれ，また認知レベルや技術力が絶えず向上していくにつれ，関連する内容も時を移さず修正を行う。

　本指導原則は，製造業者や審査者の指導文書であり，審査評定や審査許可にかかわる行政事項は含まない。また，法規強制執行としてではなく，関連法規を遵守しているという前提の下で本指導原則を使用する。

　本指導原則はソフトウェアの特殊性に対応しており，現行法規要求の下での医療機器ソフトウェアに対する要求，とりわけソフトウェア更新，ソフトウェアバージョンの要求をよりいっそう明確にした。本指導原則は，医療機器ソフトウェアの汎用指導原則であり，その他ソフトウェア医療機器製品に関する指導原則は，本指導原則の基盤の上に対応する調整，改訂，整備を行うことができる。

### 一，範囲

　本指導原則は，医療機器ソフトウェアの登録申請に適用し，第二類，第三類医療機器製品を含む。適用するソフトウェア開発方式は自主開発，独立ソフトウェアの一部採用，独立ソフトウェアの全採用を含む。

　医療機器ソフトウェアには，独立ソフトウェアやソフトウェアコンポーネントが含まれる。独立ソフトウェアは，医療機器またはそれに付属するソフトウェアである。ソフトウェアコンポーネントは，医療機器，またはその構成品や付属品からなるソフトウェアである。

　独立ソフトウェアには次のとおり3つの特徴が同時に備わっていなければならない。1つ，または複数の医療用途を備えており，医療機器ハードウェアを必要とせずに意図する使用を成し遂げることができ，汎用コンピュータプラットフォームで運用できることである。独立ソフトウェアは，汎用型ソフトウェアや専用型ソフトウェアを含む。そのうち，汎用型ソフトウェアは，汎用データインタフェースと多くの医療機器製品の連携使用にもとづいており，PACSやセントラルモニタリングソフトウェア等がその例である。専用型ソフトウェアは，汎用および専用のデータインタフェースと特定医療機器製品の連携使用にもとづいており，ホルタデータ解析ソフトウェア，眼科顕微鏡画像処理ソフトウェア等がその例である。

　ソフトウェアコンポーネントは，次のとおり2つの特徴を同時に備えていなければならない。1つ，または複数の医療用途を備えていること，医療機器ハードウェアを制御（駆動）できること，または専用（医療用）コンピュータプラットフォームで運用できることである。ソフトウェアコンポーネントは，組込みソフトウェアや制御ソフトウェアを含

む。そのうち組込みソフトウェア（ファームウェア）は専用（医療用）コンピュータプラットフォームで運用し，医療機器ハードウェアを制御（駆動）する。心電計に含まれるソフトウェアや脳波計に含まれるソフトウェア等がその例である。制御ソフトウェアは汎用コンピュータプラットフォームで運用し，医療機器ハードウェアを制御（駆動）する。CT画像収集ワークステーションソフトウェアやMRI画像収集ワークステーションソフトウェア等がその例である。ソフトウェアコンポーネントは処理機能も兼ね備えることができる。専用型独立ソフトウェアは単独で登録することができるが，医療機器製品に併せて登録することもでき，その場合はソフトウェアコンポーネントとみなされる。

## 二，基本原則

ソフトウェアは物理的な実体がなく，開発および使用プロセスにおいて人為的要素による影響がどこにでもあり，ソフトウェアテストは時間やコストの制約によりあらゆる状況を網羅することができないため，ソフトウェアの欠陥は避けることができない。それと同時に，ソフトウェア更新も頻繁かつ迅速であるため，軽微な更新も深刻な事態を招くおそれがあり，さらにデグレード問題（いくつかの欠陥を修復するたびに新たな欠陥を生み出すこと）もあるため，ソフトウェア欠陥を完全に取り除く方法はない。それを踏まえて，ソフトウェア欠陥をソフトウェアの固有の属性の1つとみなすことができるが，ソフトウェアの品質問題については軽視してはいけない。

ソフトウェアの特殊性を鑑みて，医療機器ソフトウェアはリスクマネジメントや品質マネジメントシステム，ソフトウェアエンジニアリングの要求を総合的に考慮してこそ安全性と有効性を保証することができる。医療機器ソフトウェアのリスクレベルは，ソフトウェア安全性クラス（YY/T 0664『医療機器ソフトウェア ソフトウェアライフサイクルプロセス』）を採用してランク付けを行う。ソフトウェア安全性クラスはソフトウェアの傷害深刻度にもとづいて分類している。

A級：健康に対する傷害または被害の可能性がない

B級：重大でない傷害の可能性がある

C級：死亡または重大な傷害の可能性がある

ソフトウェア安全性クラスは，ソフトウェアの意図する使用や使用環境，中心的機能（ソフトウェアは意図された使用環境において意図する使用が必要とする機能を成し遂げる）と結びついて判定を行う。そのうち意図する使用は，ソフトウェアの臨床用途（診断，治療，モニタリング，スクリーニングなど）や重要度（重要作用，補助作用，補充作用など）を主に考慮する。使用環境は，ソフトウェアの使用場所（病院，家庭など），疾患のタイプ（重大性，緊急性，伝染性など），患者群（成人，児童，高齢者，女性など），ユーザのタイプ（専門ユーザ，普通ユーザ，患者など）を主に考慮する。中心的機能は，ソフトウェアの機能タイプ（制御駆動，処理分析など），実現方法（CT画像再構成にフィルタ補正逆投影法を採用するか，反復アルゴリズム法を採用するか，異常識別に通例，画像処理法を採用するか，人工知能法を採用するかなど），複雑度（アルゴリズムの規模，パラメーター量，演算速度など）を主に考慮する。

ソフトウェア安全性クラスは，リスクマネジメントで確定するリスクレベルにもとづいて判定することができ，ソフトウェア安全性クラスとリスクレベルのランク付けを異なるものとすることもできるが，両者には対応関係が存在するため，リスクレベルにもとづきソフトウェア安全性クラスを判定することができる。

製造業者は，リスク軽減措置を講ずる前にソフトウェア安全性クラスを判定し，品質マネジメントシステム要求を組み入れ，ソフトウェア安全性クラスとマッチングするソフトウェアライフサイクルプロセスを確立しなければならない。それにはソフトウェア開発プロセス，ソフトウェア保守プロセス，構成管理プロセス，リスクマネジメントプロセスや問題解決プロセスが含まれる。それと同時に，製造

業者は良好なソフトウェアエンジニアリングを採用し，品質マネジメントシステム要求を実践・整備して，ソフトウェアの品質を保証することができる。その他，製造業者はソフトウェア自身の情報セキュリティを保証し，健康データの機密性，完全性，可用性を確保しなければならない。製造業者は，ソフトウェア安全性クラスにもとづいてそれに対応する登録申請資料を提出しなければならない。登録申請資料はどれも，ソフトウェアライフサイクルプロセスをもとにして用意された文書資料であり，詳しさの程度はソフトウェアの安全性クラスと複雑度にかかっている。

　独立ソフトウェアとソフトウェアコンポーネントは構造的および機能的にいくらか異なり，リスク状況もすべて同じわけではないが，ソフトウェアライフサイクルプロセスは基本的に一致しているがゆえに，両者の登録申請資料要求の基本原則は同じではあるが，具体的な要求はいくらか異なる。

## 三．ソフトウェア記述ドキュメント

　ソフトウェア記述ドキュメントはYY/T 0664『医療機器ソフトウェア ソフトウェアライフサイクルプロセス』にもとづいて制定し，自主開発医療機器ソフトウェアの製品登録に用いる。ソフトウェア記述ドキュメントは，基本情報，実現プロセス，コアアルゴリズムを含む（詳細は**表1**を参照）。

### （一）基本情報

1. **ソフトウェア標識**
　　ソフトウェアの名称，型番規格，リリースバージョン，製造業者および生産住所を明確にする。ソフトウェアコンポーネントの標識は，製造業者品質コントロールで用いる標識とする。

2. **安全性クラス**
　　ソフトウェア安全性クラス（A級，B級，C級）を明確にし，確定理由を詳述する。

3. **構造機能**
　　ソフトウェア設計仕様書（SDS）にもとづき，システムアーキテクチャ図およびユーザインタフェース関係図を提供する（必要に応じて）。システム構造図は，構成モジュール間やモジュールと外部インタフェースの間の関係を図で示すのに用いられ，システム構造図にもとづいて構成モジュール（オプション，モジュールバージョンを注記する）の機能，モジュール関係や外部インタフェースを記述する。ユーザインタフェース関係図は，ユーザインタフェース間の関係を記述するのに用いられ，ユーザインタフェース関係図（適用できない場合はシステム構造図）にもとづいて臨床機能モジュール（オプション，モジュールバージョンを注記）の機能とモジュール関係を記述する。

4. **ハードウェアトポロジ**
　　ソフトウェアデザイン仕様書（SDS）にもとづいて物理トポロジ図を提供し，ソフトウェア（または構成モジュール），汎用コンピュータ，医療機器ハードウェアとの間の物理的な連接関係性を図で示して記述する。

5. **稼働環境**
　　ソフトウェア稼働に必要なハードウェア配置，ソフトウェア環境およびネットワーク条件を明確にする。そのうちハードウェア配置は，プロセッサ，メモリストレージ，周辺機器を含む。ソフトウェア環境は，システムソフトウェア，サポートソフトウェア，セキュリティソフトウェアを含む。ネットワーク条件は，ネットワークアーキテクチャ（BS，CS[訳注]），ネットワークタイプ（広域ネットワーク，ローカルネットワーク，パーソナルエリアネットワーク）や帯域幅を含む。

---

訳注：BSはBrowser-Server，CSはClient-Serverを示すと考えられる。なお，このほかPear to Pearなどのネットワークアーキテクチャがある。

**表1 ソフトウェア記述ドキュメント枠組**

| 記述ドキュメント | | A級 | B級 | C級 |
|---|---|---|---|---|
| 基本情報 | ソフトウェア標識 | ソフトウェア名称，型番規格，リリースバージョン，製造業者および生産住所を明確にする。 | | |
| | 安全性クラス | ソフトウェアの安全性クラスを明確にし，確定理由を詳述する。 | | |
| | 構造機能 | システム構造図にもとづいてソフトウェア構成モジュールを記述し，ユーザインタフェース関係図にもとづいてソフトウェア臨床機能モジュールを記述する。 | | |
| | ハードウェアトポロジ | 物理トポロジ図にもとづいてソフトウェア，汎用コンピュータ，医療機器ハードウェアの物理的連接関係を記述する。 | | |
| | 稼働環境 | ソフトウェアの稼働に必要なハードウェア配置，ソフトウェア環境，ネットワーク条件を明確にする。 | | |
| | 適用範囲 | ソフトウェアの適用範囲を明確にし，輸入ソフトウェアは原産国の状況を記述する。 | | |
| | 禁忌 | ソフトウェアの禁忌または使用制限を明確にし，輸入ソフトウェアは原産国の状況を記述する。 | | |
| | 登録履歴 | ソフトウェアの中国および原産国での登録状況を明確にする。 | | |
| 実現プロセス | 開発概要 | 開発言語，ツール，方法，および人員，時間，作業量，コード行数を明確にする。 | | |
| | リスクマネジメント | リスクマネジメント資料を提供する。 | | |
| | 要求仕様 | 要求仕様の機能要求を提供する。 | 要求仕様全文を提供する。 | |
| | ライフサイクル | 開発ライフサイクル計画概要を提供する。 | 開発ライフサイクル計画，構成管理計画，保守計画の概要を提供する。 | 開発ライフサイクル計画，構成管理計画，保守計画の概要，および設計履歴文書の索引表（DHF）を提供する。 |
| | 検証と妥当性確認 | システムテスト，ユーザテストの計画と報告概要を提供する。 | 開発各段階の検証活動を概略し，システムテスト，ユーザテストの計画と報告を提供する。 | 開発各段階の検証活動を概略し，システムテスト，ユーザテストの計画と報告，およびトレーサビリティ分析報告を提供する。 |
| | 欠陥管理 | 欠陥管理プロセスを記述し，既知の欠陥総数と残存欠陥数を明確にする。 | 欠陥管理プロセスを記述し，既知の欠陥総数と残存欠陥数を明確にし，既知の残存欠陥状況を明記する。 | |
| | 更新履歴 | バージョン命名規則を明確にし，今回と前回の登録の間のソフトウェア更新各回の完全バージョン，日付，タイプを明記する。 | バージョン命名規則を明確にし，今回と前回の登録の間のソフトウェア更新各回の完全バージョン，日付，タイプ，具体的な更新内容を明記する。 | バージョンの命名規則を明確にし，登録各回のソフトウェア更新各回の完全バージョン，日付，タイプ，具体的な更新内容を明記する。 |
| | 臨床評価 | 臨床評価資料を提供する。 | | |
| コアアルゴリズム | | アルゴリズムの名称，タイプ，用途，臨床機能を明記する。 | 公認成熟アルゴリズムはアルゴリズムの名称，タイプ，用途，臨床機能を明記し，新規のアルゴリズムは公認成熟アルゴリズムの基礎の上に安全性と有効性の検証資料を提供する。 | |

6. 適用範囲

    独立ソフトウェアはソフトウェアの適用範囲を記述し，ソフトウェアコンポーネントは医療機器製品の適用範囲を記述する。輸入医療機器ソフトウェアは原産国の状況を記述する。

7. 禁忌

    独立ソフトウェアはソフトウェアの禁忌，または使用制限を記述する。ソフトウェアコンポーネントは医療機器製品の禁忌，または使用制限を記述する。輸入医療機器ソフトウェアは原産国の状況を記述する。

8. 登録履歴

    独立ソフトウェアは中国の登録状況（これまでの登録ごとのリリースバージョンと登録証番号を明記する）や，原産国の登録状況（適用できるなら，これまでの登録ごとの日付，リリースバージョンや管理種別）を記述し，その他の主な国や地区での登録状況も提供することができる。ソフトウェアコンポーネントは医療機器製品の登録状況を記述する。

(二) 実現プロセス

1. 開発概略

    ソフトウェア開発に用いた言語やツール，方法を明確にし，そのうちツールについてはサポートソフトウェア（オープンソースソフトウェアを含む）やアプリケーションソフトウェア（サードパーティソフトウェア）の名称，完全バージョン，供給者を記述する。それと同時に，開発者の人数，開発時間，作業量（人月数）およびコード行総数を明確にする。

2. リスクマネジメント

    リスクマネジメント関連標準にもとづいて，ソフトウェアリスク分析報告およびソフトウェアリスクマネジメント報告を提出する。リスクマネジメント資料には文書の原本も添付する。ソフトウェアコンポーネントは医療機器製品のリスクマネジメント資料を提供する。

3. 要求仕様

    A級はソフトウェア機能の要求に関するソフトウェア要求仕様（SRS）を提供する。B級とC級はソフトウェア要求仕様全文を提供する。ソフトウェア要求仕様は文書の原本も添付する。ソフトウェアコンポーネントについては，独自のソフトウェア要求仕様がない場合，医療機器製品の要求仕様を提供することができる。

4. ライフサイクル

    A級は，ソフトウェア開発ライフサイクル計画要旨を提供し，開発各段階の区分状況や作業任務を記述する。B級は，A級の要求に加え，構成管理計画要旨や保守計画要旨を提供し，用いたツールやプロセスを記述する。C級は，B級の基礎の上に設計履歴文書の索引表（DHF）を提供する。ライフサイクルは，製造業者ソフトウェアライフサイクルプロセス文書，またはYY/T 0664『医療機器ソフトウェア ソフトウェアライフサイクルプロセス』などプロセス標準の調査票を提出し，それに相応する記述の代替に用いる。

5. 検証と妥当性確認

    検証とは，客観的証拠の提供を通して，ソフトウェアのある開発段階のアウトプットがインプット要求を満たしていることを認定することである。それには，コード検査，設計評価審査，テストなどの品質保証活動が含まれる。妥当性確認（バリデーション）とは，客観的証拠の提供を通してソフトウェアがユーザニーズと意図する使用を満たしていることを認定することである。通常は，実際の，または再現した使用環境において実施されるユーザテストのことを指す。トレーサビリティ分析とは，要求仕様，設計仕様，ソースコード，テスト，リスクマネジメントの間の関係を追跡し，識別済みの関係の正確性，一致性，完全性，精密性を分析することである。A級は，システムテスト，ユーザテストの計画と報告概要を提出し，テストの条件，ツール，方法，合否判定基準と結果を記述する。B級は，システムテスト，ユーザテストの計画と報告，開発各段階の検証活動の

概要を提供し，用いたツールや方法，タスクについて記述する。C級は，B級の基礎の上にトレーサビリティ分析報告（要求仕様，設計仕様，テスト，リスクマネジメントを追跡する関係表）を提供する。システムテストとユーザテストの計画と報告は，文書の原本も添付する。テスト報告のテスト記録に関する内容は，テスト記録サンプルと完全なテスト記録リストを提供することで対応することができる。検証活動としては製造業者のソフトウェア品質保証計画文書を提出することでも対応でき，それに相当する記述の代替に用いることができる。

6. 欠陥管理

A級は，欠陥管理のツールとプロセスを記述し，ソフトウェアの今回登録における既知の欠陥総数と残存欠陥数を明確にする。B級とC級は，A級の要求に加え，既知の残存欠陥状況を明記し，既知の残存欠陥のリスクすべてが受入可能であることを証明する。既知の残存欠陥状況は文書の原本を添付することができる。

7. 更新履歴

A級，B級，C級はどれもソフトウェアバージョン命名規則を記述し，ソフトウェアバージョンのすべてのフィールドおよびフィールド概念を明確にし，ソフトウェア完全バージョンとソフトウェアリリースバージョンを確認する。A級は，ソフトウェアの今回の登録と，前回の登録の間のソフトウェア更新各回の完全バージョン，日付，タイプを明記する。B級は，A級の要求に加え，ソフトウェア更新各回の具体的な更新内容を詳述する。C級は，ソフトウェア登録各回におけるソフトウェア更新各回の完全バージョン，日付，タイプ，具体的な更新内容を明記する。輸入医療機器ソフトウェアは原産国の更新状況を記述し，初回製品登録は開発段階の更新状況を記述する。更新履歴には文書の原本を添付することができる。

8. 臨床評価

臨床評価資料には文書の原本を添付する。

（三）コアアルゴリズム

ソフトウェア設計仕様書（SDS）と取扱説明書にもとづき，コアアルゴリズムの名称，タイプ，用途，対応する臨床機能を明記する。

コアアルゴリズムとは，ソフトウェアの中心機能（ソフトウェアが意図する使用環境において意図する使用に必要な機能を達成すること）に必要なアルゴリズムのことを指し，イメージングアルゴリズムに後処理アルゴリズムと人工知能アルゴリズムが含まれるが，これらに限らない。イメージングアルゴリズムとは，医学画像またはそのデータ取得に用いたアルゴリズムを指す。後処理アルゴリズムとは，オリジナル医学画像またはデータを改変して，新臨床情報を発生させるアルゴリズムを指す。人工知能アルゴリズムとは，人工知能技術を採用して医学画像またはデータ分析をするアルゴリズムを指す。

アルゴリズムタイプは，公認成熟アルゴリズムと新規のアルゴリズムを含む。公認成熟アルゴリズムとは，公開されている文献資料や，簡単で明確な原理がもとになっており，何年も経過し不良な事柄が一切起きていないアルゴリズムを指す。新規のアルゴリズムとは，臨床研究や科学研究がもとになっている新しいアルゴリズムを指す。

コアアルゴリズムの詳細さの程度は，安全性クラスとアルゴリズムタイプによって決まる。安全性クラスがA級のとき，使用している公認成熟アルゴリズムと新規のアルゴリズムはどれもアルゴリズムの名称，タイプ，用途，臨床機能を明記する。安全性クラスがB級またC級のときは，公認成熟アルゴリズムはアルゴリズムの名称，タイプ，用途，臨床機能を明記し，新規のアルゴリズムは公認成熟アルゴリズムの基礎の上に安全性と有効性の検証資料を提出する。

四，ソフトウェア更新

（一）基本的な考え方

医療機器ソフトウェア更新とは，製造業者がソフトウェア全体のライフサイクルプロセスにおいてソフトウェアに対して行う改訂のことを指す。ソフト

ウェア更新タイプは異なる観点から，異なる区別方法がある。ソフトウェア更新は次のように分けることができる。

1. 重大な更新：医療機器の安全性または有効性に影響を与えるソフトウェア更新
2. 軽微な更新：医療機器の安全性と有効性に影響を与えないソフトウェア更新

更新の目的と範囲角度を出発点とすると，ソフトウェア更新は増強類更新と修正類更新に分けることができる。そのうち，増強類更新は，さらに適応型更新と完全型更新に分けることができる。また，修正類更新はさらに修正型更新と予防型更新（GB/T 20157『情報技術：ソフトウェア保守』を修正）に分類できる。

1. 適応型更新：医療機器ソフトウェアの発売後，新たな稼働環境に適応させるため実施するソフトウェア更新
2. 完全型更新：医療機器ソフトウェアの発売後，機能や性能等のソフトウェア属性を改善するために実施するソフトウェア更新
3. 修正型更新：医療機器ソフトウェアの発売後，ソフトウェアの既知の欠陥を修正するために実施するソフトウェア更新
4. 予防型更新：医療機器ソフトウェアの発売後，稼働故障が現れないよう，ソフトウェアの未知の潜在的欠陥を修正するために実施するソフトウェア更新

同時に，2つの特殊な状況を考慮する必要がある。

1. 構築（Build）：稼働バージョンにコンパイルされるソフトウェアを指し，ソフトウェア更新の定義を適用し，品質マネジメントシステムによって管理される。申請資料要求は修正類更新と同じである。ソフトウェア更新技術ドキュメントに特別な説明がない場合は，修正類更新にはどれも構築が含まれている
2. リコール関連：医療機器のリコールを引き起こすソフトウェア更新，およびリコール処理措置により引き起こされたソフトウェア更新を含む。どちらの状況も重大更新に属しているため，医療機器のリコールの関連法規処理にもとづいて処理されることが必要で，本指導原則で討議する範囲には属していない

ソフトウェアの安全性と有効性に対する懸念から本指導原則ではソフトウェアの更新を次のように分類する。

1. 重大ソフトウェア更新：医療機器の安全性と有効性に影響を与える増強類更新。すなわち重大増強類ソフトウェア更新
2. 軽微ソフトウェア更新：医療機器の安全性と有効性に影響を与えない増強類更新と修正類更新。すなわち，軽微増強類ソフトウェア更新と修正類ソフトウェア更新

### （二）重大ソフトウェア更新

定義によれば，医療機器の安全性または有効性に影響を与えるすべてのソフトウェア更新は重大ソフトウェア更新である。具体的にいえば，医療機器の意図する使用，使用環境または中心的機能に影響を与えるソフトウェア更新が重大ソフトウェア更新である。

本指導原則で述べる重大ソフトウェア更新は以下の状況のいずれかを含む。

1. 適応型ソフトウェア更新：コンピューティングプラットフォーム（ハードウェアとソフトウェアを含む）間で互換性のないソフトウェア稼働プラットフォーム。

    たとえばOSソフトウェアのWindowsからiOSへの変更，32ビットプラットフォームから64ビットプラットフォームへの変更，通例のプラットフォームからモバイルプラットフォームへの変更等。しかし，医療機器の安全性または有効性に影響を与えない限り，システムソフトウェアとサポートソフトウェアのパッチは一般的に重大ソフトウェア更新とはみなされない。
2. 完全型ソフトウェア更新：ユーザの臨床決定（決定能力，決定結果，決定プロセス，ユーザの臨床行動を含む）に影響を与える，または人々の安全（患者，ユーザ，その他関連する

人々）に影響を与えるもの。下記の事柄を含むがそれらに限定されない。
 (1) 臨床機能変更。たとえば臨床応用や稼働モデルが新たに増えたり，新たにコアアルゴリズムを採用したりすることなど
 (2) ソフトウェアアウトプット結果の変更。たとえば，医学画像またはデータの品質変更やユーザインタフェースに臨床情報が増えることなど
 (3) ユーザ使用習慣の変更。たとえば，ユーザの臨床作業プロセスの変更やユーザインタフェースの配置変更など
 (4) 患者の安全に影響を与えること。たとえば，新たなソフトウェア安全標準の採用やユーザインタフェースに警告情報が増えることなど

しかし，コアアルゴリズムの演算速度の単純な向上や臨床作業プロセスの配置可能化（すなわちユーザが元の臨床作業プロセスを留めておけること），また，ユーザインタフェースの文章的な変更は，医療機器の安全性または有効性に影響を与えない限り，一般的に重大更新とはみなされない。

3. その他ソフトウェア更新：ソフトウェアの安全性クラス，システム構造，ユーザインタフェース関係または物理トポロジに変更が発生すること。

重大ソフトウェア更新の範囲は，認知レベルと技術能力の向上，有害事象やリコール事象の分析によって動態的調整を行う。

（三）ソフトウェア更新要求

医療機器ソフトウェアに重大ソフトウェア更新が生じた場合は，許可事項変更を行わなければならない。軽微ソフトウェア更新の場合は品質マネジメントシステムにより制御を行い，登録変更の必要はなく，次回登録（登録変更と延長登録）の際に関連申請資料を提出する。

すでに登録した医療機器ソフトウェアは，次回登録（登録変更と延長登録）の際，ソフトウェア更新状況にもとづいて関連申請資料を提出する。

1. 重大ソフトウェア更新
 ソフトウェアに重大ソフトウェア更新が発生した場合，ソフトウェア更新記述ドキュメントを提出しなければならない。それには基本情報，実現プロセス，コアアルゴリズム（詳細は表2を参照）が含まれる。

2. 軽微ソフトウェア更新
 ソフトウェアに軽微ソフトウェア更新が発生した際は，軽微増強類ソフトウェア更新は同様にソフトウェア更新記述ドキュメントを提出しなければならない。修正類ソフトウェア更新はソフトウェア更新状況説明，回帰テスト計画と報告，新たに増えた既知の残存欠陥状況の説明を提出しなければならない。

ソフトウェアに多くの種類のソフトウェア更新が同時に発生した場合は，リスクが高いほうに合わせる原則にもとづいて申請資料を提出しなければならない。すなわち，重大ソフトウェア更新と軽微ソフトウェア更新が同時に発生した場合，重大ソフトウェア更新にしたがって処理する。また，増強類ソフトウェア更新と修正類ソフトウェア更新が同時に発生した場合，増強型ソフトウェア更新にしたがって処理する。

医療機器ソフトウェアの新たな開発（すなわち，製造業者が元のソフトウェアを廃棄する）はソフトウェア更新に属さないので，医療機器製品登録の要求にしたがって申請資料を提出しなければならない。

五，ソフトウェアバージョン

（一）基本的な考え方

ソフトウェアは物理的実体がないため，状態管理によってはじめて品質保証ができる。ソフトウェアバージョンはソフトウェアの状態を示すのに用いられ，ソフトウェア更新を制御し，ソフトウェアの品質を保証する。そのため，ソフトウェアバージョンとソフトウェアは，相互に対応する表裏一体の関係にある。すなわち，ソフトウェアバージョンはソフ

表2 ソフトウェア更新記述ドキュメント枠組

| ソフトウェア記述ドキュメント | | 申請要求 |
|---|---|---|
| 基本情報 | ソフトウェア標識 | ソフトウェアの今回登録状況を明確にし，変更があれば更新内容を詳述する。 |
| | 安全性クラス | ソフトウェアの今回登録状況を明確にし，変更があれば更新理由を詳述し，更新後の安全性クラスにもとづき資料を提出する。 |
| | 構造機能 | ソフトウェアの今回登録状況を明確にし，変更があれば更新内容を詳述する。 |
| | ハードウェアトポロジ | ソフトウェアの今回登録状況を明確にし，変更があれば更新内容を詳述する。 |
| | 動作環境 | ソフトウェアの今回登録状況を明確にし，変更があれば更新内容を詳述する。 |
| | 適用範囲 | ソフトウェアの今回登録状況を明確にし，変更があれば更新内容を詳述する。 |
| | 禁忌 | ソフトウェアの今回登録状況を明確にし，変更があれば更新内容を詳述する。 |
| | 登録履歴 | ソフトウェアの今回登録状況を明確にする。 |
| 実現プロセス | 開発概述 | ソフトウェアの今回登録状況を明確にし，変更があれば更新内容を詳述する。 |
| | リスクマネジメント | 更新部分のリスクマネジメント資料を提供し，全体への影響分析を詳述する。 |
| | 要求仕様 | 更新部分の要求仕様を提供する。 |
| | ライフサイクル | ソフトウェアの保守プロセスと構成管理プロセスを提供する。 |
| | 検証と妥当性確認 | 更新部分の検証と妥当性確認資料を提供し，全体への影響の確認を含める。 |
| | 欠陥管理 | 欠陥管理プロセスを提供し，今回登録の既知の残存欠陥状況を明確にする。 |
| | 更新履歴 | バージョン命名規則を明確にし，ソフトウェアの具体的な更新内容を詳述する。 |
| | 臨床評価 | 更新部分の臨床評価資料を提供する。 |
| コアアルゴリズム | | 更新部分のコアアルゴリズムを提供する。 |

トウェア標識に不可欠な構成部分であり，医療機器ソフトウェアのトレーサビリティを実現する重要ツールでもある。

製造業者は，どのような名称や形式（たとえば，修正番号，構築番号，発表日時など）を採用するにしても，ソフトウェア状態を示すものを用いればソフトウェアバージョンとみなす。製造業者はソフトウェアバージョン命名規則制定にあたり，医療機器製品自身の特徴，品質マネジメントシステム要求を考慮するほかに，監督管理の要求も考慮に入れなければならない。すなわち，ソフトウェアバージョン命名規則はソフトウェア更新タイプを区別することができ，ソフトウェア完全バージョンとソフトウェアリリースバージョンを確認することができる。

1. ソフトウェア完全バージョン：重大増強類ソフトウェア更新，軽微増強類ソフトウェア更新，修正類ソフトウェア更新と構築（適用できる場合）を表す。

2. ソフトウェアリリースバージョン：ソフトウェアリリースに用いる標識バージョンは，重大増強類ソフトウェア更新（すなわち重大ソフトウェア更新）のみを表す。ソフトウェアリリースバージョンに変更が生じた場合，許可事項変更を行う。ソフトウェア完全バージョンに変更があるものの，ソフトウェアリリースバージョンに変更がない場合は登録変更を行わなくてよい。たとえば，ソフトウェアバージョン命名規則はX.Y.Z.Bであり，そのうちXは重大増強類ソフトウェア更新を表し，Yは軽微増強類ソフトウェア更新を表し，Zは修正類ソフトウェア更

新を表し，Bは構築を表すとすると，ソフトウェア完全バージョンがX.Y.Z.Bに，ソフトウェアリリースバージョンがXになり，Xに変更があれば許可事項変更を行わなければならない。Y，ZやBに変更がある場合においては登録変更を行わなくてもよい。ソフトウェアバージョン命名規則も同様にリスクの高いほうに合わせる原則を遵守し，重大ソフトウェア更新と軽微ソフトウェア更新の区分ができない場合は重大ソフトウェア更新にしたがって処理し，増強類ソフトウェア更新と修正類ソフトウェア更新の区分ができない場合は増強類ソフトウェア更新にしたがって処理する。

### （二）ソフトウェアバージョン要求

製造業者はソフトウェアバージョン命名規則の真正性ステートメントを発行し，ソフトウェアバージョンのすべてのフィールドおよびフィールドの意味を明確にし，ソフトウェア完全バージョンとソフトウェアリリースバージョンを確認しなければならない。製造業者は，取扱説明書の中でソフトウェアリリースバージョンを明確にしなければならない。独立ソフトウェア（専用型独立ソフトウェアをソフトウェアコンポーネントとみなす状況を含める）や制御型ソフトウェアコンポーネントについては，製造業者は登録インタフェース，主なインタフェース，および「関連」または「ヘルプ」等のインタフェースにソフトウェア完全バージョンとソフトウェアリリースバージョンを具体的に示さなければならない。

## 六，既製ソフトウェア
### （一）基本的な考え方

情報技術が迅速な発展を遂げるにつれて，医療機器製品で既製ソフトウェアを使用する状況も以前に増して普通のことになっている。しかし，既製ソフトウェアでは医療機器製品の意図する使用を完全に満たすことはできず，製造業者が既製ソフトウェアの完全なライフサイクル制御を行えているわけではないため，既製ソフトウェア使用のリスクは相対的に高いといえる。医療機器製品の最終的な安全性と有効性に責任を負うため，製造業者はリスクベースアプローチによって既製ソフトウェアの品質とセキュリティを保証しなければならない。既製ソフトウェアは次のとおり分類される。

1. 完成品ソフトウェア：すでに開発され，かつ通常入手可能なものだが，製造業者が完全なライフサイクル制御を行っていないソフトウェアであり，商業ソフトウェアやフリーソフトウェアも含む
2. レガシーソフトウェア：製造業者が以前に開発したものの，現在は十分な開発記録を入手することができないソフトウェア
3. 外注ソフトウェア：製造業者が第三者に開発を委託したカスタムソフトウェア。現在のところ，本指導原則が述べている既製ソフトウェアはアプリケーションソフトウェアに限られているが，今後，適当な時期にシステムソフトウェアやサポートソフトウェアまで広げる。しかし，製造業者はシステムソフトウェアやサポートソフトウェアの品質やセキュリティを保証しなければならない。

### （二）既製ソフトウェア要求

医療機器ソフトウェアの開発方式はそれぞれ異なり，採用する既製ソフトウェアタイプも異なり，ソフトウェア品質保証措置も異なるため，登録申請資料は個々にいくらか相違がある。

1. 部分採用既製ソフトウェア

   部分採用既製ソフトウェアの方式については，3種類いずれも既製ソフトウェアの要求は同じであり，製造業者はソフトウェア記述ドキュメントの対応する条項の中に記述しなければならない（詳細は**表3**を参照）。

   （1）ソフトウェア標識

   　　A級，B級，C級では，既製ソフトウェアの名称，型番規格，リリースバージョン，供給者，生産住所を明確にする。

   （2）構造機能

   　　A級，B級，C級では，構成モジュール，臨

**表3 部分既製ソフトウェア枠組：安全性クラスA級，B級，C級**

| 安全性クラス | A級 | B級 | C級 |
|---|---|---|---|
| ソフトウェア記述ドキュメント条項 | ソフトウェア標識，構造機能，リスクマネジメント，検証と妥当性確認，更新履歴。 | ソフトウェア標識，構造機能，要求仕様，リスクマネジメント，ライフサイクル，検証と妥当性確認，欠陥管理，更新履歴，コアアルゴリズム。 ||

床機能モジュールが用いている既製ソフトウェアの名称，リリースバージョン，種類を明記する。

（3）リスクマネジメント

A級，B級，C級では，既製ソフトウェアのリスクマネジメント資料を提供する。

（4）要求仕様

B級とC級では，既製ソフトウェアの要求仕様資料を提供する。

（5）ライフサイクル

B級とC級では，開発ライフサイクル計画，構成管理計画，保守計画において，既製ソフトウェアの要求を明確にする。

（6）検証と妥当性確認

A級，B級，C級では，既製ソフトウェアの検証と妥当性確認の資料を提供する。

（7）欠陥管理

B級とC級では，既製ソフトウェアの欠陥管理プロセスと既知の残存欠陥状況を明確にする。

（8）更新履歴

A級，B級，C級では，既製ソフトウェアのバージョン命名規則を明確にする。

（9）コアアルゴリズム

B級とC級では，既製ソフトウェアのコアアルゴリズムの名称（または番号），用途，臨床機能を明記し，新規の臨床機能は安全性と有効性の検証資料を提供する。

2. 全部採用既製ソフトウェア

全部採用既製ソフトウェアの方式については，3種類の既製ソフトウェアの要求といくらか異なる。

（1）完成品ソフトウェア：製造業者は外部購買の契約写しまたは声明，ソフトウェア記述ドキュメント（適用できない条項は理由を説明する）を提供し，完成品ソフトウェアがもしすでに中国で発売されている場合は登録証の写しも提供する

（2）レガシーソフトウェア：製造業者はレガシーソフトウェアの証明性文書（たとえばYY/T 0664，またはIEC 62304実施前の登録証，または発売許可書の写し），ソフトウェア記述ドキュメント（適用できない条項は理由を説明する），発売後の臨床評価資料を提供する

（3）外注ソフトウェア：製造業者は外注契約の写し，または声明，ソフトウェア記述ドキュメント（適用できない条項は理由を説明する）を提供する

**（三）既製ソフトウェアの更新要求**

既製ソフトウェアの更新タイプ，更新登録要求，またリスクが高いほうに合わせる原則は，自主開発ソフトウェアと同じであるが，登録申請資料要求は自主開発ソフトウェアといくらか相違がある。既製ソフトウェアに重大なソフトウェア更新が発生した場合，自主開発ソフトウェア重大ソフトウェア更新要求を参照して既製ソフトウェア更新記述ドキュメントを提出する。適用できない条項は理由を説明する。既製ソフトウェアに軽微ソフトウェア更新が発生した場合は，軽微増強類ソフトウェア更新では同様に既製ソフトウェア更新記述ドキュメントを提出しなければならない。修正類ソフトウェア更新は自主開発ソフトウェアの修正類ソフトウェア更新と同じ要求である。

部分採用既製ソフトウェアの状況については，自主開発ソフトウェアに更新が発生した場合，自主開発ソフトウェア更新要求にしたがって相応の申請資料を提出する。既製ソフトウェアに更新が発生した場合，既製ソフトウェア更新要求にしたがって相応の申請資料を提出する。

### (四) 既製ソフトウェアバージョン要求

既製ソフトウェアバージョンも同様に監督管理の要求を考慮し，リスクが高いほうに合わせる原則を遵守しなければならない。既製ソフトウェア供給者のソフトウェアバージョン命名規則が監督管理の要求と適合している場合は，製造業者は既製ソフトウェア供給者のバージョン命名規則を直接採用することができる。

製造業者はソフトウェアバージョン命名規則の真正性ステートメントの中で既製ソフトウェアのバージョン命名規則，完全バージョン，リリースバージョンを明確にしなければならない。

## 七，登録ユニットと検査ユニット

### (一) 登録ユニット区分原則

1. 独立ソフトウェア

    独立ソフトウェアの登録ユニットでは管理種別，意図する使用，処理対象，臨床機能モジュールを区分原則とする。

    (1) 異なる管理種別の独立ソフトウェアは異なる登録ユニットとする。分割できない状況下では1つの登録ユニットとして，高い管理クラスにしたがい登録申請する

    (2) 異なる意図する使用の独立ソフトウェアは異なる登録ユニットとする。意図する使用にしたがい，治療計画類，診断類，モニタリング類，情報管理類に主に分けることができる

    (3) 異なる処理対象の独立ソフトウェアは異なる登録ユニットとする。処理対象にしたがい，画像類とデータ類に主に分けることができる

    (4) 機能が膨大で複雑な独立ソフトウェアについては，臨床機能モジュールのタイプや数量にもとづいて登録ユニットを区分する。各登録ユニットに含まれるモジュールの数量は適度でなければならない。モジュール機能にしたがってプラットフォーム機能ソフトウェアと特定機能ソフトウェアに分けることができる。そのうち，プラットフォーム機能ソフトウェアは，ソフトウェアプラットフォームとして基本機能と共用機能を提供し，多種パターンの画像またはデータをサポートする。特定機能ソフトウェアはプラットフォーム機能ソフトウェアで運用して特定機能を提供し，単一パターンの画像またはデータをサポートするか，またはある特定の意図する使用を実現する。たとえば，あるPACSは独立した機能モジュールを数十個含むだけでなく，CAD類モジュールも含み，1つのプラットフォーム機能ソフトウェアと多くの特定機能ソフトウェアに分解することができる。そのうち，CAD類モジュールは単独の登録ユニットとする。

2. ソフトウェアコンポーネント

    ソフトウェアコンポーネントは医療機器の定義に適合せず，単独登録申請に適さないため，医療機器製品と一緒に登録申請を行い，登録ユニットは医療機器製品と同じとする。

    専用型独立ソフトウェアがソフトウェアコンポーネントとみなされる場合，要求はソフトウェアコンポーネントと同じである。

### (二) 検査ユニット区分原則

検査ユニットとは，同一の登録ユニット内で検査に用いられる代表製品のことを指す。

1. 独立ソフトウェア

    独立ソフトウェアの検査ユニットは原則的に登録ユニットと一致しているが，多くの稼働環境または多くのリリースバージョンがある場合，互換性のない稼働環境，または互いに重ならないリリースバージョンそれぞれを1つの検査ユ

ニットとする。
2. ソフトウェアコンポーネント
ソフトウェアコンポーネントの検査ユニットは原則的に医療機器製品と一致しているが，医療機器製品に多くのソフトウェアコンポーネントが含まれる，あるいは多くのソフトウェアコンポーネントのリリースバージョンがあるような場合，ソフトウェアコンポーネントごと，あるいは各リリースバージョンのソフトウェアコンポーネントごとを1つの検査ユニットとする。検査ユニットが登録ユニットのすべての状況を完全にカバーできている場合はこの限りではない。専用型独立ソフトウェアをソフトウェアコンポーネントとみなす場合，検査ユニットは原則的にソフトウェアコンポーネントと同じであるが，多くの稼働環境がある場合は，互換性のない稼働環境それぞれを1つの検査ユニットとする。

**八，登録申請資料要求**

本指導原則で言及していない登録申請資料は『医療機器登録申請資料要求および批准証明文書形式公布に関する公告』の要求に適合しなければならない。

**（一）製品登録**

1. 製品名称と構造構成
（1）独立ソフトウェア
製品名称は一般名称とし，関連法規，規範性文書の要求に適合し，人体部位（胸部，心臓など），診療科（整形外科，神経外科など），処理対象（CT画像，MRI画像，心電図データなど），機能用途（計画，処理，CADなど）を組み合わせて命名する。

構造構成は，物理構成や論理構成を含む。そのうち，物理構成では，ソフトウェアの記憶媒体または配信方式を記述する。たとえば，CD-ROM，USBメモリ，コンピュータプリインストールによる配信，あるいはネットワークダウンロードによる配信などである。論理構成ではソフトウェアの臨床機能モジュールを記述する。それにはサーバー（該当する場合）とクライアントコンピュータが含まれる。オプションインストールとモジュールバージョンを明記する。

（2）ソフトウェアコンポーネント
ソフトウェアコンポーネントには相応する要求はない。専用型独立ソフトウェアをソフトウェアコンポーネントとみなす場合，ソフトウェア名称は独立ソフトウェア要求と同じであり，構造構成としてソフトウェアの名称，型番規格，リリースバージョンを明確にしなければならない。

2. ソフトウェア研究資料
製造業者は単独でソフトウェア記述ドキュメント一式を提供する。具体的な要求の詳細は第三節を参照する。輸入医療機器ソフトウェアが必ずしも中国で同時に登録されるわけではない点を考えて，そのソフトウェアが外国ですでに何回も登録変更されているが，中国では初めて製品登録する場合，ソフトウェア記述ドキュメントは申請範囲内の研究資料すべてをカバーしていなければならない。

3. ソフトウェアバージョン
製造業者はソフトウェアバージョン命名規則の真正性ステートメント一式を単独で発行しなければならない。具体的な要求について詳細は第五節を参照すること。

独立ソフトウェア（専用型独立ソフトウェアをソフトウェアコンポーネントとみなす状況を含む）と制御型ソフトウェアコンポーネントについては，登録検査報告にソフトウェア完全バージョンとソフトウェアリリースバージョンのインタフェースの写真を含める。輸入医療機器ソフトウェアについては，製造業者はそのリリースバージョンソフトウェアが原産国で発売許可を得ていることの証明性文書を提出しなければならない。

4. 製品技術要求
　(1) 独立ソフトウェア
　　独立ソフトウェア製品技術要求は「製品型番／規格およびその区分説明」においてソフトウェアの名称，型番規格，リリースバージョンおよびバージョン命名規則を明確にする。
　　「性能指標」は一般要求，品質要求，専用要求，セキュリティ要求に分ける。そのうち一般要求はソフトウェア自身の特性にもとづいて規範化する。品質要求はGB/T 25000.51『ソフトウェア製品の品質要求及び評価（SQuaRE）―商用既製（COTS）ソフトウェア製品に対する品質要求事項及び試験に対する指示』の要求に適合しなければならない。専用要求は関連性能標準（たとえば放射線治療）の要求に適合しなければならない。セキュリティ要求は関連セキュリティ標準（たとえば警告，放射線治療）の要求に適合しなければならない。独立ソフトウェア製品技術要求テンプレートについて詳細は付表Ⅰを参照のこと
　(2) ソフトウェアコンポーネント
　　ソフトウェアコンポーネントは医療機器製品技術要求において規範化する。「製品型番／規格およびその区分説明」ではソフトウェアの名称，型番規格，リリースバージョン，バージョン命名規則，稼働環境（ハードウェア構成，ソフトウェア環境，ネットワーク条件を含む制御型ソフトウェアコンポーネントに該当する場合）を明確にしなければならない。「性能指標」ではソフトウェアのすべての臨床機能概要を明確にしなければならない。
　　専用型独立ソフトウェアをソフトウェアコンポーネントとみなすときについては，ソフトウェアコンポーネントと同じ要求である（稼働環境適用）。
5. 臨床評価資料
　(1) 独立ソフトウェア
　　独立ソフトウェアは『医療機器臨床評価技術指導原則』にもとづいて臨床評価資料を提出する。適用できない条項は理由を説明する。人工知能アルゴリズム採用により実現する機能（たとえば，コンピュータ補助検査，分類，診断等CAD類機能）については，臨床試験にもとづく臨床評価資料を提出しなければならない。
　　製造業者は，すでに発売されている医療機器製品に含まれる同様のソフトウェア機能を選び取り，実質的な同等性比較を行うことができる。
　(2) ソフトウェアコンポーネント
　　ソフトウェアコンポーネントでは医療機器製品として全体的な臨床評価作業を実施し，医療機器製品の臨床評価資料を提出しなければならない。ソフトウェアコンポーネントの処理機能は医療機器製品と併せて臨床評価を行うことができるが，単独で臨床評価を行うこともできる。そのときの要求は独立ソフトウェアと同じである。専用型独立ソフトウェアをソフトウェアコンポーネントとみなすときについては，要求はソフトウェアコンポーネントの処理機能と同じである。
6. 既製ソフトウェア（該当する場合）
　既製ソフトウェアの申請要求とバージョン要求について詳細は第六節を参照のこと。
7. 取扱説明書
　取扱説明書は関連する法規，規範性文書，国家標準，業界標準の要求に適合していなければならず，ソフトウェアのすべての機能（セキュリティ機能も含む）を具体的に記述し，ソフトウェアリリースバージョンを明確にしなければならない。

(二) 許可事項変更
1. 変更状況声明
　ソフトウェアと既製ソフトウェア（適用できる場合）のバージョン命名規則，完全バージョン，リリースバージョンとリリースバージョン変更状況を明確にする。
2. ソフトウェア研究資料
　医療機器許可事項変更ではソフトウェア更新状

況にもとづき製品の安全性と有効性に影響するソフトウェアの変化部分の研究資料を提出する。
(1) 重大ソフトウェア更新にかかわること：ソフトウェア更新記述ドキュメント一式を単独で提出する。具体的な要求は第四節を参照のこと
(2) 軽微増強類ソフトウェア更新にかかわること：ソフトウェア更新記述ドキュメント一式を単独で提出する。具体的な要求について詳細は第四節を参照のこと
(3) 修正類ソフトウェア更新が発生するのみ：修正類ソフトウェア更新の申請資料を提出する。具体的な要求について詳細は第四節を参照のこと
(4) ソフトウェア更新が発生していない：真正性ステートメントを発行する

3. 製品技術要求
(1) 独立ソフトウェア
独立ソフトウェア製品技術要求はソフトウェア更新状況を具体的に表現し，「製品型番／規格およびその区分説明」，「性能指標」，「付録」を含める。
(2) ソフトウェアコンポーネント（該当する場合）
医療機器製品技術要求ではソフトウェア更新状況を具体的に表現し，「製品型番／規格およびその区分説明」の中のソフトウェア情報，「性能指標」中のソフトウェア要求を含める。
専用型独立ソフトウェアをソフトウェアコンポーネントとみなす場合，ソフトウェアコンポーネントと同じ要求である。

4. 既製ソフトウェア（該当する場合）
医療機器許可事項変更では独立ソフトウェア更新状況にもとづき，製品の安全性と有効性に影響があるソフトウェア変更部分の研究資料を提出する。
(1) 重大ソフトウェア更新にかかわること：既製ソフトウェア更新記述ドキュメント一式を単独で提出する。具体的な要求について詳細は第六節を参照のこと
(2) 軽微増強類ソフトウェア更新にかかわること：既製ソフトウェア更新記述ドキュメント一式を単独で提出する。具体的な要求について詳細は第六節を参照のこと
(3) 修正類ソフトウェア更新が発生するのみ：修正類ソフトウェア更新の申請資料を提出する。具体的な要求について詳細は第四節を参照のこと
(4) ソフトウェア更新が発生していない：真正性ステートメントを発行する

5. 取扱説明書（該当する場合）
取扱説明書ではソフトウェアのすべての機能（セキュリティ機能を含める）を具体的に表現し，ソフトウェアリリースバージョンを明確にし，変更状況説明を提供する。

(三) 延長登録

1. 製品未変更ステートメント
ソフトウェアと既製ソフトウェア（該当する場合）のバージョン命名規則，完全バージョン，リリースバージョンを明確にする。

2. 製品分析報告（該当する場合）
すでに登録した医療機器ソフトウェアが，次回登録時に提出すべきソフトウェア更新資料の要求にもとづいて，医療機器延長登録製品分析報告第（六）項に相応するソフトウェア更新資料を提出する。
(1) 軽微増強類ソフトウェア更新を伴う：ソフトウェア更新記述ドキュメント，既製ソフトウェア更新記述ドキュメント一式を単独で提出する。具体的な要求について詳細は第四節，第六節を参照のこと
(2) 修正類ソフトウェア更新が発生するのみ：修正類ソフトウェア更新申請資料を提出する。具体的な要求について詳細は第四節を参照すること

3. 特殊な状況
今回の登録が重大ソフトウェア更新にかかわる

場合，前回の登録で批准された事項は登録延長することができる。

## 九，参考文献

1) 『医療機器登録管理弁法』（国家食品薬品監督管理総局令第4号）
2) 『医療機器取扱説明書とラベル管理規定』（国家食品薬品監督管理総局令第6号）
3) 『医療機器リコール管理弁法（試行）』（衛生部令第82号）
4) 国家食品薬品監督管理総局：医療機器製品技術要求編集指導原則発布に関する通告（国家食品薬品監督管理総局通告，2014年第9号）
5) 国家食品薬品監督管理総局：医療機器登録申請資料要求と批准証明文書形式公布に関する公告（国家食品薬品監督管理総局公告，2014年第43号）
6) 国家食品薬品監督管理総局：『医療機器登録管理弁法』と『体外診断試薬登録管理弁法』関連事項実施に関する通知（国家食品薬品監督管理総局通告，2014年第144号）
7) 国家食品薬品監督管理総局：医療機器臨床評価技術指導原則発布に関する通告（国家食品薬品監督管理総局通告，2015年第14号）
8) GB/T 13702-1992『コンピュータソフトウェア分類コード』
9) GB/T 18492-2001『情報技術 システムおよびソフトウェア完全性クラス』
10) GB/T 11457-2006『情報技術 ソフトウェアエンジニアリング専門用語』
11) GB/T 20157-2006『情報技術 ソフトウェア保守』
12) GB/T 19003-2008『ソフトウェアエンジニアリング GB/T 19001-2000 コンピュータソフトウェア応用指南』
13) GB/T 25000.51-2010『ソフトウェアエンジニアリングソフトウェア製品品質要求と評価（SQuaRE）商用既製（COTS）ソフトウェア製品に対する品質要求事項および試験に対する指示』
14) YY 0637-2013『医療用電気設備 放射線治療計画システムのセキュリティ要求』
15) YY 0709-2009『医療用電気設備 第1～8部分：セキュリティ汎用要求 並列標準 医療用電気設備と医療用電気システム中警告システムのテストと指南』
16) YY 0721-2009『医療用電気設備 放射線治療記録と検証システムの安全』
17) YY 0775-2010『遠距離放射線治療計画システム 高性能X（γ）線使用量計算正確性要求と試験方法』
18) YY 0831.1-2011『γ線立体定方向放射線治療システム 第1部分：頭部多源γ線立体定方向放射線治療システム』
19) YY 0832.1-2011『X線放射線治療立体定方向および計画システム 第1部分：頭部X線放射線治療立体定方向および計画システム』
20) YY/T 0287-2003『医療機器 品質マネジメントシステム法規要求』
21) YY/T 0316-2008『医療機器 リスクマネジメントの医療機器への応用』
22) YY/T 0664-2008『医療機器ソフトウェア ソフトウェアライフサイクルプロセス』
23) YY/T 0708-2009「医療用電気設備 第1～4部分：セキュリティ汎用要求 並列標準 プログラミング可医療用電気系統』
24) YY/T 0887-2013『放射性粒子植込み治療計画システム使用量計算要求と試験方法』
25) YY/T 0889-2013『強度変調放射線治療計画システム性能と試験方法』
26) FDA, Do It by Design - An Introduction to Human Factors in Medical Devices, December, 1996
27) FDA, Deciding When to Submit a 510(k) for a Change to an Existing Device, January 10, 1997
28) FDA, Reviewer Guidance for a Premarket Notification Submission for Blood Establishment

Computer Software, January 13, 1997
29) FDA, Design Control Guidance for Medical Device Manufacturers, March 11, 1997
30) FDA, Guidance for the Content of Premarket Submissions for Software Contained in Medical Devices, May 29, 1998
31) FDA, Guidance for Industry, FDA Reviewers and Compliance on Off-The-Shelf Software Use in Medical Devices, September 9, 1999
32) FDA, Guidance for the Submission of Premarket Notifications for Medical Image Management Devices, July 27, 2000
33) FDA, General Principles of Software Validation ; Final Guidance for Industry and FDA Staff, January 11, 2002
34) FDA, Cybersecurity for Networked Medical Devices Containing Off-the-Shelf Software, January 14, 2005
35) FDA, Guidance for the Content of Premarket Submissions for Software Contained in Medical Devices, May 11, 2005
36) FDA, Guidance for Industry and FDA Staff - Modifications to Devices Subject to Premarket Approval (PMA) - The PMA Supplement Decision, December 11, 2008
37) FDA, Guidance for Industry and Food and Drug Administration Staff - Computer-Assisted Detection Devices Applied to Radiology Images and Radiology Device Data - Premarket Notification [510(k)] Submissions, July 3, 2012
38) FDA, Guidance for Industry and FDA Staff - Clinical Performance Assessment : Considerations for Computer-Assisted Detection Devices Applied to Radiology Images and Radiology Device Data - Premarket Approval (PMA) and Premarket Notification [510 (k)] Submissions, July 3, 2012
39) FDA, Content of Premarket Submissions for Management of Cybersecurity in Medical Devices - Guidance for Industry and Food and Drug Administration Staff, October 2, 2014
40) FDA, Mobile Medical Applications - Guidance for Industry and Food and Drug Administration Staff, February 9, 2015
41) FDA, Medical Device Data Systems, Medical Image Storage Devices and Medical Image Communications Devices - Guidance for Industry and Food and Drug Administration Staff, February 9, 2015
42) FDA, General Wellness : Policy for Low Risk Devices - Draft Guidance for Industry and Food and Drug Administration Staff, January 20, 2015
43) MEDDEV 2.7/1 Rev. 3, Clinical evaluation : Guide for manufacturers and notified bodies, December 2009
44) MEDDEV 2.7/4, Guidelines on Clinical investigations : a guide for manufacturers and notified bodies, December 2010
45) MEDDEV 2.1/6, Qualification and Classification of standalone software, January 2012
46) NB-MED/2.2/Rev4, Software and Medical Devices, March 29, 2010
47) Team-NB, Frequently Asked Questions related to the Implementation of EN 62304 : 2006 with respect to MDD 93/42/EEC, April 5, 2013
48) IEC 62366 Ed1.1 : 2014, Medical devices - Application of usability engineering to medical devices
49) IEC/TR 80002-1 : 2009, Medical device software - Part 1 : Guidance on the application of ISO 14971 to medical device software
50) IEC 80001-1 : 2010, Application of risk management for IT-networks incorporating medical devices - Part 1 : Roles, responsibilities and activities

51) IEC/TR 80001-2-1 : 2012, Application of risk management for IT-networks incorporating medical devices - Part 2-1 : Step-by-step risk management of medical IT-networks - Practical applications and examples
52) IEC/TR 80001-2-2 : 2012, Application of risk management for IT-networks incorporating medical devices - Part 2-2 : Guidance for the disclosure and communication of medical device security needs, risks and controls
53) IEC/TR 80001-2-3 : 2012, Application of risk management for IT-networks incorporating medical devices - Part 2-3 : Guidance for wireless networks
54) IEC/TR 80001-2-4 : 2012, Application of risk management for IT-networks incorporating medical devices - Part 2-4 : Application guidance - General implementation guidance for healthcare delivery organizations
55) IEC 62304 am1, Medical device software - Software life cycle processes
56) IEC 82304-1, Health Software - Part 1 : General requirements for product safety
57) IEC/TR 80002-2, Medical device software - Part 2 : Validation of software for regulated processes
58) IMDRF/UDI WG/N7FINAL : 2013, UDI Guidance : Unique Device Identification of Medical Devices, December 18, 2013
59) IMDRF/SaMD WG/N10FINAL : 2013, Software as a Medical Device : Key Definitions, December 18, 2013
60) IMDRF/SaMD WG/N12FINAL : 2014, Software as a Medical Device : Possible Framework for Risk Categorization and Corresponding Considerations, September 18, 2014

## 付録Ⅰ
## 独立ソフトウェア製品技術要求テンプレート
## 医療機器製品技術要求

医療機器製品技術要求番号：

### 製品名称

1. 製品型番／規格およびその区分説明
    1.1 ソフトウェア型番規格
    1.2 ソフトウェアリリースバージョン
    1.3 バージョン命名規則
       ソフトウェア完全バージョンのすべてのフィールド，およびフィールドの意味を明確にする。
2. 性能指標
    2.1 一般要求
        2.1.1 処理対象
            ソフトウェアの処理対象タイプを明確にする。たとえば，画像（CT，MRI，X線，PET，USなど），データ（心電図，血圧，血中酸素，血糖値等）。
        2.1.2 最大同時接続数
            ソフトウェアの最大同時接続ユーザ数，患者数を明確にする。
        2.1.3 データインタフェース
            ソフトウェアの汎用データインタフェース（DICOM，HL7），製品インタフェース（連携使用可能な独立ソフトウェア，医療機器ハードウェア）を明確にする。
        2.1.4 特定ソフトハードウェア
            ソフトウェアの意図する使用の完成に必要な独立ソフトウェア，医療機器ハードウェアを明確にする。
        2.1.5 臨床機能
            取扱説明書によるソフトウェア臨床機能概要すべてを明確にする（選択可能

2.1.6 使用制限
取扱説明書によるソフトウェアの使用制限を明確にする。

2.1.7 ユーザ訪問制御
ソフトウェアのユーザ訪問制御管理メカニズムを明確にする。

2.1.8 著作権保護
ソフトウェアの著作権保護技術を明確にする。

2.1.9 ユーザインタフェース
ソフトウェアのユーザインタフェースタイプを明確にする。

2.1.10 情報
ソフトウェアの情報タイプを明確にする。

2.1.11 信頼性
ソフトウェアのエラー後，データ保存と回復能力を明確にする。

2.1.12 保守性
ソフトウェアがユーザに提供する保守情報タイプを明確にする。

2.1.13 効率
ソフトウェアが典型的な配置条件下で典型的臨床機能完成に必要な時間を明確にする。

2.1.14 稼働環境
ソフトウェアの稼働に必要なハードウェア配置，ソフトウェア環境，ネットワーク条件を明確にし，サーバー（該当する場合）とクライアントコンピュータの要求を含める。

2.2 品質要求
GB/T 25000.51第5章の要求に応じる。

2.3 専用要求（適用できる場合）
注：相応する標準条項にもとづき順を追って記述する。
2.3.1 YY 0775（適用できる場合）
……

2.4 セキュリティ要求（適用できる場合）
注：相応するセキュリティ基準名称を明記する。
2.4.1 YY 0709（適用できる場合）
2.4.2 YY 0637（適用できる場合）
2.4.3 YY 0721（適用できる場合）
……

3. 検査方法
3.1 汎用要求適合性検査
検査取扱説明書より，実際に操作して2.1の適合性を検証する。

3.2 品質要求適合性検査
GB/T 25000.51第7章の方法にもとづき，2.2の適合性を検証する。

3.3 専用要求検査方法（適用できる場合）
3.3.1 YY 0775の方法にもとづき検査する（適用できる場合）。
……

3.4 安全要求検査方法（適用できる場合）
3.4.1 YY 0709の方法にもとづき検査する（適用できる場合）。
3.4.2 YY 0637の方法にもとづき検査する（適用できる場合）。
3.4.3 YY 0721の方法にもとづき検査する（適用できる場合）。
……

4. 専門用語（該当する場合）
4.1 ……
4.2 ……
……
（セグメント）

付録
1. システム構造図および必要な注釈
2. ユーザインタフェース関係図および必要な注釈
3. 物理トポロジ図および必要な注釈

# 医療機器ソフトウェア登録技術審査指導原則
## 編集説明

### 一，編集目的と根拠

本指導原則は，製造業者が医療機器ソフトウェア登録申請資料を提出するよう指導し，同時に医療機器ソフトウェアの技術審査要求を規範化することを主旨とする。

本指導原則は，現行法規と標準体系および現在の認知レベルの下で外国の法規や指南，国際標準と技術報告を参考にして制定した。とりわけIMDRF関連業務グループの（SaMD，UDI）文書を参考にした。法規と標準が絶えずよりよいものとなっていくにつれ，また認知レベルと技術能力が絶えず向上していくにつれ，関連内容も速やかに修正を行う。また，読みやすさを保証するために，本指導原則の一部の内容は故意に冗長な情報を残した。

### 二，関連内容説明

ソフトウェアは物理的な実体がなく，特殊性を備えている。監督管理の目的を達成し，同時に業界の発展を促進するため，本指導原則は現行法規の枠組の下でソフトウェアの特殊性に焦点を当て，ソフトウェアの監督管理要求，とりわけソフトウェア更新，ソフトウェアバージョンの要求をよりいっそう明確にした。

本指導原則は，医療機器ソフトウェアの汎用指導原則であり，その他ソフトウェア医療機器製品にかかわる指導原則は，本指導原則の基礎の上にいっそう狙いをしぼった調整，修正，整備を行うことができる。

ソフトウェアはリスクマネジメント，品質マネジメント，ソフトウェアエンジニアリングの要求を組み合わせて品質を保証できるものであり，良好なソフトウェアライフサイクルプロセスはソフトウェア品質の保証のためにきわめて重要である。製造業者は，YY/T 0664-2008『医療機器ソフトウェア ソフトウェアライフサイクルプロセス』にもとづいて，ソフトウェア安全性クラスに合うソフトウェアライフサイクルプロセスを確立し，自身の品質マネジメントシステムの構成部分とする。

ソフトウェア記述ドキュメントは，2010年12月1日（YY/T 0708-2009『医療用電気設備 第1～4部分：セキュリティ汎用要求 並列標準 プログラミング可医療用電気システム』実施時間）に求められるようになり，ここ5年間の実施状況とフィードバックにもとづいて修正と調整を行った。一部の条項名称は文章的修正を行い，用語のよりいっそうの規範化と正確さを保証した。具体的には，「製品標識」を「ソフトウェア標識」に変更し，「ハードウェア関係」を「ハードウェアトポロジ」に変更し，「発売履歴」を「登録履歴」に変更し，「開発総括」を「開発概略」に変更し，「要求規格」を「要求仕様」に変更し，「修正履歴」を「更新履歴」に変更した。同時に，一部の条項内容にも修正と調整を行った。具体的には，「構造機能」はユーザインタフェース関係図と臨床機能モジュールの要求を強化した。「適用範囲」と「禁忌」は輸入ソフトウェアが原産国の状況を記述することを明確にし，適用群への要求を削除した。「登録履歴」は原産国の要求を強化し，米国，EU，日本の状況を強調していない。「開発概略」はライフサイクルパターンと制御ドキュメント総数の要求を削除した。

「要求仕様」はA級ソフトウェアの要求を簡略化した。「ライフサイクル」は，「各段階インプットアウトプットドキュメント」を「設計履歴文書の索引表（DHF）」に変更して，付属文書の要求を細分化した。「検証と妥当性確認」はユニットテストカバー率と結合テスト結合策略の要求を削除し，テスト報告の申請資料要求を簡略化し，C級ソフトウェアはトレーサビリティ分析報告の要求を増やし，検証活動は付属文書要求を細分化した。「更新履歴」は更新の具体的内容の要求を強化した。「コアアルゴリズム」範囲はIMDRFと一致を保つようにし，同時に商業秘密にかかわることを避けるため，IMDRF要求を参考にして「原理」を「臨床機能」に変更し，A級ソフトウェアは公認成熟アルゴリズ

ムと新規のアルゴリズムの要求を統一した。

ソフトウェアトレーサビリティ分析は，ソフトウェア品質を保証する重要技術手段であり，米国やEUはソフトウェアトレーサビリティ分析作業の全面的な展開を要求している。国内製造業者には実施における一定の難しさが存在することを考慮し，本指導原則ではC級ソフトウェアに対してのみ要求しており，A級とB級ソフトウェアに対しては要求していなかった。しかし，技術発展の趨勢からいえば，これからは適当な時期に製造業者に対してソフトウェアトレーサビリティ分析作業の全面的な展開を要求することになるだろう。

重大ソフトウェア更新と軽微ソフトウェア更新にははっきりと明確な区分境界線が存在せず，具体的な状況に応じる具体的な分析が必要である。本指導原則は監督管理目標と業界発展の関係を総合的に考慮し，現在の認知レベル，技術能力，監督管理資源にもとづいて重大ソフトウェア更新の範囲を明確にした。これからは認知レベルと技術能力の向上，また有害事象やリコール事象の分析動態に伴い，重大ソフトウェア更新の範囲を調整する。

ソフトウェアは物理的な実体がないため，状態管理によってはじめて品質保証ができる。ソフトウェアバージョンはソフトウェア状態を示すこととソフトウェア更新の制御に用いられ，ソフトウェアと相互に対応する表裏一体の関係にある。すなわち，ソフトウェアバージョンはソフトウェア標識に不可欠な構成部分である。そのため，ソフトウェアバージョンにもとづいてソフトウェア監督管理目的，とりわけソフトウェア更新の監督管理を実現することができるが，それはソフトウェアバージョン命名規則が真実に有効であることが前提である。本指導原則が述べている独立ソフトウェアはアプリケーションソフトウェアのみを含み，システムソフトウェアやサポートソフトウェアはいまのところ含んでいない。これは現在の技術審査を重点に置いたことにもとづいて考慮しているのであり，製造業者がシステムソフトウェアやサポートソフトウェアに対する品質管理を放棄してよいという意味ではない。

独立ソフトウェアの範囲はこれから適当な時期にシステムソフトウェアやサポートソフトウェアまで拡大するだろう。同時に，独立ソフトウェアにはアプリケーションソフトウェアのみ含まれている点を考慮し，独立ソフトウェアのソフトウェア記述ドキュメントにコアアルゴリズムの要求を増加したが，内容は簡略化した。

レガシーソフトウェアの開発方式の全部採用については，発売後の臨床評価資料の要求を増加した。独立ソフトウェアにはいまのところ，医療機器製品標準がないため，製品技術要求は一時的に汎用ソフトウェア製品標準GB/T 25000.51-2010『ソフトウェアエンジニアリングソフトウェア製品品質要求と評価（SQuaRE）商用既製（COTS）ソフトウェア製品に対する品質要求事項および試験に対する指示』を参考としているが，この標準は医療機器製品標準ではないため，相応する要求が監督管理要求を完全に満たすことはできない。そのため製品技術要求テンプレートに適宜な調整を加えた。これからは，独立ソフトウェア製品技術要求テンプレートは，国家標準と業界標準の実施状況に伴って調整が加えられてゆくだろう。

医療機器ソフトウェアの機能は非常に多いため，臨床評価要求を統一することは困難である。本指導原則は『医療機器臨床評価技術指導原則』にもとづいてソフトウェア臨床評価の一般原則を明確にした。製造業者は関連法規，規範性文書の要求にもとづいて，またソフトウェア自身の特性を組み合わせて相応の臨床評価作業を展開しなければならない。

取扱説明書はソフトウェア品質評価の重要な根拠である。そのため，取扱説明書は真実，正確かつ完全にソフトウェアの現在の状態を具体的に表現していなければならない。ソフトウェア更新状況は複雑であるため，ある状況下では取扱説明書の変更内容に頼るだけではソフトウェアの現在の状態，とりわけ重大ソフトウェア更新について評価することはできない。そのため，ソフトウェア更新は，ソフトウェア更新内容が取扱説明書で具体的に表現されていない限り，現在の状態での全部の取扱説明書を提

出し，変更状況説明を提出しなければならない。ネットワーク技術の迅速な発展に伴いより多くの医療機器がネットワーク連結機能を持つようになっているため，それに伴って情報セキュリティ問題が発生しており，近年米国やEUは医療機器情報セキュリティの監督管理要求を強化している。情報セキュリティはソフトウェアに限らないことや，わが国（中国）の医療機器情報セキュリティ監督管理業務がまだ着手段階にあることを考慮し，本指導原則はソフトウェアの情報セキュリティに対して原則的要求を提出するにとどめた。今後，適当な時期に医療機器情報セキュリティ技術審査指導原則を単独で制定する。

### 三，起草機関

国家食品薬品監督管理総局医療機器技術審査センター

## 付録6　IEC 62304：2006のAmd 1：2015における追加・修正部分一覧表

©JEITA 医療用ソフトウェア専門委員会／開発ライフサイクル対応TF

※　●はAmd 1で追加された要求事項

IEC 62304：2006 Amd 1：2015
医療機器ソフトウェア―ソフトウェアライフサイクルプロセス
（Medical device software – Software life cycle processes）

| | Class A | Class B | Class C | Amd 1で追加・修正された部分 | レガシーソフトウェア A | レガシーソフトウェア B | レガシーソフトウェア C | SOUP |
|---|---|---|---|---|---|---|---|---|
| **4　一般要求事項：General requirements** | | | | | | | | |
| 4.1　品質マネジメントシステム：Quality management system：ISO 13485（ISO 13485又は相当規格，基準） | 実施する | | | | 実施する | | | |
| 4.2　リスクマネジメント：RISK MANAGEMENT：ISO 14971 | 実施する | | | | 実施する | | | |
| 4.3　ソフトウェア安全クラス分類：Software safety classification | 分類する | | | | 分類する | | | |
| 4.4　レガシーソフトウェア：LEGACY SOFTWARE | | | | 新規追加 | | | | |
| 4.4　4.4.1　一般：General | | | | 新規追加 | ● | ● | ● | |
| 　　　4.4.2　リスクマネジメントアクティビティ：RISK MANAGEMENT ACTIVITIES | | | | 新規追加 | ● | ● | ● | |
| 　　　4.4.3　ギャップ分析：Gap analysis | | | | 新規追加 | ● | ● | ● | |
| 　　　4.4.4　ギャップ解消アクティビティ：Gap closure activities | | | | 新規追加 | ● | ● | ● | |
| 　　　4.4.5　レガシーソフトウェアを使用する根拠：Rationale for use of LEGACY SOFTWARE | | | | 新規追加 | ● | ● | ● | |
| **5　ソフトウェア開発プロセス：Software development PROCESS** | | | | | | | | |
| 　5.1　ソフトウェア開発計画：Software development planning | | | | | | | | |
| 　　　5.1.1　ソフトウェア開発計画：Software development plan | ○ | ○ | ○ | | | | | ○ |
| 　　　5.1.2　ソフトウェア開発計画の継続更新：Keep software development plan updated | ○ | ○ | ○ | | | | | |
| 　　　5.1.3　ソフトウェア開発計画におけるシステム設計及びシステム開発の引用：Software development plan reference to SYSTEM design and development | ○ | ○ | ○ | | | | | |
| 　　　5.1.4　ソフトウェア開発規格，方法及びツールの計画：Software development standards, methods and tools | | | ○ | | | | | |
| 　　　5.1.5　ソフトウェア結合及び結合試験計画：Software integration and integration testing planning | | ○ | ○ | | | | | ○ |

付録6 Amd 1：2015における追加・修正部分一覧表　337

| | Class A | Class B | Class C | Amd 1で追加・修正された部分 | レガシーソフトウェア A | レガシーソフトウェア B | レガシーソフトウェア C | SOUP |
|---|---|---|---|---|---|---|---|---|
| 5.1.6 ソフトウェア検証計画：Software VERIFICATION planning | ○ | ○ | ○ | | | | | |
| 5.1.7 ソフトウェアリスクマネジメント計画：Software RISK MANAGEMENT planning | ○ | ○ | ○ | | | | | ○ |
| 5.1.8 文書化計画：Documentation planning | ○ | ○ | ○ | | | | | |
| 5.1.9 ソフトウェア構成管理計画：Software configuration management planning | ○ | ○ | ○ | | | | | |
| 5.1.10 管理が必要な支援アイテム：Supporting items to be controlled | | ○ | ○ | | | | | |
| 5.1.11 検証前のソフトウェア構成アイテムのコントロール：Software configuration item control before verification | | ○ | ○ | | | | | |
| **5.1.12 既知のソフトウェア欠陥の特定及び回避：Identification and avoidance of common software defects** | | ● | ● | 新規追加。選択したプログラミング技術によって生じる可能性のある欠陥を分類するための手順と，欠陥が受容できないリスクの一因にならないことを示す証拠を文書化する手順を示す。 | | | | |
| 5.2 ソフトウェア要求事項分析：Software requirements analysis | | | | | | | | |
| 5.2.1 システム要求事項からのソフトウェア要求事項の定義及び文書化：Define and document software requirements from SYSTEM requirements | ○ | ○ | ○ | | ○ | ○ | ○ | |
| 5.2.2 ソフトウェア要求事項の内容：Software requirements content | ○ | ○ | ○ | システムセキュリティ・マルウェア保護が追加された。ITネットワークの点で関係する要求事項が追加された。「作成すべきユーザ向け文書」が削除された。 | ○ | ○ | ○ | ○ |
| 5.2.3 リスクコントロール手段のソフトウェア要求事項への包含：Include RISK CONTROL measures in software requirements | | ○ | ○ | | | ○ | ○ | |
| 5.2.4 医療機器のリスク分析の再評価：Re-evaluate medical device RISK ANALYSIS | ○ | ○ | ○ | | ○ | ○ | ○ | |
| 5.2.5 要求事項の更新：Update requirements | ○ | ○ | ○ | | ○ | ○ | ○ | |
| 5.2.6 ソフトウェア要求事項の検証：Verify software requirements | ○ | ○ | ○ | | ○ | ○ | ○ | |

| 項目 | Class A | Class B | Class C | Amd 1で追加・修正された部分 | レガシーソフトウェア A | レガシーソフトウェア B | レガシーソフトウェア C | SOUP |
|---|---|---|---|---|---|---|---|---|
| 5.3 ソフトウェアアーキテクチャの設計：Software architectural design | | | | | | | | |
| 5.3.1 ソフトウェア要求事項のアーキテクチャへの変換：Transform software requirements into ARCHITECTURE | | ○ | ○ | | | ○ | ○ | |
| 5.3.2 ソフトウェアアイテムのインタフェース用アーキテクチャの開発：Develop an ARCHITECTURE for the interfaces of SOFTWARE ITEMS | | ○ | ○ | | | ○ | ○ | |
| 5.3.3 SOUPアイテムの機能及び性能要求事項の指定：Specify functional and performance requirements of SOUP item | | ○ | ○ | | | ○ | ○ | ○ |
| 5.3.4 SOUPアイテムが要求するシステムハードウェア及びシステムソフトウェアの指定：Specify SYSTEM hardware and software required by SOUP item | | ○ | ○ | | | ○ | ○ | ○ |
| 5.3.5 リスクコントロールに必要な分離の特定：Identify segregation necessary for RISK CONTROL | | | ○ | プロセッサの分離に関する注記の追加。 | | | ○ | |
| 5.3.6 ソフトウェアアーキテクチャの検証：Verify software architecture | | ○ | ○ | | | ○ | ○ | ○ |
| 5.4 ソフトウェア詳細設計：Software detailed design | | | | | | | | |
| 5.4.1 ソフトウェアアーキテクチャのソフトウェアユニットへの分解：Subdivide software into SOFTWARE UNITS | | ○ | ○ | | | | | |
| 5.4.2 ソフトウェアユニットごとの詳細設計の開発：Develop detailed design for each SOFTWARE UNIT | | | ○ | | | | | |
| 5.4.3 インタフェース用詳細設計の開発：Develop detailed design for interfaces | | | ○ | | | | | |
| 5.4.4 詳細設計の検証：Verify detailed design | | | ○ | | | | | |
| 5.5 ソフトウェアユニットの実装：SOFTWARE UNIT implementation | | | | | | | | |
| 5.5.1 各ソフトウェアユニットの実装：Implement each SOFTWARE UNIT | ○ | ○ | ○ | | | | | |
| 5.5.2 ソフトウェアユニット検証プロセスの確立：Establish SOFTWARE UNIT VERIFICATION PROCESS | | ○ | ○ | | | | | |
| 5.5.3 ソフトウェアユニットの合否判定基準：Software unit acceptance criteria | | ○ | ○ | | | | | |
| 5.5.4 追加のソフトウェアユニット合否判定基準：Additional software unit acceptance criteria | | | ○ | | | | | |
| 5.5.5 ソフトウェアユニット検証：Software unit VERIFICATION | | ○ | ○ | | | | | |

付録6　Amd 1：2015 における追加・修正部分一覧表　　339

| 項目 | Class A | Class B | Class C | Amd 1で追加・修正された部分 | レガシーソフトウェア A | レガシーソフトウェア B | レガシーソフトウェア C | SOUP |
|---|---|---|---|---|---|---|---|---|
| 5.6　ソフトウェア結合及び結合試験：Software integration and integration testing | | | | | | | | |
| 5.6.1　ソフトウェアユニットの結合：Integrate SOFTWARE UNITS | | ○ | ○ | | | | | |
| 5.6.2　ソフトウェア結合の検証：Verify software integration | | ○ | ○ | | | | | |
| 5.6.3　ソフトウェア結合試験：Software integration testing | | ○ | ○ | | | | | |
| 5.6.4　ソフトウェア結合試験の内容：Software integration testing contents | | ○ | ○ | | | | | |
| 5.6.5　ソフトウェア結合試験手順の評価：EVALUATE software integration test procedures | | ○ | ○ | | | | | |
| 5.6.6　回帰テストの実施：Conduct regression tests | | ○ | ○ | | | | | |
| 5.6.7　結合試験記録の内容：Integration test record contents | | ○ | ○ | | | | | |
| 5.6.8　ソフトウェア問題解決プロセスの使用：Use software problem resolution PROCESS | | ○ | ○ | | | | | |
| 5.7　ソフトウェアシステム試験：SOFTWARE SYSTEM testing | | | | | | | | |
| 5.7.1　ソフトウェア要求事項についての試験の確立：Establish tests for software requirement | ● | ○ | ○ | 製造業者が検証方針と試験手順の適切性を評価することが追加された。 | ○ | ○ | ○ | |
| 5.7.2　ソフトウェア問題解決プロセスの使用：Use software problem resolution PROCESS | ● | ○ | ○ | | ○ | ○ | ○ | |
| 5.7.3　変更後の再試験：Retest after changes | ● | ○ | ○ | | ○ | ○ | ○ | |
| 5.7.4　ソフトウェアシステム試験の評価：Evaluate SOFTWARE SYSTEM testing | ● | ○ | ○ | 製造業者が検証方針と試験手順の適切性を評価することが追加された。ソフトウェア要求事項と試験または検証との間のトレーサビリティの記録が追加された。 | ○ | ○ | ○ | |
| 5.7.5　ソフトウェアシステム試験記録の内容：Software system test record contents | ● | ○ | ○ | テスト手順書の参照，バージョン，テスト構成，試験ツール，実施日等が追加された。 | ○ | ○ | ○ | |
| 5.8　システムレベルで使用するためのソフトウェアリリース：Software RELEASE for utilization at a SYSTEM level | | | | | | | | |
| 5.8.1　ソフトウェア検証の完了確認：Ensure software VERIFICATION is complete | ● | ○ | ○ | | ○ | ○ | ○ | |

| 項目 | Class A | B | C | Amd 1で追加・修正された部分 | レガシー A | B | C | SOUP |
|---|---|---|---|---|---|---|---|---|
| 5.8.2 既知の残留異常の文書化 : Document known residual ANOMALIES | ● | ○ | ○ | | ○ | ○ | ○ | |
| 5.8.3 既知の残留異常の評価 : Evaluate known residual ANOMALIES | | ○ | ○ | | | ○ | ○ | |
| 5.8.4 リリースするバージョンの文書化 : Document released VERSIONS | ○ | ○ | ○ | | ○ | ○ | ○ | |
| 5.8.5 リリースするソフトウェアの作成方法の文書化 : Document how released software was created | | ○ | ○ | | | ○ | ○ | |
| 5.8.6 アクティビティ及びタスクの完了確認 : Ensure activities and tasks are complete | | | ○ | 開発計画および保守計画のアクティビティ，タスクを完了させることを明示。 | | | ○ | |
| 5.8.7 ソフトウェアのアーカイブ：Archive software | ● | ○ | ○ | | ○ | ○ | ○ | |
| 5.8.8 ソフトウェアリリースの信頼性の確保 : Assure reliable delivery of released software | ● | ○ | ○ | | ○ | ○ | ○ | |
| **6 ソフトウェア保守プロセス：Software Maintenance PROCESS** | | | | | | | | |
| 6.1 ソフトウェア保守計画の確立 : Establish software maintenance plan | ○ | ○ | ○ | | ○ | ○ | ○ | ○ |
| 6.2 問題及び修正の分析 : Problem and modification analysis | | | | | | | | |
| 6.2.1 フィードバックの文書化及び評価 : Document and EVALUATE feedback | | | | | | | | |
| 6.2.1.1 フィードバックの監視：Monitor feedback | ○ | ○ | ○ | 意図する使用のためにリリースしたソフトウェアについてのフィードバックを監視すると変更された。 | ○ | ○ | ○ | |
| 6.2.1.2 フィードバックの文書化及び評価 : Document and EVALUATE feedback | ○ | ○ | ○ | | ○ | ○ | ○ | |
| 6.2.1.3 安全性に影響する問題報告の評価 : Evaluate PROBLEM REPORT'S affects ON SAFETY | ○ | ○ | ○ | 意図する使用に照らし合わせて影響を判断すると変更された。 | ○ | ○ | ○ | |
| 6.2.2 ソフトウェア問題解決プロセスの使用 : Use software problem resolution PROCESS | ○ | ○ | ○ | | ○ | ○ | ○ | |
| 6.2.3 変更要求の分析：Analyse CHANGE REQUESTS | ● | ○ | ○ | | ○ | ○ | ○ | |
| 6.2.4 変更要求の承認：CHANGE REQUEST approval | ○ | ○ | ○ | | ○ | ○ | ○ | |
| 6.2.5 ユーザ及び規制当局への通知 : Communicate to users and regulators | ○ | ○ | ○ | | ○ | ○ | ○ | |
| 6.3 修正の実装：Modification implementation | | | | | | | | |
| 6.3.1 確立したプロセスを使用した修正の実装 : Use established PROCESS to implement modification | ○ | ○ | ○ | くり返す必要がある箇条5のアクティビティを特定し，実施。 | ○ | ○ | ○ | |

| | | Class | | | Amd 1で追加・修正された部分 | レガシーソフトウェア | | | SOUP |
|---|---|---|---|---|---|---|---|---|---|
| | | A | B | C | | A | B | C | |
| 6.3.2 修正ソフトウェアシステムの再リリース<br>: Re-release modified SOFTWARE SYSTEM | | ○ | ○ | ○ | 5.8にしたがって修正版をリリースする。修正版の形態についての記載は、注記に移された。 | ○ | ○ | ○ | |
| 7 ソフトウェアリスクマネジメントプロセス<br>: Software RISK MANAGEMENT PROCESS | | | | | | | | | |
| 7.1 危険状態を引き起こすソフトウェアの分析<br>: Analysis of software contributing to hazardous situations | | | | | | | | | |
| 7.1.1 危険状態の一因となるソフトウェアアイテムの特定<br>: Identify SOFTWARE ITEMS that could contribute to a hazardous situation | | | ○ | ○ | | | ○ | ○ | |
| 7.1.2 危険状態の一因となるソフトウェアアイテムの潜在的原因の特定<br>: Identify potential causes of contribution to a hazardous situation | | | ○ | ○ | | | ○ | ○ | ○ |
| 7.1.3 公開されたSOUP異常リストの評価<br>: EVALUTE published SOUP ANOMALY lists | | | ○ | ○ | | | ○ | ○ | ○ |
| 7.1.4 潜在的原因の文書化: Document potential causes | | | ○ | ○ | | | ○ | ○ | |
| 7.1.5 イベントシーケンスの文書化<br>: Document sequences of events | | | ○ | ○ | 削除 | | | | |
| 7.2 リスクコントロール手段: RISK CONTROL measures | | | | | | | | | |
| 7.2.1 リスクコントロール手段の選択<br>: Define RISK CONTROL measures | | | ○ | ○ | ソフトウェアアイテムが危険状態の一因になるケースについて、リスクコントロール手段を文書化する。 | | ○ | ○ | |
| 7.2.2 ソフトウェアに実装するリスクコントロール手段<br>: RISK CONTROL measures implemented in software | | | ○ | ○ | リスクコントロール手段の実装に寄与する各ソフトウェアアイテムに対して、そのリスクコントロール手段によってリスクコントロールしているリスクにもとづいてソフトウェア安全クラスの分類を行う。 | | ○ | ○ | |
| 7.3 リスクコントロール手段の検証<br>: VERIFICATION of RISK CONTROL measures | | | | | | | | | |
| 7.3.1 リスクコントロール手段の実施の検証<br>: Verify RISK CONTROL measures | | | ○ | ○ | リスクコントロールによって新たな危険状態が生じる可能性を判断する。 | | ○ | ○ | |

| 項目 | Class A | Class B | Class C | Amd 1で追加・修正された部分 | レガシー A | レガシー B | レガシー C | SOUP |
|---|---|---|---|---|---|---|---|---|
| 7.3.2 新しいイベントシーケンスの文書化：Document any new sequences of events | | ○ | ○ | 削除 | | | | |
| 7.3.3 トレーサビリティの文書化：Document TRACEABILITY | | ○ | ○ | | | ○ | ○ | |
| 7.4 ソフトウェア変更のリスクマネジメント：RISK MANAGEMENT of software changes | | | | | | | | |
| 7.4.1 医療機器ソフトウェアの安全性に関わる変更の分析：Analyse changes to MEDICAL DEVICE SOFTWARE with respect to SAFETY | ○ | ○ | ○ | | ○ | ○ | ○ | ○ |
| 7.4.2 ソフトウェア変更が既存のリスクコントロール手段に与える影響の分析：Analyse impact of software changes on existing RISK CONTROL measures | | ○ | ○ | | | ○ | ○ | ○ |
| 7.4.3 分析に基づくリスクマネジメントアクティビティの実行：Perform RISK MANAGEMENT ACTIVITIES based on analyses | | ○ | ○ | | | ○ | ○ | |
| 8 ソフトウェア構成管理プロセス：Software configuration management PROCESS | | | | | | | | |
| 8.1 構成識別：Configuration identification | | | | | | | | |
| 8.1.1 構成アイテム識別手段の確立：Establish means to identify CONFIGURATION ITEMS | ○ | ○ | ○ | 5.1に規定した開発および構成管理計画にしたがって識別手段を確立する。 | | | | |
| 8.1.2 SOUPの特定：Identify SOUP | ○ | ○ | ○ | | | | | ○ |
| 8.1.3 システム構成文書の特定：Identify SYSTEM configuration documentation | | ○ | ○ | | | | | |
| 8.2 変更管理：Change control | | | | | | | | |
| 8.2.1 変更要求の承認：Approve CHANGE REQUESTS | ○ | ○ | ○ | | | | | |
| 8.2.2 変更の実装：Implement changes | ○ | ○ | ○ | | | | | |
| 8.2.3 変更の検証：Verify changes | ○ | ○ | ○ | | | | | |
| 8.2.4 変更のトレーサビリティを実現する手段の提示：Provide means for TRACEABILITY of change | ○ | ○ | ○ | 「変更要求」、「当該問題報告」、「変更要求の承認」間の関係性および依存性の記録を維持する。 | | | | |
| 8.3 構成状態の記録：Configuration status accounting | ○ | ○ | ○ | | | | | |
| 9 ソフトウェア問題解決プロセス：Software problem resolution PROCESS | | | | | | | | |
| 9.1 問題報告の作成：Prepare PROBLEM REPORTS | ○ | ○ | ○ | 問題報告には重大性に関する記載を含める。 | ○ | ○ | ○ | |
| 9.2 問題の調査：Investigate the problem | ○ | ○ | ○ | | ○ | ○ | ○ | |

| | Class | | | Amd 1で追加・修正された部分 | レガシーソフトウェア | | | S O U P |
|---|---|---|---|---|---|---|---|---|
| | A | B | C | | A | B | C | |
| 9.3　関係者への通知：Advise relevant parties | ○ | ○ | ○ | | ○ | ○ | ○ | |
| 9.4　変更管理プロセスの使用：Use change control process | ○ | ○ | ○ | | ○ | ○ | ○ | |
| 9.5　記録の保持：Maintain records | ○ | ○ | ○ | | ○ | ○ | ○ | |
| 9.6　問題の傾向分析：Analyse problems for trends | ○ | ○ | ○ | | ○ | ○ | ○ | |
| 9.7　ソフトウェア問題解決の検証：VERIFY software problem resolution | ○ | ○ | ○ | | ○ | ○ | ○ | |
| 9.8　試験文書の内容：Test documentation contents | ○ | ○ | ○ | | ○ | ○ | ○ | |

付録7　IEC 62304／米国FDA／CFDA ソフトウェア要求比較表（目安とするための比較表）
©JEITA 医療用ソフトウェア専門委員会／開発ライフサイクル対応TF

| IEC 62304 : 2006 Amd 1 : 2015<br>医療機器ソフトウェア－ソフトウェアライフサイクルプロセス<br>（Medical device software - Software life cycle processes） |
|---|

●はAmd 1で追加になった要求（以下同）

| 項目 | Class A | Class B | Class C |
|---|:---:|:---:|:---:|
| **4　一般要求事項：General requirements** | | | |
| 4.1　品質マネジメントシステム：Quality management system：ISO 13485（ISO 13485又は，相当規格，基準） | 実施する（A/B/C共通） | | |
| 4.2　リスクマネジメント：RISK MANAGEMENT：ISO 14971 | 実施する（A/B/C共通） | | |
| 4.3　ソフトウェア安全クラス分類：Software safety classification | 分類する（A/B/C共通） | | |
| 4.4　レガシーソフトウェア：LEGACY SOFTWARE | | | |
| 　　4.4.1　一般：General | | | |
| 　　4.4.2　リスクマネジメントアクティビティ：RISK MANAGEMENT ACTIVITIES | | | |
| 　　4.4.3　ギャップ分析：Gap analysis | | | |
| 　　4.4.4　ギャップ解消アクティビティ：Gap closure activities | | | |
| 　　4.4.5　レガシーソフトウェアを使用する根拠：Rationale for use of LEGACY SOFTWARE | | | |
| **5　ソフトウェア開発プロセス：Software development PROCESS** | | | |
| 　5.1　ソフトウェア開発計画：Software development planning | | | |
| 　　5.1.1　ソフトウェア開発計画：Software development plan | ○ | ○ | ○ |
| 　　5.1.2　ソフトウェア開発計画の継続更新：Keep software development plan updated | ○ | ○ | ○ |
| 　　5.1.3　ソフトウェア開発計画におけるシステム設計及びシステム開発の引用：Software development plan reference to SYSTEM design and development | ○ | ○ | ○ |
| 　　5.1.4　ソフトウェア開発規格，方法及びツールの計画：Software development standards, methods and tools | | | ○ |

付録7　IEC 62304／米国FDA／CFDA ソフトウェア要求比較表

※ 比較は各規格・ガイダンスの相違点を分析するために行ったものであり，規格適合の説明に使用することはできません。要求事項の詳細は参照している規格・ガイダンスの原本を参照してください。

|  | 米国FDAガイダンス<br>医療機器に含まれるソフトウェアのための<br>市販前申請の内容に関するガイダンス<br>(Guidance for Content of Premarket Submissions<br>for Software Contained in Medical Devices)<br>May 11, 2005 |
|---|---|

|  | CFDA<br>医療機器ソフトウェア登録技術審査指導原則<br>2015年8月5日発布 |
|---|---|

| ソフトウェア文書 | Minor | Moderate | Major | ソフトウェア説明文書 | A級 | B級 | C級 |
|---|---|---|---|---|---|---|---|
| 機器のハザード分析<br>Device Hazard Analysis | ハードウェアおよびソフトウェアについて特定したハザードを，その重大さの評価，および軽減策とともに表形式で説明する。 ||| (二)<br>実現プロセス<br>2. リスク管理 | リスク管理の関連規格にもとづき，ソフトウェアリスク分析報告とソフトウェアリスク管理報告を提供する。オリジナル文書を添付する。 |||
| 懸念レベル<br>Level of Concern | 懸念レベルを表す記述，およびそのレベルの合理的な理由の説明 ||| (一)<br>基本情報<br>2. 安全性等級 | **リスクコントロール前の状態で安全性等級を判断する（US FDAと同じ）。**<br>安全性等級の確定理由を詳しく説明する。 |||
| ソフトウェア開発環境の説明<br>Software Development Environment Description | 提出不要 | ソフトウェア開発ライフサイクル計画の概要。構成管理と保守活動の概要を含めること。 | ソフトウェア開発ライフサイクル計画の概要，および開発プロセス中に作成する管理対象文書の注釈付きリスト。構成管理と保守計画の文書を含むこと。 | (二)<br>実現プロセス<br>1. 開発概述<br>4. ライフサイクル | 開発概述として開発言語，ツール，方法。<br>ライフサイクルはYY/T：0664（IEC 62304：2006）等のプロセス規格のチェックリストを提出してもよい。 |||

IEC 62304 : 2006 Amd 1 : 2015

| | | | Class | | |
|---|---|---|:---:|:---:|:---:|
| | | | A | B | C |
| 5.1.5 | ソフトウェア結合及び結合試験計画<br>: Software integration and integration testing planning | | | ○ | ○ |
| 5.1.6 | ソフトウェア検証計画：Software VERIFICATION planning | | ○ | ○ | ○ |
| 5.1.7 | ソフトウェアリスクマネジメント計画：Software RISK MANAGEMENT planning | | ○ | ○ | ○ |
| 5.1.8 | 文書化計画：Documentation planning | | ○ | ○ | ○ |
| 5.1.9 | ソフトウェア構成管理計画：Software configuration management planning | | ○ | ○ | ○ |
| 5.1.10 | 管理が必要な支援アイテム：Supporting items to be controlled | | | ○ | ○ |
| 5.1.11 | 検証前のソフトウェア構成アイテムのコントロール<br>: Software configuration item control before verification | | | ○ | ○ |
| **5.1.12** | **既知のソフトウェア欠陥の特定と回避**<br>**: Identification and avoidance of common software defects** | | | ● | ● |
| 5.2 | ソフトウェア要求事項分析：Software requirements analysis | | | | |
| | 5.2.1 | システム要求事項からのソフトウェア要求事項の定義及び文書化<br>: Define and document software requirements from SYSTEM requirements | ○ | ○ | ○ |
| | 5.2.2 | ソフトウェア要求事項の内容：Software requirements content | ○ | ○ | ○ |
| | 5.2.3 | リスクコントロール手段のソフトウェア要求事項への包含<br>: Include RISK CONTROL measures in software requirements | | ○ | ○ |
| | 5.2.4 | 医療機器のリスク分析の再評価：Re-evaluate medical device RISK ANALYSIS | ○ | ○ | ○ |
| | 5.2.5 | 要求事項の更新：Update requirements | ○ | ○ | ○ |
| | 5.2.6 | ソフトウェア要求事項の検証：Verify software requirements | ○ | ○ | ○ |
| 5.3 | ソフトウェアアーキテクチャの設計：Software architectural design | | | | |
| | 5.3.1 | ソフトウェア要求事項のアーキテクチャへの変換<br>: Transform software requirements into ARCHITECTURE | | ○ | ○ |
| | 5.3.2 | ソフトウェアアイテムのインタフェース用アーキテクチャの開発：<br>Develop an ARCHITECTURE for the interfaces of SOFTWARE ITEMS | | ○ | ○ |
| | 5.3.3 | SOUPアイテムの機能及び性能要求事項の指定<br>: Specify functional and performance requirements of SOUP item | | ○ | ○ |
| | 5.3.4 | SOUPアイテムが要求するシステムハードウェア及びシステムソフトウェアの指定<br>: Specify SYSTEM hardware and software required by SOUP item | | ○ | ○ |
| | 5.3.5 | リスクコントロールに必要な分離の特定：Identify segregation necessary for RISK CONTROL | | | ○ |
| | 5.3.6 | ソフトウェアアーキテクチャの検証：Verify software architecture | | ○ | ○ |

付録 7　IEC 62304／米国 FDA／CFDA ソフトウェア要求比較表

| | 米国FDAガイダンス | | | | CFDA指導原則 | | | |
|---|---|---|---|---|---|---|---|---|
| | ソフトウェア文書 | Minor | Moderate | Major | ソフトウェア説明文書 | A級 | B級 | C級 |
| | | | | | | ソフトウェアのライフサイクル計画の摘要を提供し，開発各段階の区分状況と作業任務を記述する。 | A級の内容＋ソフトウェアの構成管理計画およびメンテナンス計画の摘要を提供し，使用したツールとフローを記述する。 | B級の内容＋設計履歴ファイル（DHF）のリストを提供する。 |
| | | Runtime Error がないことの証明が求められる。もととなる明確な要求事項は見つからないが，過去事例やInfusionPumpの研究により追加要求されている模様。 | | | | | | |
| | ソフトウェアの説明 Software Description | ソフトウェアの機能および動作環境の概要。 | | | （一）基本情報 5. 動作環境 6. 適用範囲 | 動作環境としてハードウェア構成，ソフトウェアの環境，ネットワークの条件を記載。適用範囲を記述する。 | | |
| | ソフトウェア要求仕様書 Software Requirements Specification (SRS) | ソフトウェア要求仕様書（SRS）の機能に関する要求事項の概要 | 完全なソフトウェア要求仕様書（SRS） | | （二）実現プロセス 3. 要求仕様 | ソフトウェア要求仕様書（SRS）の，機能に関する要求を記述する。 | ソフトウェア要求仕様書の全文を提供する。**ソフトウェア要求仕様書はオリジナル文書を添付しなければならない。**ソフトウェアモジュールは医療機器製品のソフトウェア要求仕様書を提供してもよい。 | |
| | 構造設計チャート Architecture Design Chart | 提出不要 | 機能的単位とソフトウェアモジュールの詳細な描写。フローチャートのような状態遷移図を含んでもよい。 | | （一）基本情報 3. 構造機能 4. ハードウェアトポロジ | ソフトウェア設計仕様書（SDS：Software Design Specification）にもとづき**システム構造図とユーザインタフェイス関係図（適用の場合）**を提供する。ソフトウェア設計仕様書（SDS）にもとづき**物理トポロジ図**を提供し，ソフトウェア（または構成モジュール）と汎用コンピュータ，医療機器ハードウェア間の物理的な接続関係を図示および記述する。 | | |

IEC 62304 : 2006 Amd 1 : 2015

| | | | Class | | |
|---|---|---|:---:|:---:|:---:|
| | | | A | B | C |
| 5.4 ソフトウェア詳細設計：Software detailed design | | | | | |
| | 5.4.1 | ソフトウェアのソフトウェアユニットへの分解<br>：Subdivide software into SOFTWARE UNITS | | ○ | ○ |
| | 5.4.2 | ソフトウェアユニットごとの詳細設計の開発<br>：Develop detailed design for each SOFTWARE UNIT | | | ○ |
| | 5.4.3 | インタフェース用詳細設計の開発：Develop detailed design for interfaces | | | ○ |
| | 5.4.4 | 詳細設計の検証：Verify detailed design | | | ○ |
| 5.5 ソフトウェアユニットの実装：Software UNIT implementation | | | | | |
| | 5.5.1 | 各ソフトウェアユニットの実装：Implement each SOFTWARE UNIT | ○ | ○ | ○ |
| | 5.5.2 | ソフトウェアユニット検証プロセスの確立<br>：Establish SOFTWARE UNIT VERIFICATION PROCESS | | ○ | ○ |
| | 5.5.3 | ソフトウェアユニットの合否判定基準：Software unit acceptance criteria | | ○ | ○ |
| | 5.5.4 | 追加のソフトウェアユニット合否判定基準：Additional software unit acceptance criteria | | | ○ |
| | 5.5.5 | ソフトウェアユニットの検証：Software unit VERIFICATION | | ○ | ○ |
| 5.6 ソフトウェア結合及び結合試験：Software integration and integration testing | | | | | |
| | 5.6.1 | ソフトウェアユニットの結合：Integrate SOFTWARE UNITS | | ○ | ○ |
| | 5.6.2 | ソフトウェア結合の検証：Verify software integration | | ○ | ○ |
| | 5.6.3 | ソフトウェア結合試験：Softeare integration testing | | ○ | ○ |
| | 5.6.4 | ソフトウェア結合試験の内容：Software integration testing contents | | ○ | ○ |
| | 5.6.5 | ソフトウェア結合試験手順の評価：EVALUATE software integration test procedures | | ○ | ○ |
| | 5.6.6 | 回帰テストの実施：Conduct regression tests | | ○ | ○ |
| | 5.6.7 | 結合試験記録の内容：Integration test record contents | | ○ | ○ |
| | 5.6.8 | ソフトウェア問題解決プロセスの使用：Use software problem resolution PROCESS | | ○ | ○ |
| 5.7 ソフトウェアシステム試験：SOFTWARE SYSTEM testing | | | | | |
| | 5.7.1 | ソフトウェア要求事項についての試験の確立：Establish tests for software requirement | ● | ○ | ○ |
| | 5.7.2 | ソフトウェア問題解決プロセスの使用：Use software problem resolution PROCESS | ● | ○ | ○ |
| | 5.7.3 | 変更後の再試験：Retest after changes | ● | ○ | ○ |
| | 5.7.4 | ソフトウェアシステム試験の評価：Evaluate SOFTWARE SYSTEM testing | ● | ○ | ○ |

付録7 IEC 62304／米国FDA／CFDA ソフトウェア要求比較表

| 米国FDAガイダンス | | | | | CFDA指導原則 | | | |
|---|---|---|---|---|---|---|---|---|
| ソフトウェア文書 | Minor | Moderate | Major | | ソフトウェア説明文書 | A級 | B級 | C級 |
| ソフトウェア設計仕様書 Software Design Specification (SDS) | 提出不要 | ソフトウェア設計仕様の文書 | | | | IEC 62304への適合チェックリストで実質的に示すことになる。 | | |
| 検証および妥当性確認の文書化 Verification and Validation Documentation | ソフトウェアの機能に関する試験計画, 合否判定基準, および結果。 | 単体, 結合, およびシステムレベルでのV&V活動の詳細。合否判定基準, および試験結果を含むシステムレベルの試験プロトコル。 | 単体, 結合, およびシステムレベルでのV&V活動の詳細。合否判定基準, 試験報告書, 概要, および試験結果を含む単体, 結合, およびシステムレベルの試験プロトコル。 | | （二）実現プロセス 5. 検証と妥当性確認 単独ソフトウェアに対しては, ISO/IEC 25051（ソフトウェア製品の品質要求及び評価（SQuaRE）—商用既製（COTS）ソフトウェア製品に対する品質要求事項及び試験に対する指示）に適合することを求めている。 | システムテスト, ユーザテストのテスト計画および報告の摘要を提供し, テストの条件, ツール, 方法, 合否判定規準および結果を記述する。 | システムテスト, ユーザテストのテスト計画および報告を提供, 開発の各段階での検証活動の概要を紹介し, 使用したツール, 方法および任務を記述する。 | B級の内容＋トレーサビリティ分析レポート（トレースした要求仕様, 設計仕様, ソースコード, テスト, リスク管理間の関係表）を提供する。システムテストとユーザテストの計画および報告はオリジナル文書を添付しなければならない。テストレポートのテスト記録に関する内容は, 1つのテスト記録例とすべてのテスト記録リストを提供することもできる。 |
| トレーサビリティ分析 Traceability Analysis | 要求事項, 仕様, 特定したハザードおよび軽減策と, 検証および妥当性確認間のトレーサビリティ。 | | | | トレーサビリティ分析レポート | | | 提出する。 |

| IEC 62304 : 2006 Amd 1 : 2015 | Class A | Class B | Class C |
|---|:---:|:---:|:---:|
| 5.7.5 ソフトウェアシステム試験記録の内容：Software system test record contents | ● | ○ | ○ |
| 5.8 システムレベルで使用するためのソフトウェアリリース<br>：Software RELEASE for utilization at a SYSTEM Level | | | |
| 5.8.1 ソフトウェア検証の完了確認：Ensure software VERIFICATION is complete | ● | ○ | ○ |
| 5.8.2 既知の残留異常の文書化：Document known residual ANOMALIES | ● | ○ | ○ |
| 5.8.3 既知の残留異常の評価：Evaluate known residual ANOMALIES | | ○ | ○ |
| 5.8.4 リリースするバージョンの文書化：Document released VERSIONS | ○ | ○ | ○ |
| 5.8.5 リリースするソフトウェアの作成方法の文書化<br>：Document how released software was created | | ○ | ○ |
| 5.8.6 アクティビティ及びタスクの完了確認：Ensure activities and tasks are complete | | ○ | ○ |
| 5.8.7 ソフトウェアのアーカイブ：Archive software | ● | ○ | ○ |
| 5.8.8 ソフトウェアリリースの信頼性の確保：Assure reliable delivery of released software | ● | ○ | ○ |

付録7　IEC 62304／米国FDA／CFDA ソフトウェア要求比較表　351

| 米国FDAガイダンス | | | |
|---|---|---|---|
| ソフトウェア文書 | Minor | Moderate | Major |
| 解決されていない異常（バグまたは欠陥）Unresolved Anomalies Bugs or Defects | 提出不要。 | ソフトウェアの残留異常のリスト。安全性または有効性への影響について説明すること。説明には，操作者の使用や人間工学の問題についても含めること。 | |
| 改訂レベル履歴 Revision Level History | リリースバージョン番号および日付を含む改訂履歴。 | | |

| CFDA指導原則 | | | |
|---|---|---|---|
| ソフトウェア説明文書 | A級 | B級 | C級 |
| （二）実現プロセス 6. 欠陥管理 | 欠陥管理のツール，フローを記述。既知の欠陥総数と残留欠陥数を記述。 | B級，C級はこれに加え，既知の残留欠陥状況を列記し，すべての残留欠陥が受容可能なことを証明する。 | |
| （二）実現プロセス 7. 更新履歴 | 命名規則の記述。更新履歴はバージョン，日付，タイプを記述。輸入医療機器は原産国での更新状況も記述する。<br><br>（例）完整バージョン　X－Y－Z－B<br>X：重大増強類更新を表す<br>　　＝発布バージョン<br>Y：軽微増強類更新を表す<br>Z：修正類更新を表す<br>B：構築（Build）を表す | | |

IEC 62304 : 2006 Amd 1 : 2015

| | | Class A | Class B | Class C |
|---|---|:---:|:---:|:---:|
| 6 ソフトウェア保守プロセス：Software Maintenance PROCESS | | | | |
| 6.1 ソフトウェア保守計画の確立：Establish software maintenance plan | | ○ | ○ | ○ |
| 6.2 問題及び修正の分析：Problem and modification analysis | | | | |
| 6.2.1 フィードバックの文書化及び評価：Document and EVALUATE feedback | | | | |
| 6.2.1.1 フィードバックの監視：Monitor feedback | | ○ | ○ | ○ |
| 6.2.1.2 フィードバックの文書化及び評価：Document and EVALUATE feedback | | ○ | ○ | ○ |
| 6.2.1.3 安全性に影響する問題報告の評価：Evaluate PROBLEM REPORT'S affects ON SAFETY | | ○ | ○ | ○ |
| 6.2.2 ソフトウェア問題解決プロセスの使用：Use software problem resolution PROCESS | | ○ | ○ | ○ |
| 6.2.3 変更要求の分析：Analyse CHANGE REQUESTS | | ● | ○ | ○ |
| 6.2.4 変更要求の承認：CHANGE REQUEST approval | | ○ | ○ | ○ |
| 6.2.5 ユーザ及び規制当局への通知：Communicate to users and regulators | | ○ | ○ | ○ |
| 6.3 修正の実装：Modification implementation | | | | |
| 6.3.1 確立したプロセスを使用した修正の実装：Use established PROCESS to implement modification | | ○ | ○ | ○ |
| 6.3.2 修正ソフトウェアシステムの再リリース：Re-release modified SOFTWARE SYSTEM | | ○ | ○ | ○ |
| 7 ソフトウェアリスクマネジメントプロセス：Software RISK MANAGEMENT PROCESS | | | | |
| 7.1 危険状態を引き起こすソフトウェアの分析：Analysis of software contributing to hazardous situations | | | | |
| 7.1.1 危険状態の一因となるソフトウェアアイテムの特定：Identify SOFTWARE ITEMS that could contribute to a hazardous situation | | | ○ | ○ |
| 7.1.2 危険状態の一因となるソフトウェアアイテムの潜在的原因の特定：Identify potential causes of contribution to a hazardous situation | | | ○ | ○ |
| 7.1.3 公開されたSOUP異常リストの評価：EVALUTE published SOUP ANOMALY lists | | | ○ | ○ |
| 7.1.4 潜在的原因の文書化：Document potential causes | | | ○ | ○ |
| 7.1.5 イベントシーケンスの文書化：Document sequences of events | | | ○ | ○ |
| 7.2 リスクコントロール手段：RISK CONTROL measures | | | | |
| 7.2.1 リスクコントロール手段の選択：Define RISK CONTROL measures | | | ○ | ○ |
| 7.2.2 ソフトウェアに実装するリスクコントロール手段：RISK CONTROL measures implemented in software | | | ○ | ○ |
| 7.3 リスクコントロール手段の検証：VERIFICATION of RISK CONTROL measures | | | | |
| 7.3.1 リスクコントロール手段の検証：Verify RISK CONTROL measures | | | ○ | ○ |
| 7.3.2 新しいイベントシーケンスの文書化：Document any new sequences of events | | | ○ | ○ |
| 7.3.3 トレーサビリティの文書化：Document TRACEABILITY | | | ○ | ○ |

| | 米国FDAガイダンス | | | | CFDA指導原則 | | | |
|---|---|---|---|---|---|---|---|---|
| ソフトウェア文書 | | Minor | Moderate | Major | ソフトウェア説明文書 | A級 | B級 | C級 |
| ソフトウェア開発環境の説明 Software Development Environment Description | 提出不要 | ソフトウェア開発ライフサイクル計画の概要。構成管理と**保守活動の概要**を含めること。 | ソフトウェア開発ライフサイクル計画の概要，および開発プロセス中に作成する管理対象文書の注釈付きリスト。構成管理と保守計画の文書を含むこと。 | (二) 実現プロセス 4. ライフサイクル | | 開発ライフサイクル計画，構成管理計画，**保守計画の概要**を提出する。 | 開発ライフサイクル計画，構成管理計画，**保守計画の概要**，および設計履歴ファイルを提出する。 |
| 機器のハザード分析 Device Hazard Analysis | 強度の評価と軽減を含む，明確にされたハードウェア，およびソフトウェアのハザードの表形式の説明 | | | (二) 実現プロセス 2. リスク管理 | リスク管理の関連規格にもとづき，ソフトウェアリスク分析報告とソフトウェアリスク管理報告を提供する。オリジナル文書を添付する。 | | |
| トレーサビリティアナリシス Traceability Analysis | 要求事項，仕様，特定されたハザード，および軽減策と，検証およびバリデーションの間のトレーサビリティ | | | (二) 実現プロセス 5. 検証と妥当性確認 | | | トレーサビリティ分析報告を提供する。 |

IEC 62304 : 2006 Amd 1 : 2015

| | | | Class | | |
|---|---|---|:---:|:---:|:---:|
| | | | A | B | C |
| 7.4 | ソフトウェア変更のリスクマネジメント：RISK MANAGEMENT of software changes | | | | |
| | 7.4.1 | 医療機器ソフトウェアの安全性に関わる変更の分析<br>：Analyse changes to MEDICAL DEVICE SOFTWARE with respect to SAFETY | ○ | ○ | ○ |
| | 7.4.2 | ソフトウェア変更が既存のリスクコントロール手段に与える影響の分析<br>：Analyse impact of software changes on existing RISK CONTROL measures | | ○ | ○ |
| | 7.4.3 | 分析に基づくリスクマネジメントアクティビティの実行<br>：Perform RISK MANAGEMENT ACTIVITIES based on analyses | | ○ | ○ |
| 8 | ソフトウェア構成管理プロセス：Software configuration management PROCESS | | | | |
| | 8.1 | 構成識別：Configuration identification | | | |
| | | 8.1.1 構成アイテム識別手段の確立：Establish means to identify CONFIGURATION ITEMS | ○ | ○ | ○ |
| | | 8.1.2 SOUPの特定：Identify SOUP | ○ | ○ | ○ |
| | | 8.1.3 システム構成文書の特定：Identify SYSTEM configuration documentation | ○ | ○ | ○ |
| | 8.2 | 変更管理：Change control | | | |
| | | 8.2.1 変更要求の承認：Approve CHANGE REQUESTS | ○ | ○ | ○ |
| | | 8.2.2 変更の実装：Implement changes | ○ | ○ | ○ |
| | | 8.2.3 変更の検証：Verify changes | ○ | ○ | ○ |
| | | 8.2.4 変更のトレーサビリティを実現する手段の提示<br>：Provide means for TRACEABILITY of change | ○ | ○ | ○ |
| | 8.3 | 構成状態の記録：Configuration status accounting | ○ | ○ | ○ |
| 9 | ソフトウェア問題解決プロセス：Software problem resolution PROCESS | | | | |
| | 9.1 | 問題報告の作成：Prepare PROBLEM REPORTS | ○ | ○ | ○ |
| | 9.2 | 問題の調査：Investigate the problem | ○ | ○ | ○ |
| | 9.3 | 関係者への通知：Advise relevant parties | ○ | ○ | ○ |
| | 9.4 | 変更管理プロセスの使用：Use change control process | ○ | ○ | ○ |
| | 9.5 | 記録の保持：Maintain records | ○ | ○ | ○ |
| | 9.6 | 問題の傾向分析：Analyse problems for trends | ○ | ○ | ○ |
| | 9.7 | ソフトウェア問題解決の検証：VERIFY software problem resolution | ○ | ○ | ○ |
| | 9.8 | 試験文書の内容：Test documentation contents | ○ | ○ | ○ |

付録 7　IEC 62304／米国 FDA／CFDA ソフトウェア要求比較表　355

| 米国FDAガイダンス | | | | | CFDA指導原則 | | | |
|---|---|---|---|---|---|---|---|---|
| ソフトウェア文書 | Minor | Moderate | Major | | ソフトウェア説明文書 | A級 | B級 | C級 |
| ソフトウェア開発環境の説明 Software Development Environment Description | 提出不要 | ソフトウェア開発ライフサイクル計画の概要。**構成管理**と保守活動の概要を含めること。 | ソフトウェア開発ライフサイクル計画の概要，および，開発プロセス中に作成する管理対象文書の注釈付きリスト。**構成管理**と保守計画の文書を含むこと。 | | (二)実現プロセス 4. ライフサイクル | | 開発ライフサイクル計画，**構成管理**計画，保守計画の概要を提出する。 | 開発ライフサイクル計画，**構成管理**計画，保守計画の概要，および設計履歴ファイルを提出する。 |

## IEC 62304にはない米国FDAガイダンス要求

| | |
|---|---|
| 医療機器に使用する市販ソフトウェアのためのガイダンス | Guidance for Industry, FDA Reviewers and Compliance on Off-The-Shelf Software Use in Medical Devices |
| 医療機器のサイバーセキュリティマネジメントのための市販前申請ガイダンス | Content of Premarket Submissions for Management of Cybersecurity in Medical Devices Guidance for Industry and Food and Drug Administration Staff |
| MDDS（医療機器データシステム）ガイダンス | Medical Device Data Systems, Medical Image Storage Devices, and Medical Image Communications Devices Guidance for Industry and Food and Drug Administration Staff |
| モバイルメディカルアプリケーションガイダンス | Mobile Medical Applications Guidance for Industry and Food and Drug Administration Staff |
| 医療機器のサイバーセキュリティマネジメントのための市販後申請ドラフトガイダンス | Postmarket Management of Cybersecurity in Medical Devices Draft Guidance for Industry and Food and Drug Administration Staff |
| 相互運用する医療機器のための設計考慮と市販前申請の推奨に関するドラフトガイダンス | Design Considerations and Pre-market Submission Recommendations for Interoperable Medical Devices Draft Guidance for Industry and Food and Drug Administration Staff |

付録7　IEC 62304／米国FDA／CFDAソフトウェア要求比較表　357

**IEC 62304にはないCFDA指導原則要求**

| | |
|---|---|
| （一）<br>基本情報<br>1. ソフトウェア標識 | 「名称」，「型名規格」，「発布バージョン」，「生産者」，「生産者住所」，「生産場所住所」を記述する。<br>**発布バージョンは重大ソフトウェア更新（重大増強類更新）を表すバージョン。発布バージョンが変わる変更を行う場合は許可事項変更申請が必要。** |
| （一）<br>基本情報<br>7. 禁忌症 | ◆独立ソフトウェア<br>ソフトウェアの禁忌症または使用制限を記述する。<br>◆ソフトウェアモジュール<br>医療機器製品の禁忌症または使用制限を記述する。<br>輸入医療機器ソフトウェアは，原産国の状況を記述する。 |
| （一）<br>基本情報<br>8. 登録履歴 | ◆独立ソフトウェア<br>中国での登録状況（歴代登録の発布バージョンと登録証番号を列記）と原産国での登録状況（適用の場合。歴代登録の日付，発布バージョンと管理分類を列記）を記述する。その他の主要国や地域での登録状況も提供可。<br>◆ソフトウェアモジュール<br>医療機器製品の登録状況を記載する。 |
| （二）<br>実現プロセス<br>1. 開発概要 | **開発人員数，開発期間，作業量（人月数），コード行数を記載する。** |
| （二）<br>実現プロセス<br>8. 臨床評価 | **臨床評価資料はオリジナル文書を添付する。** |
| （三）<br>コアアルゴリズム | 名称，タイプ，用途，臨床機能，安全性と有効性の検証を記述する。<br><br>◆A級<br>公認成熟／すべての新アルゴリズム：名称，タイプ，用途および臨床機能を列記する。<br>◆B／C級<br>公認成熟アルゴリズム：名称，タイプ，用途および臨床機能を列記する。<br>すべての新アルゴリズム：名称，タイプ，用途および臨床機能を列記するほか，安全性と有効性の検証資料を提供する。 |
| パッケージ<br>（OTS）<br>ソフトウェア | US FDAのOTSソフトウェアに関するガイダンスと同等レベルを要求。 |

# 索　引

## 英数字

510(k)　211

ACTIVITY　46
ANOMALY　46, 144
ARCHITECTURE　46
CEマーキング　188, 228
CFDA　201, 232
CHANGE REQUEST　47
CONFIGURATION ITEM　47
DELIVERABLE　47
Design Input　214
Design Output　214
Development　107
DHF　214
EHR　39
Error Proof　37
EVALUATION　48
Fail Safe　37
Failが1つもない　139
Fault Avoidance　37
Fault Tolerance　37
FDA　3
　── が執行裁量権の行使を意図
　　　しているモバイルアプリ　226
　── の査察　215
FDASIA　40
Feasibility Study　107
Fool Proof　37

GHS　42
GHTF　188

HARM　48, 70
HAZARD　48
HAZARDOUS SITUATION　52, 70
HITECH法　39
IEC 60601-1　201
IEC 80001シリーズ　6
IEC 82304-1　8, 201
IMDRF　190, 193, 233
Intended Use　31, 33, 34, 36, 38, 70
ISO 13485　58, 59
ISO 14971　29, 30, 66
ISO 9001　58
ISO 31000　29
ISO/IEC 12207　3
ISO/IEC Guide 51　29, 30, 32
ISO/IEC Guide 63　30
ITネットワークへの組込みを意図
　するPEMS　209
JIS Q 13485（ISO 13485）　56
JIS T 0601-1　205
LEGACY SOFTWARE　52, 78
Level of Concern　77, 216
MANUFACTURER　48
MDSAP　193
MEDDEV　229
MEDICAL DEVICE　48
　── ソフトウェア　49

MU　　40
NB　　188, 228

OTS　　2, 78, 173
　──ソフトウェア　　89
PEMS　　204, 209
PROBLEM REPORT　　49
PROCESS　　49
QMS　　56
　──ソフトウェア　　91, 100
QSR　　213, 214
REGRESSION TESTING　　49
RELEASE　　52
Research　　107
RESIDUAL RISK　　52, 70
RISK　　49, 70
RISK ANALYSIS　　50, 70
RISK CONTROL　　50
RISK ESTIMATION　　53
RISK EVALUATIION　　53, 70
RISK MANAGEMENT　　50
RISK MANAGEMENT FILE　　50
Safety　　30, 31, 50, 70
SaMD　　190, 194
SDS　　216, 219
SECURITY　　50
SERIOUS INJURY　　50
SOFTWARE DEVELOPMENT LIFE
　　CYCLE MODEL　　51
SOFTWARE ITEM　　51
SOFTWARE SYSTEM　　51
Software Testing　　222
SOFTWARE UNIT　　51
Software Validation　　221, 222
Software Verification　　221, 222

SOUP　　51, 78, 79, 114, 118, 151, 173
SRS　　216, 219
SYSTEM　　52
TASK　　52
Testing　　221
Therac-25　　15, 17〜20, 29, 30
TRACEABILITY　　52
Traceability Analysis　　216
TRF　　208

Validation　　221
VERIFICATION　　52, 221
VERSION　　52
V V&T　　221, 222
V&V　　106
Vモデル　　87

## あ　行

アーキテクチャ　　24, 46
アクティビティ　　4, 38, 46
アジャイル　　87
　──ソフトウェア開発　　129
安全　　30, 31, 50, 70
異常　　46, 144
一連の事象　　69
一般医療機器　　234
　──相当のプログラム　　226
意図する使用　　31, 33, 34, 36, 38, 70
医用電気機器安全通則　　188, 204
医用電気機器の安全　　188

医療機器　48
　　── 指令　188
　　── 単一調査プログラム　193
　　── としてのソフトウェア　190
　　── に対する基本要件　188
　　── に含まれるソフトウェアの
　　　　ための市販前申請の内容に関する
　　　　ガイダンス　77
　　── の基本要件　188
医療機器ソフトウェア　49, 78, 194
　　── 登録技術審査指導原則　199, 201, 232
　　── 登録基本要求　200
ウォーターフォールモデル　87
エラープルーフ　37

## か　行

回帰テスト　49, 134, 157
開発のバリデーション　59
カバレッジ　137
管理医療機器　234
危害　3, 29, 48, 70
危険状態　52, 69, 70
　　── の一因となるソフトウェア
　　　　アイテム　162, 163
　　── の発生確率を1　71
既知の残留異常　144, 145
基本要件基準　201
ギャップ分析　80
凝集度　95
軽微ソフトウェア更新　232
結合度　95
懸念レベル　77, 216
検証　52, 221
公開されたSOUP異常リスト　164

構成アイテム　47
厚生労働省告示
　　── 第122号　233
　　── 第403号　233
高度管理医療機器　234
合理的に予見可能な誤使用　33, 163
コーディング規約　125, 128
コーディングスタイル　128
国家食品薬品監督管理総局　201

## さ　行

最新の技術に基づく開発ライフ
　　サイクル　188, 233
残留リスク　52, 70
システム　52
実現可能性調査　107
失敗が1つもない　139
疾病診断用プログラム　234, 235
疾病治療用プログラム　234, 235
疾病予防用プログラム　234, 235
重傷　50
重大ソフトウェア更新　232
情報セキュリティ　8
スパイラルモデル　87
成果物　47
製造業者　48
静的解析ツール　101
製品開発　107
製品のバリデーション　59
セキュリティ　50
　　── 要求事項　109

設計　59
　　── のアウトプット　214
　　── のインプット　104, 214
　　── のバリデーション　59
　　── 履歴ファイル　214
ソフトウェアアイテム　51
ソフトウェア安全クラス　38, 74
　　── 分類　56, 57
ソフトウェア開発ライフサイクル
　　モデル　51
ソフトウェア完全バージョン
　　（発布バージョン以外の部分）　232
ソフトウェア機能仕様書　104
ソフトウェア検証　221, 222
ソフトウェア構成管理　98
ソフトウェアシステム　51, 78
ソフトウェア設計仕様書　104, 216, 219
ソフトウェアテスト　222
ソフトウェアの信頼性　37
ソフトウェア発布バージョン　232
ソフトウェアバリデーション　221, 222
　　── の一般原則　220
ソフトウェア変更管理　98
ソフトウェアユニット　51
ソフトウェア要求仕様書　216, 219

## た　行

体外診断用医療機器　229
　　── 指令　188
第三者認証機関　188, 228
代替的アプローチ　215
タスク　4, 38, 52
妥当性確認　8, 221
調査研究　107

デグレード　175
テスト　221
　　── カバレッジ　141
トレーサビリティ　52, 89
　　── アナリシス　216
　　── マトリクス　168

## な　行

ノーティファイドボディ　188

## は　行

バージョン　52
ハザード　48, 69, 70
発生確率1　72
バリデーション　8, 221
評価　48
品質システム　188
　　── 規則　200, 213
品質マネジメント　56
品質マネジメントシステム　56, 58
　　── に用いるコンピュータ
　　　　ソフトウェアのバリデーション　61, 65
フールプルーフ　37
フェールセーフ　24, 37, 38
フォールトアボイダンス　37
フォールトトレランス　37, 38
ブラックボックステスト　131
プログラマブル電気医用システム　204, 209
プログラム　201
プロセス　49
米国FDAの査察　215
ベースライン　101, 174
ベリフィケーション　221

ヘルスITセーフティセンター　40
ヘルスソフトウェア　5, 40
　── 開発ガイドライン　41
　── 推進協議会　42
変更要求　47
ホワイトボックステスト　131

## ま 行

モジュールの結合度　122
モバイルアプリケーション　5
モバイルメディカルアプリケーションガイダンス　201, 225
問題解決プロセス　99, 100, 155
問題報告　49

## や 行

有意な利用　40
ユーザビリティ　204
ユニファイドプロセス　87

## ら 行

リスク　49, 70
リスクアセスメント　70
リスクコントロール　50
　── 手段　38
リスク推定　53
リスク評価　53, 70
リスク分析　50, 70
リスクベースアプローチ　3, 4, 14, 29, 36, 40
リスクマネジメント　50, 56, 57
　── ファイル　50
リリース　52
レガシーソフトウェア　4, 52, 56, 57, 78, 79, 82

## わ 行

ワンススルーモデル　88

## 読者アンケートのご案内

本書に関するご意見・ご感想をお聞かせください。

下記QRコードもしくは下記URLから
アンケートページにアクセスしてご回答ください
https://form.jiho.jp/questionnaire/book.html

※本アンケートの回答はパソコン・スマートフォン等からとなります。
稀に機種によってはご利用いただけない場合がございます。
※インターネット接続料、および通信料はお客様のご負担となります。

---

## IEC 62304実践ガイドブック
### 医療機器ソフトウェアに関する各国規制対応のための実例解説

定価　本体12,000円（税別）

---

| | | |
|---|---|---|
| 2016年 9 月20日 | 発　行 | |
| 2018年 5 月31日 | 第 2 刷発行 | |
| 2020年 4 月30日 | 第 3 刷発行 | |
| 2024年 4 月10日 | 第 4 刷発行 | |

---

編　集　　一般社団法人　電子情報技術産業協会（JEITA）
　　　　　ヘルスケアインダストリ事業委員会／
　　　　　医療用ソフトウェア専門委員会

発行人　　武田　信

発行所　　株式会社　じ ほ う
　　　　　101-8421　東京都千代田区神田猿楽町1-5-15（猿楽町SSビル）
　　　　　振替　00190-0-900481
　　　　　＜大阪支局＞
　　　　　541-0044　大阪市中央区伏見町2-1-1（三井住友銀行高麗橋ビル）
　　　　　お問い合わせ　https://www.jiho.co.jp/contact/

©2016　　　　　　　　　　　　　　　　組版・印刷　三美印刷（株）
Printed in Japan

本書の複写にかかる複製，上映，譲渡，公衆送信（送信可能化を含む）の各権利は
株式会社じほうが管理の委託を受けています。

JCOPY ＜出版者著作権管理機構　委託出版物＞
本書の無断複製は著作権法上での例外を除き禁じられています。
複製される場合は，そのつど事前に，出版者著作権管理機構（電話 03-5244-5088，
FAX 03-5244-5089，e-mail：info@jcopy.or.jp）の許諾を得てください。

万一落丁，乱丁の場合は，お取替えいたします。
ISBN 978-4-8407-4878-0

医薬品医療機器等法をやさしく学べる1冊！
令和元年12月の改正を踏まえ解説！

# やさしい医薬品医療機器等法

## 医療機器・体外診断用医薬品・再生医療等製品編

**第2版**

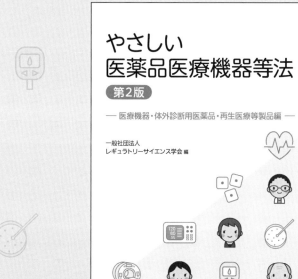

定価（本体4,600円+税）
B5判／480頁
2020年1月刊
ISBN：978-4-8407-5256-5

令和元年12月、医療機器等が安全かつ迅速に提供され、適正に使用される体制を構築するために「医薬品、医療機器等の品質、有効性及び安全性の確保等に関する法律」（以下、「医薬品医療機器等法」）が改正されました。本書は、医療機器の承認・許可に係る規定の解説および、再生医療等製品の品質、有効性、安全性を確保するために定められた規制の内容を本改正を踏まえ解説しています。

「やさしい医薬品医療機器等法」は「医薬品・医薬部外品・化粧品編」と「医療機器・再生医療等製品編」の2冊があります。医薬品等に携わる方々はもとより、薬学生を含め、医薬品医療機器等法にご関心をお持ちの方々にご活用いただけます。

一般社団法人レギュラトリーサイエンス学会／編

**株式会社じほう** https://www.jiho.co.jp/
〒101-8421 東京都千代田区猿楽町 1-5-15 猿楽町SSビル　TEL.03-3233-6333　FAX.0120-657-769
〒541-0044 大阪市中央区伏見町 2-1-1 三井住友銀行高麗橋ビル　TEL.06-6231-7061　FAX.0120-189-015